中医药信息标准编制
要求与方法

主编 肖勇 朱佳卿 刘群峰 沈绍武

全国百佳图书出版单位
中国中医药出版社
·北京·

图书在版编目（CIP）数据

中医药信息标准编制要求与方法 / 肖勇等主编 . —北京：中国中医药出版社，2022.6

ISBN 978-7-5132-7542-2

Ⅰ.①中…　Ⅱ.①肖…　Ⅲ.①中国医药学—医学信息学—标准—编制　Ⅳ.① R2-03

中国版本图书馆 CIP 数据核字（2022）第 061376 号

中国中医药出版社出版

北京经济技术开发区科创十三街 31 号院二区 8 号楼

邮政编码　100176

传真　010-64405721

河北仁润印刷有限公司印刷

各地新华书店经销

开本 787×1092　1/16　印张 22.5　字数 411 千字

2022 年 6 月第 1 版　2022 年 6 月第 1 次印刷

书号　ISBN 978－7－5132－7542－2

定价　89.00 元

网址　www.cptcm.com

服 务 热 线　010-64405510

购 书 热 线　010-89535836

维 权 打 假　010-64405753

微信服务号　zgzyycbs

微商城网址　https://kdt.im/LIdUGr

官 方 微 博　http://e.weibo.com/cptcm

天猫旗舰店网址　https://zgzyycbs.tmall.com

如有印装质量问题请与本社出版部联系（010-64405510）

《中医药信息标准编制要求与方法》
编委会

前　言

　　标准化是推进国家治理体系和治理能力现代化的重要规则和基础。从古代的"车同轨、书同文"，到现代工业规模化、集约化生产都是标准化的生动实践，标准已成为经济活动和社会发展的技术支撑。随着经济全球化深入发展，标准在便利经贸往来、支撑产业发展、促进科技进步、规范社会治理中的作用日益突显。标准正成为医疗健康信息化领域、中医药信息化领域发展的重点，成为全民健康保障信息化工程、区域全民健康信息平台、智慧医院、医院信息平台、互联网医院、"互联网＋健康医疗"、"互联网＋中医药健康服务"、健康医疗大数据、中医药健康大数据、分级诊疗与医联体建设的重要内容。

　　中医药作为我国重要的卫生、经济、科技、文化和生态资源，在推进健康中国建设、弘扬优秀传统文化、促进社会经济发展中发挥着重要的影响与作用。2019 年 10 月，中共中央、国务院印发《关于促进中医药传承创新发展的意见》，明确了"传承精华，守正创新"的主题，为新时代传承创新发展中医药事业指明了方向，为中医药走向世界创造了新的机遇，提出"以信息化支撑服务体系建设"，"标准"一词被提及 10 次。这就要求我们要加强中医药信息化建设与发展，深刻认识信息化在健全中医药服务体系中的重要支撑和基础保障作用，也要注重中医药标准的制修订，深刻认识标准化在中医药振兴发展中的战略性、基础性和全局性作用。

　　随着云计算、大数据、物联网、移动互联网、社交网络等新技术广泛应用，信息技术对推动中医药传承创新和服务惠民的革命性影响日趋明显。"十三五"时期是中医药信息化实现"融入、整合、跨越"式发展的关键时期，以信息化驱动现代化，全面实施全民健康保障信息化工程中医药一期项目、基层医疗卫生机构中医诊疗区（中医馆）健康信息平台建设项目、中医药信息标准研究与制定项目等，建立了国家级和省级中医药数据中心，初步构建了中医药信息平台，组织开展了 101 项中医药信息标准研究与制定项目，全国 13 个省（市）36 家相关单位牵头承担、100 余家企事业单位参与，直接参与项目人员达到 600 余人，已发布两批 94 项中国中医药信息学会中医药信息团体标准，涵盖中医药信息化名词术语、信息分类与代码等基础类标准，数据元、基本数据集、功能规范等技术类标准，建设指南、管理规范等管理类标准等，是中医药信息领域第一次大规模和集约化研究、制定、发布信息标准，对支撑中医药服务体系建设、促进中医药传承创新发展、振兴中医药事业发挥着重要的作用。

标准化是中医药信息化的前提和基础，是推动信息化跨越式发展、实现资源互联互通和有效交换、推进健康大数据开放共享的基本需求。为进一步推动中医药信息标准化发展，研究和制修订中医药信息标准，普及中医药信息标准编制知识，提升中医药信息标准化技术能力、编制水平，我们在国家中医药管理局规划财务司的统筹指导下，由中国中医药信息学会和湖北中医药大学为主导，组织中医药临床、科研、教育及信息领域的相关专家、学者共同研究，召开多次专家咨询论证会，吸纳了行业内外权威专家的宝贵意见和建议，每章节的内容都经过了编写人员的反复修改，专家指导委员会相关专家也付出了辛勤的汗水，数易其稿形成了《中医药信息标准编制要求与方法》一书，希望能为我国中医药信息领域的标准化知识普及、标准编制、标准化人才队伍建设等尽一份微薄之力。本书立足于当前中医药信息化、标准化发展实际需求，紧紧围绕中医药信息标准化这一主题，以理论 – 技术 – 应用为主线，充分考虑中医药信息标准化顶层规划与设计，秉承科学性、全面性和实用性的原则，参考了我国现行的标准化法律法规、标准文件，吸取了"中医药信息标准研究与制定项目"的研究成果，总结了从事和组织中医药标准制修订的实践经验，分 9 章介绍了标准化基础知识、中医药标准化、卫生健康信息标准化、中医药信息标准管理体制机制、中医药信息标准体系、中医药信息标准编制、中医药信息标准制修订程序、中医药信息标准组织实施与评价、中医药信息标准示例等有关内容，并附上中医药标准化相关政策文件和中医药信息标准工作方式式样等，供读者在阅读过程中学习和参考，为从事中医药信息化与标准化的科研、临床、教育、管理等工作的专业人员或相关企业从业人员提供一本实操性、指导性的参考书。

本书编写的初心希望能为读者提供一本内容全面完整、实用性强、具有可操作性且通俗易懂的中医药信息标准化书籍，但限于中医药信息标准化领域相关工作起步较晚，基础相对薄弱，标准化工作尚处于不断探索、不断前进的阶段，许多理论和实践问题还有待进一步研究和完善，编者水平和时间有限，难免有不足之处，希望广大同行和读者提出宝贵意见，以便进一步修订完善。

《中医药信息标准编制要求与方法》编委会

2022 年 3 月

目 录

第一章　标准化基础知识

第二章 中医药标准化

第三章 卫生健康信息标准化

第四章 中医药信息标准管理体制机制

第五章 中医药信息标准体系

第六章 中医药信息标准编制

中医药信息标准编制要求与方法

第七章 中医药信息标准制修订程序

第八章 中医药信息标准组织实施与评价

第九章　中医药信息标准示例

附　录

第一章　标准化基础知识

第一节　标准化基本概念

每个学科都有其一定的基本概念体系，标准化学科也不例外。标准化工作者不断地总结、提炼、补充、修改和完善，概括标准化有关本质特征，形成了标准化的基本概念。

一、标准的定义

《标准化工作指南 第1部分：标准化和相关活动的通用术语》（GB/T 20000.1—2014）对"标准"做了如下描述的定义：通过标准化活动，按照规定的程序经协商一致制定，为各种活动或其结果提供规则、指南或特性，供共同使用和重复使用的文件。WTO/TBT（世界贸易组织/贸易技术壁垒协定）规定：标准是被公认机构批准的、非强制性的、为了通用或反复使用的目的，为产品或其加工或生产方法提供规则、指南或特性的文件。

从上述定义描述可以了解到标准具有以下几个方面内涵：

1. 制定标准的出发点　"获得最佳秩序""促进最佳共同效益"是制定标准的出发点。"最佳秩序"指的是通过制定和实施标准，使标准化对象的有序化程度达到最佳状态；"最佳共同效益"则指的是相关方的共同效益，而不仅仅追求某一相关方的效益。"获得最佳秩序""促进最佳共同效益"集中地概括了标准的作用和制定标准的目的，也是衡量标准化活动和评价标准的重要依据。

2. 标准化对象的特征　制定标准的对象，已经从技术领域延伸至经济领域和人类生活的其他领域，且其外延已扩展到无法枚举的程度。标准化对象有限的特征是"重复性概念"或"重复性事物"。"重复"指的是同一事物反复多次出现的性质，如同一类技术活动在不同地点、不同对象上同时或相继发生，某种概念、符号被人们反复应用等。

3. 标准的属性　GB/T 20000.1将标准定义为"提供规则、指南或特性，供共同使用和重复使用的文件"；WTO/TBT 将其定义为"非强制性的……提供规则、指南和特性的文件"。这两种定义描述本质上都说明标准是为公众提供一种可共同使用和反复使用的最佳选择，或为各种活动或其结果提供规则、导则、规定特性的文件。

4. 标准的表现形式 标准的表现形式是文件，将提供有关各方共同使用和重复使用的规则确定下来后以文件的形式表现出来。文件是标准的载体，最初的标准文件是纸质形式的，现在的标准文件既有纸质的，也有磁盘、光碟等电子文件。

二、标准化的定义

（一）定义描述

《标准化工作指南 第1部分：标准化和相关活动的通用术语》（GB/T 20000.1—2014）对标准化进行了如下定义描述：标准化是为了在既定范围内获得最佳秩序，促进共同效益，对现实问题或潜在问题确立共同使用和重复使用的条款，以及编制、发布和应用文件的活动。

1. 标准化是一项活动 标准化不是一个孤立的事务，而是一个活动过程。主要是对实际问题或潜在问题确立共同使用和重复使用的条款，以及编制、发布和应用文件的过程。这是一个不断循环、螺旋式上升的运动过程；每完成一个循环，标准的水平就提高一层。

标准化是一项有目的的活动。为了使产品、过程或服务更具有适用性，标准化可以有一个或多个特定的目的，可能是品种控制、可用性、兼容性、互换性，也可能是健康、安全、相互理解、经济效益、贸易等。

标准化是一项建立规范的活动，标准化活动所建立的规范具有共同使用和重复使用特征。这些规范不仅针对目前存在的问题，而且要针对潜在的问题。

2. 标准化的对象是需要标准化的主题 在标准的定义中"产品、过程和服务"这一描述从广义上概括了标准化的对象，可以理解为诸如材料、设备、系统、程序、功能、方法或活动等。此外，标准化也可以限定在任何对象的特定方面，如可对汽车的轮子和安全性分别进行标准化。这表明对于在不同的时间和空间共同的和重复发生的事务或概念，有必要找出他们的最佳状态，制定成相应的标准，以便于他们得到优化或达到避免重复劳动、提高工作效率的目的。

3. 标准化的本质是统一 标准化的目的是"获得最佳秩序"，就是要在混乱中建立秩序。有序就是统一，标准化就是用一个确定的标准将对象统一起来。

（二）标准化的研究范围

标准化学科的研究对象范围十分宽广，除了生产领域、流通领域和消费领域之外，还包括人类生活和经济技术活动的其他领域。在标准化的发展过程中常常出现标准化研究范围不断扩展，这种情形主要随着标准化研究领域的扩大，标准化工作的领域随之不断扩大。过去我国的标准化工作主要是制定和贯彻工农业生产和工程建设中的技术标准，后来，国内开始探索经济管理、行政事务、工作方法等方面的标准化研究，从而引起许多标准化活动开始向这些领域扩展。近年来，又逐步开始向服务业扩展。

（三）标准化在经济发展中的作用

1. 标准化是建立最佳秩序的工具 标准化凭借其科学性及其对人们活动的约束性来达到建立最佳秩序的目的。现代化大生产是以先进的科学技术和生产的高度社会化为特征的。先进的科学技术提升了生产过程的速度、促进了质量提高、增强了生产的连续性和节奏性；生产的高度社会化表现出来的特点为社会分工越来越细，企业之间的经济联系越来越密切。这种形式下的社会化大生产，必须要以标准建立的最佳秩序为前提。所以标准化是建立最佳秩序的工具。

2. 标准化是市场运转的必要因素 国家宏观层面的干预是实现市场经济良好运转的必不可少的因素，也是维护公平竞争、保护消费者权益义不容辞的责任。标准与市场上的产品直接相关，加之标准是在有关利益各方共同参与并协调一致的基础上制定的，那它就可以作为市场调节的一种工具，为生产者、销售者、消费者所共同认同，也可以作为政府对市场进行干预，维护公平竞争、保护消费者利益的手段。

当标准的内容足以说明产品或服务的基本特性时，标准便是市场运转的必要因素。普通消费者在购买产品时，往往不具备检验商品质量的手段和能力，所以也无法做出判断和选择，但是只要这些产品符合国家实施的产品质量标准，消费者只需要选择具有合格标志的产品，即可享受到标准化带来的好处。这种基于产品标准化之上的合格评定制度，为买卖双方提供了可信保证，只要供求双方就标准达成一致就可以发生交易，尽管偶有争议，也容易分辨是非，大大减少了不必要的重复检验，简化了交易过程，降低了交易风险和交易成本，提高了市场的运行质量和运行效率。

3. 标准化是国际市场的调节手段和竞争战略 当今的国际市场不再仅限于商品的流动，已经扩展到了经济要素的全球性组合，即生产全球化、贸易全球性、金融全球化、投资全球化及人力资源全球化等，也就是形成了一个全球化的大市场，依托全球化大市场，企业实现了产品的跨国生产和跨国经营。在这个过程中，WTO 意识到了标准化在建立最佳秩序、保证产品质量和提升市场信任度、维护公平竞争秩序、减少或消除贸易壁垒、促进贸易发展方面的特殊作用，从而对标准化格外重视。在一些市场广阔的产品开发领域，只要产品标准被国际认可，就有可能在全球化贸易竞争中获得垄断地位。因此，标准化战略的实施在全球贸易竞争中占有战略性优势，标准化是国际市场的调节手段和竞争战略。

4. 标准化是建设创新型国家的重要支撑　创新是人类社会发展的动力之源，是人类经验不断积累的过程，是量变到质变的过程。科学技术的创新和产品创新在现代经济发展中表现出来的明显倍数效应，使得一个国家的创新能力日益成为综合国力的象征。创新是有成本的，且常常伴随着风险。在高新技术产品的市场竞争中，产品开发面临的普遍问题就是第一件产品所需要的生产成本比以后再生产的产品成本要高很多，也就是所谓的"第一件产品成本"的挑战。然而按照系列化、模块化原理开发的新产品，往往可以用较低的成本、较方便的生产模式及派生产品的方式进入不同的细分市场，使企业获利，这就是应对"第一件产品成本"挑战，规避风险的标准化策略。

取得创新成果不是最终目的，创新成果需要扩散与转化，标准的科学性、权威性，正是其成为扩散创新成果及转化的重要途径。标准和创新之间的交互作用，既是揭示标准化与创新之间关系的一把钥匙，也是探索市场经济条件下标准化内在规律的切入点。

三、标准化相关概念

（一）规范性文件

GB/T 20000.1 中规定"规范性文件（normative document）"指为各种活动或其结果提供规则、指南或特性的文件。"规范性文件"是指诸如标准、规范、规程和法规等文件的通称。"文件"可理解为记录有信息的各种媒介。

（二）规范

GB/T 20000.1 中规定"规范（specification）"是规定产品、过程或服务应满足的技术要求的文件。适宜时，规范宜指明可以判定其要求是否得到满足的程序。规范可以是标准、标准的一个部分或标准以外的其他标准化文件。

（三）规程

GB/T 20000.1 中规定"规程（code of practice）"是为产品、过程或服务全生命周期的有关阶段推荐良好惯例或程序的文件。规程可以是标准、标准的一个部分或标准以外的其他标准化文件。

（四）法规

GB/T 20000.1 中规定"法规（regulation）"是由权力机关通过的有约束力的法律性文件。法规在法律体系中，主要包括行政法规、地方性法规、民族自治法规及经济特区法规等。

（五）指南

指南（guide）的特点是文件的内容不作为某一领域共同遵守的准则，而是作为一种专业或行业的指南、指导、倡导或参考，或作为企业（组织）内部的一种技术工具或管理工具。

（六）技术法规

GB/T 20000.1 中规定"技术法规（technical regulation）"是规定技术要求的法规，它或者直接规定技术要求，或者通过引用标准、规范或规程提供技术要求，或者将标准、规范或规程的内容纳入法规中。技术法规可附带技术指导，列出为了遵守法规要求可采取的某些途径，即视同符合条款。

（七）标准与技术法规的关系

标准是一种特殊的规范性文件，它与法律法规有着明显区别，同时还存在一定联系。一方面，标准主要是对市场客体进行规范，而法律法规则是对市场主体进行规范，两者在制定程序、调整范围、法律效力上存在许多差异；另一方面，标准的权威性、严肃性、合法性必须依靠标准化相关的法律法规来提供法律依据和制度保障。在法律法规和部门规章等规范性文件中，与标准关系最为密切的是技术法规，但这两者的关系极易被忽略或混淆。

从标准和技术法规的定义，不难看出两者之间既有相同点也有不同点。相同的是它们规定的内容都有产品特性、相应的加工或生产方法、相应的术语、符号、包装、标志或标签要求。不同的是技术法规是强制执行的，而标准一般具有自愿性，是非强制执行的；技术法规中包含有行政管理性规定，而标准中没有；技术法规由具有立法权的机关批准发布，标准则由公认的机构批准发布，可以是社会团体、企业自身等机构批准发布；技术法规可以只作出原则性的规定，具体技术内容可以采取引用相关标准的方式，而标准往往是规定具体的技术内容。

第二节 标准化基本理论

一、标准化过程

(一)标准化过程概念

在了解标准化过程概念前,先了解下"过程"的概念。"过程"通常被解释为"事情进行或事物发展所经过的程序",可以简单地概括为"过程"即"程序"。国际标准(ISO9000)将"过程"定义为"一组将输入转化为输出的相互关联或相互作用的活动。"它的定义是从产品质量管理的角度给出的,包含以下几个方面:

(1)任何过程都要有输入,输入有可能是人力、物力资源,也有可能是信息资源。没有任何输入的过程是不存在的。

(2)输入不是目的,输入是需要转化为输出的。输出的有可能是物质实体,也有可能是某种信息。

(3)将输入转化为输出的过程,也是对输入资源的转换过程。转换的目的是要使其增值,或者使输出的产品价值提高,或者使输出的信息更有意义。否则,转换就成为毫无意义的活动。

(二)标准化过程属性

1. 标准化是一系列活动过程 标准化是人类在不断的实践活动中摸索创造出来的,是社会实践活动的一部分。标准化活动不是孤立的,是与社会实践、管理实践等紧密结合在一起的,标准化活动几乎渗透到人类社会生活的所有领域,是在标准化实践中发生的逻辑上密切相关的活动过程的组合。

标准化活动包括了标准制定、标准实施及标准实施信息反馈等一系列过程,同时也是将输入转化为输出的活动过程。标准制定是标准化过程的子过程,总结实践经验并规范化(制定成标准),就是将输入转化为输出的过程。输入的资源除人力、财力和实验条件外,还有各种信息资源,输出的则是标准;标准实施是标准化活动的另一个子过程,将标准所承载的信息传递给生产、管理等各项实践活动,并指导这些活动过程中的有关活动按照标准提供的信息正确运行。输入的资源除标准外,还包括宣传培训、标准更替需要的资源、技术改造和设备检测更新等投入的资源等,输出则因标准而异,有的是工作效率的提高,有的是产品质量的提高，有的是顾客满意度的提高等；标准实施的信息反馈也是标准化过程的子过程，收集、分析标准实施过程中的表现，并将相关信息及时传递给标准管理机构，以便采取相应措施保证标准的实施效果，同时了解标准存在的有关问题并采取相应的纠正措施，为下一个过程循环准备必要的信息资源。这个过程中输入的资源包括收集和分析实施过程信息，而输出则是向标准管理机构传递的信息。

2. 标准化是有目的的活动过程　人类社会的标准化实践是有目的的活动。国际标准化、国家标准化、企业标准化等都各有其目的，且每一项标准的制定、每一项标准化活动的开展都是有其特定的目的和目标。

标准化目的既是标准化活动的出发点，也是标准化过程的归宿，通过标准实施达到。标准化活动的主要目的包括以下几个方面：

（1）获取最佳秩序，促进共同效益　人们在不断地社会生产实践过程中逐渐意识到建立秩序是社会存在和发展的基础，所以人们会在某些方面达成共识，共同制定并遵守标准。标准具有规范的特点，发挥着规范的作用，是秩序建立的途径和手段。它为人们提供一种最佳选择，使之能被人们广泛认同，成为规范人们行为的准则，同时也达到了获取最佳秩序、促进共同效益的目的。

（2）减少技术壁垒，营造公平、高效市场环境　当今世界标准无处不在，经济全球化、全球市场建立、产品生产与流通等处处体现着标准的影子、执行着标准的规定。目前，标准已经成为市场竞争的基本因素，买卖双方信用的基础。"一个标准，一次检验，全球接受"是建立公平、高效市场环境的理想境界。

（3）改善发展途径，促进技术交流　标准不仅要体现一定的先进性，而且需要具有广泛的适用性和权威性，是各方共同遵守的技术规则，是增进交流的统一系统。各个国家、各个行业均可以借助标准在全球范围内进行沟通和交流，共享标准化成果，全面提升技术水平和服务能力。

3. 标准化是有组织的活动过程　标准化活动始终是一个组织的行为。最初是企业组织，其进行的标准化活动，包括对企业内部的技术、管理等活动制定一系列的标准化流程，并在企业内部达成共识，从而提高工作效率和改善管理。随着经济社会的发展和市场的扩大，出现了各种标准化团体组织，包括行业（团体）标准化组织、国家标准化组织和国际标准化组织，标准化活动越来越活跃，标准制修订工作越来越受到重视。目前，几乎所有国家都建立了国家标准化机构，组织制定国家标准，管理国家的标准化活动，我国国家标准化组织是国家标准化管理委员会。常见的国际标准化组织有 ISO（国际标准化组织）、IEC（国际电工委员会）和 ITU（国际电信联盟）等。

（三）标准化过程阶段

标准化是一系列有组织有目的的活动，是制定标准、组织实施标准和对标准的实施进行监督或检查，并作相应处理的过程。PDCA 循环是能使任何一项活动有效进行的一种合乎逻辑的工作程序，其具体含义如下：

P（Plan）——计划。包括方针和目标的确定及活动计划的制定。

D（Do）——执行。执行就是具体运作，组织实施计划中的内容。

C（Check）——检查。就是总结执行计划的结果，分析标准执行情况，明确执行的效果，找出存在的问题。

A（Act）——行动（或处理）。对总结检查的结果进行处理，总结和肯定成功的经验，并予以标准化，或制定作业指导书，便于将来工作时遵循；对于失败的教训也要总结，避免再次出现。对于没有解决的问题，应留待下一个 PDCA 循环中解决。

标准化过程按照 PDCA 循环的方法划分为标准制定（P）、标准实施（D）、监督与检查（C）、修订与处理（A）四个阶段：

1. 标准制定阶段的主要工作是制定过去没有而现在需要制定的标准。标准主要是根据生产发展需要和科学技术发展需要及水平来制定的，反映着当前的生产技术水平。标准制定是一个国家标准化工作的重要方面，反映这个国家标准化工作的面貌和水平。一个新标准制定后，由标准批准机关安排一个标准编号（包括年代号），同时标明分类号，以表明该标准的专业隶属和制定年代。

2. 标准实施阶段的主要工作是将制定好的标准投入到实际的生产实践中去，按照标准相关内容来组织和管理生产实践。

3. 监督和检查阶段主要是对标准实施过程、环节进行监督和管理，使其结果达到预期目标。

4. 修订与处理阶段是标准化过程的一个重要阶段，是对标准实施结果的反映。其主要工作是修订标准和对于违反标准的行为进行处理。根据标准实施结果进行认真总结和反思，若是标准实施不符合实际生产实践的要求，就需要修订现有标准，甚至废止；若是现有标准实施符合生产实践的规律，但出现违反现行标准的行为，就需要对其施行相应惩罚，以保证现有标准正常运行。

（四）标准化过程模式

标准化是一个活动过程，由一系列相互关联的活动组成。其中每项活动又可能是由一系列更具体的活动过程组成。为把握这个过程，我们借用比较形象的模式来描述标准化发展过程中的具体过程。

1. 标准化基本过程模式——标准化三角形 标准化的基本过程模式反映的是

标准化的基本过程，是指单个标准从制定、实施到信息反馈的一次循环过程。可以看作是由一系列活动组成的三个子过程，它们之间的关系和作用可以用一个等边三角形表示。（图 1-1）

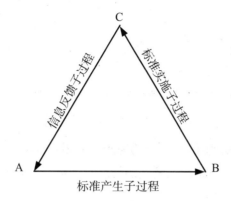

图 1-1　标准化基本过程模式（标准化三角形）

标准化的基本过程模式的三个子过程是同等重要的，所以采用等边三角形来表示标准化基本过程。三角形的三个边连接在一起，形成一个信息转换的闭环通道。其中 AB 表示标准产生子过程（标准信息的生成过程）；BC 表示标准实施子过程（标准信息的传递、转换过程）；CA 表示信息反馈子过程。标准化过程是一个由标准信息的生成、传递、转化、反馈等环节组成的连续过程，任何一个环节出现问题都会对整个过程的效果产生直接影响。任何环节发生中断，整个过程便会中断，不能形成一个完整的闭环。出现在标准化过程中的许多问题都可以通过对标准化三角形模式进行分析来找到原因，分析存在的主要问题并加以解决。

2. 标准化发展过程模式——标准化金字塔　标准化三角形反映的是"标准的产生、标准实施、信息反馈"的标准化基本过程，但标准化活动并未终止。当基本过程结束时，第二次 ABCA 循环（闭环）随即开始，第二次循环的终点又是第三次循环的起点，依次循环，永不止息，这才是标准化的全过程。标准化过程的 ABCA 循环，不是一次次的原地旋转，而是每循环一轮，都在原来的基础上创新和改进，即通过标准的重新制定或修订，使标准向前发展一步。标准化就是在这种不断地循环中一步步向前发展的，其发展轨迹是无数个不断"迁升"的三角形，发展模式就是构筑"标准化金字塔"。（图 1-2）

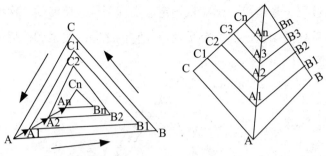

图1-2 标准化三角形的迁升和标准化发展过程模式（标准化金字塔）

（1）标准化三角形迁升　标准化三角形从最初的ABCA循环向下一个ABCA循环，以及后面的一系列循环的过渡方式叫"迁升"，是一个不断上升与发展的过程，这种迁升具有上升或跳跃式发展的特征。当标准重新制订或修订之后，这个新标准或者增加了新功能，或者原有的技术水平有了提高，即出现了新的含义、新的增值、新的技术提升，这一切的变化都是与不断变化的客观环境和不断改变的需求相适应，是人类社会经济相关领域发展的需要。

（2）标准化金字塔　是标准化三角形不断迁升的结果，是标准化发展过程和发展方向的形象化模型，不仅表示出了标准化三角形迁升的过程，还形象地表达了迁升的目标和结果，即标准的持续改进和标准水平的不断提高。由此表明，标准化不是孤立的活动，而是一个同外部环境协调发展的活动过程，而且这个过程也不是一次完结，而是一个不断循环、逐步提高、向前发展，甚至有时候是跳跃式上升的过程，这就是标准和标准化水平提高的过程。

（五）标准化过程控制

标准化过程控制是标准化活动过程中的重要任务。若标准在实施过程中离开人为的控制和干预，很难实现标准化的目的。强调标准制定、重视标准投入等，都是标准化过程中的重要部分。但是，制定标准后应如何去实施，如何去维护和发展，却是一个更加值得思考和重视的问题。只有合理的管理、有效的控制，才能够保证标准的作用得以充分发挥。

1. 标准化过程控制的目的和任务

（1）降低过程阻力，提高资源利用效率　从标准化三角形模式可以看出，由标准制定、标准实施和信息反馈等要素组成的标准化过程回路循环中，如果任何一个环节出现问题，都会对标准化过程的进展产生影响，或降低循环效率甚至迫使循环中断。标准化过程中出现的类似中断循环或者降低循环效率的问题统称为标准化"过程阻力"。标准化过程中一旦出现某种阻力，即使加大资源投入也不容易产生有效的结果，有可能还会产生负面效应和影响。在实际生产过程中，众多国家标准甚至形成系统体系的标准共同发挥作用，这中间存在的阻力因素更为复杂和烦琐，只有通过有效控制才能有效解决阻力干扰，进而提高标准化投入的转化效率，这也是标准化过程控制的重要任务之一。

（2）及时反馈过程信息，保持标准适用性和先进性　标准是标准化活动的直接产物，但标准化活动的目的不是制定多少标准，而是要通过标准实施产生经济效益和社会效益，这是标准化过程的最终结果。但这个资源转换的过程对应的是一个多变的客观环境，包括诸如国家政策、法律法规的变化，市场形式的变化，新技术的产生，用户需求的多样性，以及管理、经济等多方面新要求，都要求必须及时地调整标准系统的结构和功能、标准化过程目标，以适应新的环境、新的变化和新的要求。如果不及时调整，就不会出现标准化三角形的迁升，即使当初制定时被认为是最优秀的标准，也会因为变迁而不再适应生产发展和技术进步的需要。

2. 标准化过程控制的关键——信息反馈　标准化过程不是一个单纯的过程链，而是许多过程链交织在一起的过程网络。对于这个网络的控制，实际上就是管理这个网络，要使这个过程网络中的每一个子过程及其过程中的每一项活动状态都处于受控状态。标准化过程大多是信息处理的过程，对于过程的控制就是对信息的控制，主要是控制标准化过程中的信息反馈过程，基本功能实际上就是反馈标准化过程中的状态信息，如颁布的标准是否已被相关方获得，是什么原因尚未获得；标准是否被相关方实施；标准实施过程中存在哪些问题，客观问题有哪些，主观问题有哪些；标准是否已经不适用，是否需要修订或废止等。

标准信息反馈可以说是标准化发展模式中的关键问题。没有信息反馈就不会形成迁升、发展，无反馈过程的状态实际上就是放任自流和失控的状态，很大程度上会带着盲目性。处于这种过程的标准，其适应性和适用性会不断衰减变弱，很难达到最初设想的标准化活动目的。

标准化过程可以说是信息的传递和转换的过程，在标准化过程中流动的信息不只是单一方向的反馈信息，而应该是双向的信息沟通。这种双向的信息沟通是标准化过程生命力的源泉，建立畅通的沟通渠道、明确沟通职能、保证信息的质量、加快信息的传递速度、着力解决信息资源不足和信息不对称等问题是实施双向信息沟通的要求。反之，沟通渠道不畅通、不健全，会导致有价值的信息白白流失，会给标准控制目的的实现带来困难。

3. 标准化过程控制的评估与改进

（1）标准化过程评估　标准化目标是通过一系列活动（子过程）实现的，而这一系列活动也是有其各自的目标。标准化过程控制不仅要保证这些目标的实现，而且要及时发现这些子过程的实际绩效与目标的偏离，及时采取补救措施，最大限度地减少资源浪费。要想对标准化过程实施有效控制，不仅需要信息反馈，而且还需要对过程进行评估。

标准化过程评估的对象是标准化过程的所有要素，如评估标准化过程的稳定性；评估三角形的闭合性；评估三角形的迁升；评估标准制定子过程及其中主要阶段的工作质量；评估标准实施子过程及实施效果；评估信息反馈子过程及信息的质量等。

在标准化方法论和方法体系尚未形成或尚不完善的情况下，标准化过程评估方法可以借鉴或采用其他学科的方法，以及通用的评估方法，如调查研究、专家评分、指标体系评估等方法。

（2）标准化过程改进

①标准化过程改进的必要性：标准化过程是信息转换过程，同时也是将输入资源转化为输出的过程。过程改进就是要消除影响转换效率的因素，克服信息传递阻力，从而最大限度地提高标准化投资效果，实现增值转换。标准相关利益方的要求是标准化过程的输入，经过多次信息转换形成输出，输出是否达到相关方要求，可以通过实施效果和相关方满意程度来评价和确定。由于标准相关利益方的要求是经常变化的，标准化过程也必须具备持续改进的能力，以适应这种变化的需求。

②标准化过程的持续改进：标准化过程实际上包括资源输入（主要是人力资源，其次是资金、物资和信息）、资源和信息的转换及输出。每一个过程又包含若干子过程，每一个子过程同样有从输入到输出的转换。改进标准化过程就是要消除相关阻力，如资源投入不足或浪费、接口不相容或不协调、目标不明确或不可实现等。

此外，随着形势的变化，原有过程中某些内容（如标准的水平、标准化系统的结构和功能、标准化工作程序等）都需要适应客观形势要求而加以改进。标准化三角形描述的标准化基本过程就是以信息反馈为推动力的循环往复的改进过程，由标准化三角形向标准化金字塔的过渡记载了标准化过程改进的痕迹，标准化就是在这个持续改进的过程中向前发展和不断进步的。

二、标准化原理

（一）简化原理

简化原理就是为了经济有效地满足需要，对标准化对象的结构、型式、规格或其他性能进行筛选提炼，将其中多余的、低效能的、可替换的环节进行剔除，精炼并确定出能满足全面需要所必要的高效能的环节，在保持整体构成精简合理的基础上，使之功能效率最高。简化原理包含以下几个要点：

1. 简化的目的是为了经济，使之更有效地满足需要，但不能因为简化而损害消费者的权益。

2. 简化的原则是从全面满足需要出发，保持整体构成精简合理，使之功能效率最高。所谓功能效率是指功能满足全面需要的能力。

3. 简化的基本方法是对处于自然存在状态的对象进行科学的筛选提炼，剔除其中多余的、低效能的、可替换的环节，精炼出高效能的能满足全面需要所必要的环节，同时也要防止过度缩减。

4. 简化的实质不是简单化而是精炼化，其结果不是以少替多，而是以少胜多。

（二）统一化原理

统一化原理就是为了保证事物发展所必需的秩序和效率，对事物的形式、功能或其他技术特性进行统一，确定适合于一定时期和一定条件的一致规范，并使这种一致规范与被取代的对象的功能等效。

标准化的本质就是统一，统一的含义是使一致，是把同类事物两种以上的表现形式归并为一种或限定在一个范围内。绝对的统一：绝对统一是不允许有灵活性的，如，各种编码、代号、标志、名称、单位、运动方向等。相对的统一：相对统一是指事物的出发点或总趋势是统一的，但是还具有灵活性，要根据实际情况区别对待。如，对质量指标允许有一定的灵活性，如分级规定、指标上下限、公差范围等。

任何统一化都不可能是任意的，统一化必须遵循等效、适时、适度的原则。统一化原理包含以下要点：

1. 统一是为了确定一组对象的一致规范，其目的是保证事物所必需的秩序和效率。

2. 统一的原则是功能等效，从一组对象中选择确定一致规范，应能包含被取代对象所具备的必要功能。也就是说，被确定的对象与原先被统一的对象之间，在功能上是等效的。

3. 统一是相对的，确定的一致规范，只适用于一定时期和一定条件，随着时间的推移和环境的改变，旧的统一就要由新的统一所代替。

（三）通用化原理

通用化原理是以互换性为前提的，是指在互相独立的系统中，选择和确定具有功能或尺寸互换性的子系统或功能单元的标准化形式。

通用化的目的是最大限度地扩大同一产品（包括元器件、部件、组件、最终产品）的使用范围，从而最大限度地减少产品（或零件）在设计和制造过程中的重复劳动。其效果体现在简化管理程序，缩短产品设计、试制周期，扩大生产批量，提高专业化生产水平和产品质量，方便顾客，方便维修，最终获得各种活劳动和物化劳动的节约。

通用化的实施应从产品开发设计时开始，通常有三种情况：一是系列开发的通用化设计。在对产品进行系列开发时，通过分析产品系列中零部件的共性与个性，从中找出具有共性的零部件，能够通用的尽量通用，这是系列通用，是最基本和最常用的环节。如有可能，还可以发展系列间的产品和零部件通用。二是单独开发产品时，尽量采用已有的通用件。另外，以功能互换性为基础的产品通用，越来越引起广泛的重视，产品通用化所产生的社会经济效益，是其他标准化形式所无法取代的。

（四）系列化原理

系列化是标准化的高级形式，是标准化高度发展的产物，是标准化走向成熟的标志；系列化是使某一类产品系统的结构优化、功能最佳的标准化形式。系列化通常指产品系列化，它通过对同一类产品发展规律的分析研究，经过全面的技术经济比较，将产品的主要参数、型式、尺寸、基本结构等做出合理的安排与计划，以协调同类产品和配套产品之间的关系。

系列化原理的意义：一是可以加速新产品的设计，发展新品种、提高产品质量，方便使用和维修，减少备品配件的储备量；二是合理简化品种，扩大通用范围，增加生产批量，有利于提高专业化程度；三是缩短产品工艺装置的设计与制造的期限和费用。

（五）组合化原理

组合化是按照标准化原则，设计并制造出若干组通用性较强、能重复应用的单元，根据需要拼合成不同用途的产品的标准化形式。

组合化建立在系统的分解与组合的理论基础上。把一个具有某种功能的产品看作是一个系统，这个系统又是可以分解的，可以分解为若干功能单元。由于某些功能单元，不仅具备特定的功能，而且与其他系统的某些功能单元可以通用、互换，于是这类功能单元便可分离出来，以标准单元或通用单元的形式独立存在，这就是分解。为了满足一定的要求，把若干个事先准备好的标准单元、通用单元和个别的专用单元按照新系统的功能要求和结构特点有机地结合起来，组成一个具有新功能的新系统，这就是组合。组合化的过程，既包括分解也包括组合，是分解与组合的统一。

组合化建立在统一化成果多次重复利用的基础之上。它在产品设计上的应用主要是组合设计系统，即在设计新产品或新零件时，不是将其全部组成部分和零件都重新设计，而是根据功能要求，尽量从贮存的标准单元、通用单元和其他可继承的结构和功能单元中选择。即使重新设计的零件，也要尽量选用标准的结构要素，实现原有技术和新技术的反复组合，扩大标准化成果的重复作用。这是一种把组合化原则运用于产品设计，能够适应市场竞争，经济地生产各种类型产品的新型设计系统。

组合化的实践意义：

1. 依据对功能结构的分解而确定的单元能以较少的种类和规格组合成较多的制品，它能有效地控制零部件（功能单元或结构单元）的多样化，从而取得生产的经济性。

2. 组合化开创了适应多种组装条件的可能性，从而使实现既满足多种要求又尽量少增加新的产品型号的理想的生产方式有了可能。

3. 按系列化原则设计的单元及单元的分类系统为实行成组加工打下基础，批量较大的标准单元还可组织专业化集中生产。

4. 由于通过组合化能更充分地满足消费者的要求，用户能及时地更换老产品（如设备更新），会给消费者带来经济效益。

5. 在基础件（单元）统一化、通用化的条件下，对产品的结构和性能采用组合设计，可以实现多品种小批量、产品性能多变的生产方式，既满足市场需要，又保证零部件结构相对稳定，保持一定的生产批量，不降低生产专业化水平。这就为那些单一品种大批量生产的企业向多品种小批量生产的转变，提供了一条出路。

6. 运用组合设计系统，还可改变过去那种产品投产后再强行统一化的传统做法，有可能引起标准化的方法和形式发生深刻变化。

（六）模块化原理

模块化以系统工程原理和方法、标准化原理和方法及各种逻辑思维方法为基础，给这些方法赋予特定的具体内容，并加以归纳和抽象而综合成为一种自成体系的理论，具有其自己特有的概念和规律。整体中的每个模块完成一个特定的子功能，所有的模块按某种方法组装起来，合为一个整体，完成整个系统所要求的功能。

模块化是指解决一个复杂问题时，自顶向下逐层把系统划分成若干模块的过程，有多种属性分别反映其内部特性。模块具有功能、状态、接口、逻辑等基本属性，功能、状态与接口反映模块的外部特性，逻辑反映它的内部特性。在系统的结构中，模块是可组合、分解和更换的单元。

三、标准系统的管理原理

（一）标准系统的内涵

标准系统，一般是指为实现确定的目标，由若干相互依存、相互制约的标准组成的具有特定功能的有机整体。标准系统的形成过程即是相关领域实施标准化的过程。标准系统的功能就是全面、系统推进该领域的标准化活动，以获得最佳秩序和社会效益。

（二）标准系统的基本特征

1. 目标性　任何标准系统的建立都有其明确的目的或目标。有的是为了保障健康、安全，有的是为了保证产品质量，有的是为了维护消费者利益，或者兼而有之。标准系统的目标是创造这个系统的人们的愿望的反映，是人类意志的体现。标准系统目标具有具体化、定量化的特征，这就使它具备了管理的功能。

2. 集合性　古代的标准常常是孤立发生作用的，而现代标准化则以标准的集合为特征，是以标准体系为基础发挥着整体效应。随着生产社会化程度的提高，标准的集合性也在逐步增强。

3. 层次性　标准系统有的较简单，有的却是相当复杂的系统，但任何一个标准系统都不是杂乱无章的堆积，整个标准系统的结构是有秩序、分层次的。

4. 开放性（动态性）　标准系统既不是封闭的，也不是绝对静止的，总是处于某种环境之中，而任何标准系统所处的环境都是不断变化发展的，标准系统在与环境相互作用、交换信息的过程中，必然会不断淘汰不适用的要素，补充新的要素，使其不断完善、不断进化。

5. 阶段性（相对稳定性）　标准系统的开放性，增强了标准系统的活力和对外界的适应性，这是标准系统发展的动力。但标准系统的发展是有阶段的，当它发挥功能的一段时间内，系统是稳定的。当它的发展阶段与客观实际脱节，出现标准滞后于客观实际的现象时，就必须对标准系统进行控制。所以说，标准系统的稳定性是相对的。

（三）标准系统的管理

由于标准系统是人造开放系统，这个系统的发展及其功能的发挥，不仅取决于系统内部诸要素间的相互作用，也与外部环境的变化息息相关，且这个系统不能进行自我调节，这就必然要求由人来对它进行管理。

对标准系统的管理，就是要运用计划、组织、监督、控制、调节等职能和手段，对标准系统内部各要素间的关系及同外部环境间的关系进行协调，正确处理标准系统发展过程中的各种矛盾，充分发挥其系统功能，促进标准系统的健康发展。有关标准系统的管理原理主要包括系统效应原理、结构优化原理、有序原理、反馈控制原理。

1. 系统效应原理 标准系统的效应，不是直接地从每个标准本身而是从组成该系统的标准集合中得到的，并且这个效应超过了标准个体效应的总和。主要包含两方面的含义：

（1）标准系统是一个不可分割的整体。标准系统效应一定要从完整的系统来看。在结构上合理的标准系统，已经不是互不相干的标准群体，而是形成了标准之间、标准与系统整体之间相互联系、相互作用的统一体。系统效应就是从要素量的集合达到整体质的飞跃中产生的，是相关标准之间相互作用产生的相干效应。这种效应一般要比各个标准效应的简单总和大得多。所以说，系统效应必须在系统内部各级、各类子系统和要素间的错综复杂的协商作用中探求。

（2）标准化活动是由人力、物力、财力、技术、信息等要素构成的社会活动。要素的排列组合方式不同，所产生的效果也会不尽相同。人们根据需要或特定的目标，对各要素进行合理规划或有机组合，形成系统，必将产生系统效应，它能使有限的资源产生更大的能量，用较小的代价取得更大的效益，在较短的时间内求得更快发展。因此，系统效应才是标准化管理追求的目标，系统效应原理是现代标准化理论的核心。

2. 结构优化原理 标准系统的结构，是指标准系统要素的内在的有机联系形式。任何一种标准系统要素都按照一定的次序排列或组合。结构不同，标准系统的功能也就不同，结构决定功能，但功能又能促进结构的改变。在标准系统的结构与功能的关系中，强调结构对功能的决定作用是很重要的，但也绝不可忽视功能对结构的反作用。

标准系统要素的阶层秩序（层次级别的关系），时间序列（与标准的寿命时间相关的关系），数量比例（具有不同功能的标准之间的构成比例）及相关关系（主要是相关适应、相互协调的关系），依系统目标的要求合理组合，使之稳定，并能产生较好的系统效应，这就是结构优化的原理，其含义如下：

（1）标准系统的结构不是自发形成的，是经过优化的结果，只有经过优化的系统结构，才能产生较好的系统效应。结构优化是对标准系统进行宏观控制的一项重要任务。

（2）标准系统的结构形式，总的来说是变幻无穷的，但最基本的有阶层秩序、时间序列、数量比例和各要素之间的关系，以及他们之间的合理组合。结构优化要求我们依据与功能的关系，不断地调整和处理标准系统的矛盾或落后环节，保持系统内部各组成部分的合理配套关系和适应比例，以提高标准系统的组织程度，使之更好地发挥效应。

（3）标准系统只有稳定才能发挥其功能，经过优化后的标准系统结构，应该能够相对稳定。标准系统结构稳定的程度既是结构优化的目的，也是衡量优化效果的依据。

在标准化实践中，实现结构优化的方法主要包括：

（1）协调是结构优化的主要方法。由于系统中的要素不是孤立起作用的，每一个要素都会被其他要素所影响，系统越复杂，这种互相影响的关系也越复杂。通过协商或其他途径使相关要素之间重新建立起相互适应的关系，求得稳定结构。协调的方法至今仍然是标准化活动中被普遍采用的结构优化方法。

（2）实行综合标准化。综合标准化是建立标准系统、发挥系统效应的一种标准化方法。它是从总体效应（目标）出发，在对每个系统要素的功能透彻了解的基础上，再按照功能与结构的制约关系把这些要素（标准）有机地组织起来，并使外围要素与核心要素相配合，形成理想的系统结构。

（3）建立标准系统的层次结构。根据结构优化原理，对标准系统的结构进行优化，要从阶层秩序、时间序列、数量比例及相关关系等多方面入手。其中标准的层次结构对系统结构的优化尤为重要。标准系统的层次结构、各层次间的标准数量比例关系、同一层次内的各类标准数量比例关系都需要确定下来，这都是结构优化的重要内容。

（4）编制标准体系表。标准体系表是将一定范围内标准系统的要素，按规定的形式编制成图表。它不仅能反映出一定范畴内标准的全貌和标准之间的联系，而且还可以反映出整个系统的层次结构、各类标准的数量构成。无论对分析当前的结构状况，还是确定结构优化的方案都有重要作用。编得好的标准体系表还可以看作是标准系统层次结构的示意图。

3. 有序原理　系统的有序性是系统要素间有机联系的反应，系统要素间井然有序，有条不紊，相互联系，稳定牢固，具有某种特定的运动方向，表明系统有序度高，系统便是稳定的，系统效应也就高。反之，则表明系统有序度低，无序度高，系统状态就是不稳定的，系统效应就会降低。

系统的有序结构，是系统与环境及系统内各要素间相互联系、协同作用的结果。对标准系统进行宏观管理的一个重要任务就是努力提高标准系统的有序程度，使之维持稳定状态或向新的更高水平的稳定状态过渡。

标准系统只有及时淘汰其中落后的、低效率的和无用的要素或向系统中及时补充对系统进化有激发力的新要素，才能使系统从较低有序状态向较高有序状态转化。这就是有序原理。其含义如下：

（1）对标准系统来说，经过优化而获得的稳定结构，只能是暂时的，随着系统内外环境的变化必定要向不稳定状态转化。要及时对系统的构成要素进行调整，使系统从较低有序状态向较高有序状态发展，以求建立新的、更高水平的稳定结构。这是关于标准系统进化发展的原理。

（2）要及时淘汰那些落后的、低效率的和无用的要素，因为这些要素同其他要素的关系并不密切，甚至毫无联系，系统中这类要素越多，系统有序度就越低。所以对标准系统要进行简化，提高系统有序度。

（3）要根据客观实际需要，及时向处于临界的系统补充对系统进化具有激发力的新要素，尤其是功能水平较高的要素，推动系统进入新的稳定有序状态。

4. 反馈控制原理 标准系统的环境是指系统存在和发展的外在条件的总和，是一系列不断变化着的系统。对标准系统进行管理，要及时洞察这些环境系统的变化，并对标准系统加以控制和调整，使之与环境相适应。系统要素间的协同作用和系统的环境适应性要通过各要素间及系统环境之间的信息联系和以信息为基础所实现的反馈控制有序来达到。反馈控制是标准系统实现目标的决定性因素。

反馈控制是标准系统演化、发展及保持结构稳定性和环境适应性的内在机制。系统的适应性和对系统的控制能力是标准系统发展的关键节点。这就是反馈控制原理，其含义如下：

（1）标准系统在建立和发展过程中，只有通过经常的反馈（负反馈），不断地调节同外部环境之间的关系来提高系统的适应性，才能有效地发挥出系统效应。

（2）标准系统的有序性和同外部环境的适应性，都不可能自发实现，都需要控制系统实行强有力的反馈控制。

（3）标准系统效应的发挥，依赖于标准系统结构的优化，而系统的结构优化又离不开反馈控制。

上述这些原理，主要针对标准系统的宏观管理提出，它们不是孤立存在的，而是密切联系，融成一体，互相渗透，互相依存，构成了一个理论整体。

第三节　标准分类

分类是认识事物和管理事物的一种方法，是根据不同的研究目的，从不同的角度观察对象，抓住某一方面的属性，将研究对象划分为若干群体或集合。标准分类就是从不同的目的和角度出发，依据不同的准则对标准进行的分类。根据我国实际情况，并参照国际上最普遍使用的标准分类法，从以下几个方面对标准进行分类。

一、按标准的主体划分

按照标准制定的主体，标准可以分为国际标准、区域标准、国家标准、行业标准、地方标准、团体标准和企业标准。国家标准、行业标准和地方标准属于政府主导制定的标准，团体标准、企业标准属于市场主体自主制定的标准。

（一）国际标准

国家标准《标准化工作指南 第2部分：采用国际标准》（GB/T 20000.2—2009）对国际标准的定义是："国际标准化组织（ISO）、国际电工委员会（IEC）和国际电信联盟（ITU）及 ISO 确认并公布的其他国际组织制定的标准"。ISO 确认并公布的其他国际组织主要包括：国际计量局（Bureau International des Poids et Mesures，BIPM）、国际原子能机构（International Atomic Energy Agency，IAEA）、国际海事组织（International Maritime Organization，IMO）、联合国教科文组织（United Nations Educational，Scientific and Cultural Organization，UNESCO）、世界卫生组织（World Health Organization，WHO）等49个国际标准化机构。大部分国际标准都是由 ISO、IEC、ITU 三大国际标准组织制定的。

国际标准发布后在世界范围内适用，作为世界各国进行贸易和技术交流的基本准则和统一要求。国际标准的种类包括三种：

1. 按制定标准组织划分　包括 ISO 标准、IEC 标准、ITU 标准和其他国际组织的标准。

2. 按标准涉及的专业划分　如 IEC 标准分基础标准，原材料标准，一般安全、安装和操作标准，测量、控制和一般测试标准，电力产生和利用标准，电力传输和分配标准，电信和电子元件及组件标准，电信、电子系统和设备及信息技术标准等八大类。ISO 则将标准分成通用、基础和科学标准，卫生、安全和环境标准，工程技术标准，电子、信息技术和电信标准，货物运输和分配标准，农业和食品技术标准，材料技术标准，建筑标准，特种技术标准等。

3. 事实上的国际标准　一些国际组织、专业组织和跨国公司制定的标准在国际经济技术活动中客观上起着国际标准的作用，这些标准虽然在形式上、名义上不是国际标准，但却事实上起着国际标准的作用。

（二）区域标准

区域标准是指区域标准化组织或区域标准组织通过公开发布的标准，并在这些标准化组织之间通用。区域标准的种类往往是按制定区域标准的组织进行划分。目前有影响的区域标准主要有：欧洲标准化委员会（CEN）标准、欧洲电工标准化委员会（CENELEC）标准、欧洲电信标准学会（ETSI）标准、亚太经济合作组织/贸易与投资委员会/标准与合格评定分委员会（APEC/CTI/SCSC）标准、阿拉伯标准化与计量组织（ASMO）标准等。

（三）国家标准

国家标准是指由国家标准机构通过并公开发布的标准，是关系到国家经济、技术发展的标准化对象所制定的标准，在全国各行业、各地区都适用。我国的国家标准是指对在全国范围内需要统一的技术要求，由国务院标准化行政主管部门制定并在全国范围内实施的标准，分为强制性国家标准和推荐性国家标准。对保障人身健康和生命财产安全、国家安全、生态环境安全，以及满足经济社会管理基本需要的技术要求，应当制定强制性国家标准。对满足基础通用、与强制性国家标准配套、对各有关行业起引领作用等需要的技术要求，可以制定推荐性国家标准。国家标准的编号由国家标准代号、标准发布顺序号和发布的年号组成。国家标准代号由大写的汉语拼音字母构成，如强制性标准的代号为"GB"，推荐性标准的代号为"GB/T"，国家军用标准的代号为"GJB"，国家标准指导性技术文件的代号为"GB/Z"。

（四）行业标准

行业标准是在国家的某个行业通过并公开发布的标准。我国行业标准是指没有推荐性国家标准而又需在全国某个行业范围内统一的技术标准，由国务院有关行政主管部门制定并报国务院标准化行政主管部门备案的标准。我国的行业标准由国务院有关行政主管部门编制计划，组织草拟，统一审批、编号、发布，并报国务院标准化行政主管部门备案。它是对国家标准的补充，应该在相应国家标准实施后，自行废止。

下列标准化对象应制定行业标准：专业性较强的名词术语、符号、规划、方法等；指导性技术文件；专业范围内的产品，通用零部件、配件、特殊原材料；典型工艺规程、作业规范；在行业范围内需要统一的管理标准。需要说明的是，不是所有的国务院部门都可以制定行业标准。国务院有关部门是否可以制定行业标准、行业标准的具体领域、行业标准的代号均需经过国务院标准化行政主管部门批准。目前我国有 67 个行业标准代号，分别由 42 个国务院行政主管部门管理，例如 AQ（安全生产）、DL（电力）、公共安全（GA）、机械（JB）、林业（LY）、轻工（QB）、商检（SN）、有色冶金（YS）、通信（YD）、卫生（WS）、中医（ZY）等。

《标准化工作指南 第1部分：标准化和相关活动的通用术语》（GB/T 20000.1—2014）对地方标准定义为：在国家的某个地区通过并公开发布的标准。为满足地方自然条件、风俗习惯等特殊技术要求，可以制定地方标准。我国的地方标准由省、自治区、直辖市人民政府标准化行政主管部门制定；设区的市级人民政府标准化行政主管部门根据本行政区域的特殊需要，经所在地省、自治区、直辖市人民政府标准化行政主管部门批准，可以在农业、工业、服务业社会事业等领域制定本行政区域的地方标准。地方标准由省、自治区、直辖市人民政府标准化行政主管部门报国务院标准化行政主管部门备案，由国务院标准化行政主管部门通报国务院有关行政主管部门。

地方标准由省、自治区、直辖市及设区的市人民政府标准化行政主管部门编制计划，组织草拟，统一审批、编号、发布，并报国务院标准化行政主管部门和国务院有关行政主管部门备案。地方标准的技术要求不得低于强制性国家标准的相关技术要求，并做到与有关标准之间的协调配套，不得与国家标准、行业标准相抵触，在相应的国家标准或行业标准实施后，地方标准自行废止。禁止通过制定产品质量及其检验方法地方标准等方式，利用地方标准实施妨碍商品、服务自由流通等排除、限制市场竞争的行为。

制定地方标准的对象需要具备三个条件：没有相应的国家标准或行业标准；需要在省、自治区、直辖市及设区的市人民政府范围内统一的事和物；工业产品的安全卫生要求等。

（六）团体标准

团体标准是指由学会、协会、商会、联合会、产业技术联盟等社会团体协调相关市场主体共同制定的满足市场和创新需要的标准。团体标准由本团体成员约定采用或者按照本团体的规定供社会自愿采用。国家鼓励社会团体制定团体标准。设立团体标准的目的是激发社会团体制定标准、运用标准的活力，充分发挥市场在标准化资源配置中的决定性作用，快速响应创新和市场对标准的需求，增加标准的有效供给。

制定团体标准，应当遵循开放、透明、公平的原则，保证各参与主体获取相关信息，反映各参与主体的共同需求，并应当组织对标准相关事项进行调查分析、实验、论证。团体标准的制定需要遵循国务院标准化行政主管部门及国务院有关行政主管部门的规范、引导和监督。团体标准编号宜由团体标准代号、团体代号、团体标准顺序号和年代号组成。其中，团体标准代号是固定的，为"T/"；团体代号由各团体自主拟定，宜全部使用大写拉丁字母或大写拉丁字母与阿拉伯数字的组合，不宜以阿拉伯数字结尾。示例：T/CAS 115—2015。

（七）企业标准

企业标准是由企业自行制定或与其他企业联合制定，在该企业或联合企业范围内使用的产品标准、技术标准、管理和工作标准等。联合制定一般是以多个企业共同的名义或者多个企业协议组成的联盟（不是依法登记的社会团体）制定。

企业标准的技术要求应当严于国家标准、行业标准、地方标准和团体标准。国家实行企业标准自我声明公开和监督制度。企业应当公开其执行的强制性标准、推荐性标准、地方标准、团体标准或者企业标准的编号和名称；企业执行自行制定的企业标准的，还应当公开产品、服务的功能指标和产品的性能指标。国家鼓励企业标准通过标准信息公共服务平台向社会公开。企业未依照《中华人民共和国标准化法》规定公开其执行的标准的，由标准化行政主管部门责令限期改正；逾期不改正的，在标准信息公共服务平台上公示。企业应当按照标准组织生产经营活动，其生产的产品、提供的服务应当符合企业公开标准的技术要求。

二、按标准的约束力划分

标准的约束力是指对于实施标准的强制性程度。按照标准约束力，一般可分为强制性标准、推荐性标准、标准化指导性技术文件三类。《中华人民共和国标准化法》第二条，明确规定了我国标准按实施效力分为强制性标准和推荐性标准，但这种分类只适用于政府制定的标准。

（一）强制性标准

强制性标准是指国家运用行政和法律手段强制实施的标准。在我国，凡是涉及安全、卫生、健康方面的标准，保证产品技术衔接及互换配套的标准，通用的试验、检验方法标准，国家需要控制的重要产品或服务的标准，都是强制性标准。由此可见，强制性标准主要是涉及对保障人身健康和生命财产安全、国家安全、生态环境安全，以及满足经济社会管理基本需要的技术要求。

国务院有关行政主管部门依据职责负责强制性国家标准的项目提出、组织起草、征求意见和技术审查。国务院标准化行政主管部门负责强制性国家标准的立项、编号和对外通报。国务院标准化行政主管部门应当对拟制定的强制性国家标准是否符合规定进行立项审查，对符合规定的予以立项。省、自治区、直辖市人民政府标准化行政主管部门可以向国务院标准化行政主管部门提出强制性国家标准的立项建议，由国务院标准化行政主管部门会同国务院有关行政主管部门决定。社会团体、企业事业组织及公民可以向国务院标准化行政主管部门提出强制性国家标准的立项建议，国务院标准化行政主管部门认为需要立项的，会同国务院有关行政主管部门决定。强制性国家标准由国务院批准发布或者授权批准发布。

强制性标准必须执行，有关各方必须毫无保留地绝对贯彻执行，没有选择的余地。不符合强制性标准的产品、服务，不得生产、销售、进口或者提供。对于违反强制性标准造成不良后果甚至导致重大事故者，由法律、行政法规规定的行政主管部门依法给予行政处罚，或由司法机关追究刑事责任。

（二）推荐性标准

推荐性标准又称为非强制性标准或自愿性标准，是指在生产、交换、使用等方面，通过经济手段或市场调节而自愿采用的一类标准。推荐性标准包括推荐性国家标准、行业标准和地方标准。推荐性标准不具有强制性，但标准一经接受并采用，或各方商定同意纳入商品经济合同中，就成为各方必须共同遵守的技术依据，具有法律上的约束性。

推荐性标准由于是协调一致文件，不受政府和社会团体的干预，能更科学地规定特性和指导生产。国家鼓励采用推荐性标准，即企业自愿采用推荐性标准，同时国家将采取一些鼓励和优惠措施，鼓励企业采用推荐性标准。但在有些情况下，推荐性标准的约束力会发生转化，必须执行：

1. 推荐性标准被相关法律、法规、规章引用，则该推荐性标准具有相应的强制约束力，应当按法律、法规、规章的相关规定予以实施。

2. 推荐性标准被企业在产品包装、说明书或者标准信息公共服务平台上进行了自我声明公开的，企业必须执行该推荐性标准。企业生产的产品与明示标准不一致的，依据《中华人民共和国产品质量法》承担相应的法律责任。

3. 推荐性标准被合同双方作为产品或服务交付的质量依据的，该推荐性标准对合同双方具有约束力，双方必须执行该推荐性标准，并依据《中华人民共和国民法典》的规定承担法律责任。

（三）标准化指导性技术文件

标准化指导性技术文件是为仍处于技术发展过程中（为变化快的技术领域）的标准化工作提供指南或信息，供科研、设计、生产、使用和管理等有关人员参考使用而制定的标准文件。技术尚在发展中，需要有相应的标准文件引导其发展或具有标准化价值，尚不能制定为标准的项目；采用国际标准化组织、国际电工委员会及其他国际组织（包括区域性国际组织）的技术报告的项目，这两类项目均可制定指导性技术文件。指导性技术文件不宜由标准引用使其具有强制性或行政约束力。指导性技术文件的编号，由指导性技术文件的代号、顺序号和年号（即发布年份的四位数字）组成。

三、按标准化的对象划分

标准化对象是某标准化领域内"需要标准化的主题"。从标准化对象维度对标准进行分类，可以将某标准化领域内的标准划分成不同的对象类别，将标准划分为产品标准、过程标准和服务标准。

（一）产品标准

产品标准是指规定产品需要满足的要求以保证其适用性的标准。产品标准是相对于过程标准和服务标准而言的一大类标准。其标准化对象为具体的产品，制定该类标准的目的是保证产品的适用性，标准中规定的具体内容为"产品应满足的要求"。按照具体的标准化对象，通常将产品标准进一步分为原材料标准、零部件/元器件标准、制成品标准和系统标准等。按照产品标准的定义，标准化对象为产品，并且规定其应满足的要求的标准才是产品标准。如果标准化对象为产品，但标准仅包含术语、试验方法等内容中的一种，则该标准不是产品标准，而是术语标准、试验标准。

（二）过程标准

过程标准是指规定过程应满足的要求以保证其适用性的标准。过程标准是相对于产品标准和服务标准而言的一大类标准。其标准化对象为过程，制定标准的目的是保证过程的适用性，标准中规定的具体内容为"过程应满足的要求"。

（三）服务标准

服务标准是指规定服务应满足的要求以保证其适用性的标准。服务标准是相对于产品标准和过程标准而言的一大类标准。其标准化对象为服务，制定标准的目的是保证服务的适用性，标准中规定的具体内容为"服务应满足的要求"。

四、按标准内容的功能划分

每个标准均有其要发挥的功能，功能不同标准内容也会不同，主要功能取决于标准的核心技术要素。对于同一个标准化领域，相同的标准化对象，如果标准所提供的功能不同，其核心技术要素的内容就会不同，标准的结构和表述形式也会不同。从标准核心技术要素的内容维度可以将标准划分为术语标准、符号标准、分类标准、试验标准、规范标准、规程标准、指南标准等不同的功能类型。

（一）术语标准

术语标准是指"界定特定领域或学科中使用的概念的指称及其定义的标准"，其主要功能是界定术语及其定义。术语标准的核心技术要素是"术语条目"，通常包含某个领域、学科或某个标准化对象的全部或大部分术语及其定义。这些术语及其定义可以构成某领域、学科或某标准化对象的概念体系。术语标准的典型内容及表现形式为"按照概念体系编排的术语条目"加上"术语及其外文对应词的索引"。

（二）符号标准

符号标准是指"界定特定领域或学科中使用的符号的表现形式及其含义或名称的标准"，其主要功能是界定涉及某个领域的符号。符号标准的核心技术要素是"符号或标志及其含义"。符号标准的典型内容及表现形式为"符号表"加上"符号含义（或名称）及其外文对应词的索引"。

（三）分类标准

分类标准是指"基于诸如来源、构成、性能或用途等相似特性对产品、过程或服务进行有规律的划分、排列或者确立分类体系的标准"，其主要功能是确立分类体系。分类标准的核心技术要素是"分类和/或编码"。分类的结果一般为具有层级关系的类目，类目一般可用名称（通常由文字组成）、代码（通常由数字、字母或它们的组合构成）或标记（可由符号、字母、数字构成）进行识别。

（四）试验标准

试验标准是指"在适合指定目的的精确度范围内和给定环境下，全面描述试验活动，以及得出结论的方式的标准"，其主要功能是描述试验方法。试验标准的核心技术要素是"试验步骤""试验数据处理"，有时附有与试验相关的其他内容，例如原理、试剂或材料、仪器设备、样品、试验报告等。

（五）规范标准

规范标准是指"为产品、过程或服务规定需要满足的要求并且描述用于判定该要求是否得到满足的证实方法的标准"，其主要功能是规定要求、描述证实方法。规范标准的核心技术要素是规定标准化对象（或其某个特定方面）需要满足的"要求"，同时描述判定是否符合要求所使用的"证实方法"，也就是说规范标准中应该有由要求型条款组成的要求一章。

（六）规程标准

规程标准是指"为活动的过程规定明确的程序并且描述用于判定该程序是否得到履行的追溯/证实方法的标准"，其主要功能是确立程序、规定程序指示、描述追溯/证实方法。规程标准的核心技术要素是为活动的过程确立程序，规定履行程序的一系列程序指示并描述追溯/证实方法。规程标准与规范标准的主要区别在于：规程标准主要规定的是履行过程的行为指示；规范标准规定的是对标准化对象的技术要求。规程标准与试验标准的主要区别在于：履行规程标准规定的程序指示不产生任何试验结果；履行试验标准中描述的试验步骤必定产生试验结果。

（七）指南标准

指南标准是指"以适当的背景知识提供某主题的普遍性、原则性、方向性的指导，或者同时给出相关建议或信息的标准"，其主要功能是提供指导。指南标准的核心技术要素是"需考虑的因素"。在"需考虑的因素"中提供某主题的普遍性、原则性或方向性的指导。在提供指导的同时，通常会以适当的背景知识给出相关信息，必要时还会提供相关建议。指南提供的是指导、建议或给出信息，不规定要求、不推荐具体的惯例或程序。

五、按编制标准的目的划分

编制标准的目的不同，标准的技术内容就会不同。从编制标准的目的维度对标准进行分类，可以将标准划分成不同的目的类别。

（一）基础标准

基础标准是指以相互理解为编制目的形成的具有广泛适用范围的标准。基础标准是制定其他标准的基础，适用范围广泛，如术语标准、符号标准、分类标准、试验标准等，其中的内容在制定其他标准（如技术标准、数据标准等）时常常会用到。基础标准常常会被其他标准所引用。

（二）技术标准

技术标准是指以保证可用性、互换性、兼容性、相互配合或品种控制为目的制定，规定标准化对象需要满足的技术要求的标准，如规程标准、规范标准都属于技术标准。其制定目的是针对技术问题。

（三）安全标准

安全标准是指以"免除了不可接受的风险的状态"为目的制定的标准。针对产品、过程或服务制定安全标准时，通常考虑的是获得包括诸如人类行为等非技术因素在内的若干因素的最佳平衡，将伤害到人员和物品的风险降低到可接受的程度。只有安全成为制定标准的唯一目的，这类标准才能成为安全标准，也才有可能制定成强制性标准，如消费品安全标准、电气安全标准。

（四）卫生标准

卫生标准是指以保障健康为目的制定的标准。卫生标准通常根据健康要求规定产品、过程、服务及环境中化学的、物理的及生物有害因素的卫生学容许限量值。它是与人类健康直接相关的药品、医疗器械、环境卫生、劳动卫生、食品卫生、营养卫生、卫生检疫、药品生产及各种疾病诊断相关标准。

（五）环境保护标准

环境保护标准是指以保护环境为目的，使得环境免受产品的使用、过程的操作或服务的提供造成的不可接受的损害的标准，通常是为保护环境和有利于生态平衡对大气、水体、土壤、噪声、振动、电磁波等环境质量、污染管理、监测方法及其他事项而制定的标准。制定环境标准的目的和作用是保证产品质量，保护工作场所内工人人员的职业健康安全，以及履行企业的社会责任。

（六）资源利用标准

资源利用标准是指以资源节约与综合利用为目的制定的标准，通常规定能效限定值、节能评价值或能效分等分级等。

六、按制定标准的宗旨划分

按照标准制定的宗旨，标准可以分为两大类：一类是为社会公共服务的"公共"标准，又称公标准；另一类是为制定标准的组织（如企业、企业联盟、利益相关方等）服务的"自有"标准，又称私标准。

（一）"公共"标准

"公共"标准是指通过动用公共资源而制定出来的标准，其宗旨是维护公共秩序，保护公共利益，为全社会服务。

国家标准、行业标准、地方标准均属于"公共"标准。其特点主要有：动用公共资源制定；为获得最佳公共利益制定；依据有关法律法规并由相关行政主管部门审批而制定；程序公开透明，民众广泛参与，充分协调，接受监督，杜绝不公正；与安全、环保、健康等相关的标准。

（二）"自有"标准

"自有"标准是通过消耗非公共资源而制定出来的标准，具有独占性，其宗旨是为制定标准的组织（如企业、企业联盟、利益相关方等）服务，提高组织的竞争力，获取由实施标准带来的最大利益等。

我国的国有企业、合资企业、民营企业、独资企业、企业集团或联盟的标准及各类事实上的标准均属于"自有"标准。其特点主要有：通过动用非公共资源而制定；主要为市场竞争服务；与创新、专利、技术等相关；具有独占性与不公开性；在遵守法律法规的前提下拥有独立的支配权。

七、按标准的信息载体划分

按标准信息载体，标准分为标准文件和标准样品。

（一）标准文件

标准文件是指为各种活动或其结果提供规则、指导原则或规定特性的文件。主要作用是提出要求或做出规定，作为某一领域的共同准则。可分为不同形式的文件和不同介质的文件，不同形式的文件包括标准、技术规范、规程、技术报告和指南等；不同介质的文件包括纸介质文件和电子介质文件。

（二）标准样品

标准样品是具有足够均匀的一种或多种化学、物理、生物学、工程技术或感官的性能特征，经过技术鉴定，并附有说明有关性能数据证书的一批样品。主要作用是提供实物，作为质量检验、鉴定的对比依据，作为测量设备检定、校准的依据，以及作为判断测试数据准确性和精确度的依据。按其权威性和适用范围可分为内部标准样品和有证标准样品。

第四节　标准化主要法律法规概述

一、《标准化法》及其释义

（一）《标准化法》

为发展社会主义商品经济，促进技术进步，改进产品质量，提高社会经济效益，维护国家和人民的利益，使标准化工作适应社会主义现代化建设和发展对外经济关系的需要，我国于 1989 年 4 月 1 日开始施行《中华人民共和国标准化法》（简称《标准化法》）。但是在实施过程中，《标准化法》逐步显露出标准制定主体分散、交叉重复，缺少对标准制定、实施、评价等进行监督的措施等问题。党中央、国务院高度重视《标准化法》修订工作，2002 年原国家质量监督检验检疫总局（现国家市场监督管理总局）和国家标准化管理委员会启动《标准化法》修订工作，2017 年 11 月 4 日第十二届全国人大常委会第三十次会议审议通过修订草案，2018 年 1 月 1 日起施行的《标准化法》。《标准化法》的实施，将有利于贯彻以人民为中心的发展思想，有利于促进经济社会高质量的发展，有利于强化标准化工作的法治管理，有利于助力更高水平的对外开放。《标准化法》无论是在标准体系、标准化管理体制还是在标准制修订具体要求等方面都做了适应经济社会发展需要的调整，建立了政府标准化工作协调机制，明确要求国务院和设区的市级以上地方人民政府建立标准化协调机制，统筹协调标准化工作重大事项，强化了强制性标准的统一管理，将原来的强制性国家标准、行业标准和地方标准统一整合为强制性国家标准，并对强制性标准的范围做了严格的限定。

1.《标准化法》修法原则

（1）坚持问题导向　针对标准化工作中存在的政策与市场角色错位、市场主体活力未能充分发挥、标准体系不完善、管理体制不顺畅等突出问题，查找深层次原因，提出切实可行的制度性解决方案。

（2）坚持改革导向　与《深化标准化工作改革方案》相衔接，将改革的各项措施以法的形式固定下来，确保改革于法有理有据。

（3）坚持实践导向　将实践中证明行之有效的做法提炼为法律条文，以更好地指导和支撑标准化活动。

2.《标准化法》重点内容　《标准化法》共计六章四十五条，增加了"监督管理"一章，有十六项重大制度设计。

（1）扩大标准范围　标准范围由工业领域扩大到农业、工业、服务业及社会事业等领域。

（2）建立标准化协调机制　标准化协调机制实现制度化、法制化，国务院建立标准化协调机制，设区的市级以上地方人民政府可以根据工作需要建立标准化协调机制，统筹协调标准化工作重大事项。

（3）鼓励积极参与国际标准化活动　国家积极推动参与国际标准化活动，开展标准化对外合作与交流，参与制定国际标准，结合国情采用国际标准，推进中国标准与国外标准之间的转化运用。国家鼓励企业、社会团体和教育、科研机构等参与国际标准化活动。

（4）明确标准化奖励制度　对在标准化工作中做出显著成绩的单位和个人，按照国家有关规定给予表彰和奖励。

（5）加强强制性标准的统一管理　将强制性国家标准、强制性行业标准、强制性地方标准整合为强制性国家标准一级，以实现"一个市场、一个底线、一个标准"。同时将强制性国家标准制定范围严格限定在保障人身健康和生命财产安全、国家安全、生态环境安全，以及满足社会经济管理基本需要的技术要求。

（6）赋予设区的市标准制定权　地方标准的制定权下放到设区的市，规定设区的市级人民政府标准化行政主管部门经所在省、自治区、直辖市人民政府标准化行政主管部门批准，可以制定本行政区域的地方标准。

（7）发挥技术委员会的作用　对制定强制性标准和推荐性标准提出了不同要求，规定制定推荐性技术标准，应当组织由相关方组成的标准化技术委员会，承担标准的起草、技术审查工作；制定强制性标准，可以委托相关标准化技术委员会承担标准的起草、技术审查工作。

（8）对标准制定环节提出要求　在制定程序上，要求立项时进行需求调查，对制定标准的必要性、可行性进行论证评估。对保障人身健康和生命财产安全、国家安全、生态环境安全及经济社会发展所急需的标准项目，应该优先立项，并及时完成。在制定过程中，应当按照便捷有效的原则采取多种方式征求意见，组织对标准相关事项进行调查分析、实验、论证。标准应当按照编号规则进行编号。在标准内容上，要求制定标准应当有利于科学合理利用资源，推广科学技术成果，增强产品的安全性、通用性、可替换性，提高经济效益、社会效益、生态效益，做到技术上先进、经济上合理。禁止利用标准实施妨碍商品、服务自由流通等排除、限制市场竞争的行为。推荐性标准、团体标准、企业标准的技术要求不得低于强制性国家标准的相关技术要求。

（9）明确强制性标准应当免费向社会公开　规定强制性标准文本应当免费向社会公开。国家推动免费向社会公开推荐性标准文本。

（10）赋予团体标准法律地位　国家鼓励学会、协会、商会、联合会、产业技术联盟等社会团体协调相关市场主体共同制定满足市场和创新需要的团体标准，增加标准有效供给。

（11）建立企业标准自我声明公开和监督制度　国家实行企业标准自我声明公开和监督制度。企业应当公开其执行的强制性标准、推荐性标准、团体标准或者企业标准的编号和名称；企业执行自行制定的企业标准，还应当公开产品、服务的功能指标和产品的性能指标。国家鼓励企业标准通过标准信息公开服务平台向社会公开。企业应当按照标准组织生产经营活动，其生产的产品、提供的服务应当符合企业公开标准的技术要求。

（12）促进标准化军民融合　国家推进标准化军民融合和资源共享，提升军民标准通用化水平，积极推动在国防和军队建设中采用先进适用的民用标准，并将先进适用的军用标准转化为民用标准。

（13）增设标准实施后评估制度　国务院标准化行政主管部门和国务院有关行政主管部门、设区的市级以上地方人民政府标准化行政主管部门应当建立标准实施信息反馈和评估机制，根据反馈和评估情况对其制定的标准进行复审。标准的复审周期一般不超过五年。

（14）建立标准化试点示范制度　县级以上人民政府应当支持开展标准化试点示范和宣传工作，传播标准化理念，推广标准化经验，推动全社会运用标准化方式组织生产、经营、管理和服务，发挥标准对促进转型升级、引领创新驱动的支撑作用。

（15）强化标准化工作监督管理制度　增加了标准制定环节的监督，针对标准的制定不符合法定标准制定原则，违反强制性标准的技术要求，未依法进行标准编号、复审、备案的，规定了不同监督措施。

（16）加大违法行为处罚力度 《标准化法》明确了更多法律责任，涵盖所有标准制定主体，涉及标准制定、实施的各方面。

（二）《标准化法》释义

2018年，全国人大常委会法制工作委员会、原国务院法制办、原国家质检总局、国家标准委等单位组织编写了《〈中华人民共和国标准化法〉释义》，力求准确阐明立法原意，帮助学习、领会《标准化法》的精神。

《〈中华人民共和国标准化法〉释义》对《标准化法》立法目的，标准的范围和分类，标准化工作任务、政府将标准化工作纳入国民经济和社会发展规划、纳入财政预算，制定标准基本要求，标准化工作管理体制，标准化协调机制，鼓励各方参与标准化工作的原则，鼓励参与国际标准化活动的原则，标准化表彰奖励，强制性国家标准制定范围和制定程序，推荐性国家标准制定范围和制定主体，行业标准制定范围、制定主体和备案要求，地方标准制定范围、制定主体和备案要求，优先制定急需标准，强制性标准和推荐性标准制定工作要求，标准化技术委员会和专家组，强制性标准和推荐性标准免费公开，团体标准及其制定与管理，企业标准制定，国家支持制定自主创新团体标准和企业标准，标准之间关系，标准制定基本原则，标准化军民融合，标准编号，强制性标准法律效力，出口产品和服务技术要求，团体标准和企业标准自我声明公开和监督制度，技术创新的标准化要求，标准实施的统计分析报告和信息反馈、评估、复审制度，标准之间重复交叉等问题的处理，标准化试点示范、标准化宣传及推动标准作用发挥，标准监督管理体制，标准争议协调解决机制，对政府主导制定的标准未依法编号、复审或者备案进行处理，举报投诉，企业产品、服务违反标准应当承担民事责任，产品、服务违反强制性标准应当承担行政责任、刑事责任，企业未依法履行标准自我声明公开义务的法律责任，违反标准制定基本原则处理方式，标准制定部门拒不执行责令改正决定的法律责任，国务院标准化行政主管部门标准制定活动不符合本法要求的法律责任，社会团体、企业未依法编号法律责任，标准化监督管理部门工作人员渎职行为如何处理，军用标准的管理，法律施行日期等45个方面进行了一一对应的详细的解释。

二、《标准化法》配套法规和规章

我国标准化立法体系分三个层次，即《标准化法》、中央各部委规章、地方性法规和地方政府规章。（图1-3）

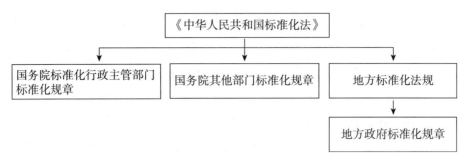

图 1-3 标准化法律法规体系结构

（一）国务院标准化行政主管部门标准化规章

国务院标准化行政主管部门标准化规章是指国家市场监督管理总局，包括原国家技术监督局和原国家质量监督检验检疫总局等颁布的一系列有关标准化工作的规章，其内容覆盖了国家标准、行业标准、地方标准和企业标准的制定、管理、出版等。国务院标准化行政主管部门的主要标准化规章见表 1-1。

表 1-1 国务院标准化行政主管部门的主要标准化规章

序号	名称	发布时间
1	国家标准管理办法	1990 年 8 月 24 日
2	行业标准管理办法	1990 年 8 月 14 日
3	企业标准化管理办法	1990 年 8 月 24 日
4	农业标准化管理办法	1991 年 2 月 26 日
5	标准出版管理办法	1997 年 8 月 8 日
6	采用快速程序制定国家标准的管理规定	1998 年 1 月 8 日
7	国家标准英文版翻译出版管理暂行办法	1998 年 4 月 22 日
8	国家标准化指导性技术文件管理规定	1998 年 12 月 24 日
9	采用国际标准管理办法	2001 年 12 月 4 日
10	标准网络出版发行管理规定（试行）	2005 年 8 月 31 日
11	国家标准涉及专利的管理规定（暂行）	2013 年 12 月 19 日
12	全国专业标准化技术委员会管理办法	2018 年 1 月 1 日
13	团体标准管理规定	2019 年 1 月 9 日
14	国家标准制修订经费管理办法	2019 年 12 月 27 日
15	强制性国家标准管理办法	2020 年 1 月 6 日
16	地方标准管理办法	2020 年 1 月 17 日
17	中国标准创新贡献奖管理办法	2020 年 4 月 14 日

（二）国务院其他行政主管部门标准化规章

国务院其他行政主管部门标准化规章主要涉及其行业标准的管理。如国家中医药管理局 2006 年 2 月 10 日发布《国家中医药管理局中医药标准化项目管理暂行办法》，加强中医药标准化项目的管理，规定中医药标准制定工作；2012 年 11 月 28 日，发布《中医药标准制定管理办法（试行）》（国中医药法监发〔2012〕45 号），规范中医药标准制定的管理，对中医药标准的组织结构与职责分工、标准规划与计划的制定、标准的起草、审查、发布、实施等提出具体要求。

（三）地方标准化法规和地方政府标准化规章

地方标准化法规和地方政府标准化规章主要规定本行政区域地方标准的管理工作和国家标准、行业标准的实施细则。地方标准化法规是由地方人大常委会通过的标准化有关法规。地方政府标准化规章是由地方政府以政府令形式发布的有关标准化的规章。如《上海市标准化条例》就明确规定了上海市地方标准的制定、实施、标准国际化和区域合作、监管和服务、法律责任等具体要求。

三、其他涉及标准化事项的相关法律

标准化所涉及的国民经济和社会发展的领域较为广泛，涉及公共领域和健康安全、环境保护的事项也较多。除《标准化法》及其配套法规外，其他一些专门的法律也涉及其专项标准化的相关规定。目前，多部法律涉及专门标准或标准化的规定，如《中华人民共和国食品安全法》《中华人民共和国建筑法》《中华人民共和国环境保护法》《中华人民共和国大气污染防治法》《中华人民共和国海洋环境保护法》《中华人民共和国节约能源法》《中华人民共和国质量法》《中华人民共和国进出口商品检验法》《中华人民共和国计量法》《中华人民共和国进出境动植物检疫法》等。有的在其内容中对制定专门国家标准的制定主体及其职能做出了规定，如《中华人民共和国食品安全法》《中华人民共和国海洋环境保护法》等；有的在其内容中对标准的实施措施做出了具体规定，如《中华人民共和国食品安全法》《中华人民共和国建筑法》《中华人民共和国农业法》等；有的在其内容中对有关各方违反相关标准应承担的法律责任做出了明确规定，如《中华人民共和国食品安全法》《中华人民共和国职业病防治法》等。

第二章　中医药标准化

中医药标准化发展进程符合人类科学技术发展的基本规律：波浪式前进，螺旋式上升，随着科技的进步而进步，伴随学术的发展而发展。当前，中医药标准化已经进入了一个高速发展期。追溯中医药标准化的发展历史，分析中医药标准化的发展现状，发现中医药标准化存在的问题，明确中医药标准化发展趋势，对于整体把握中医药标准化发展方向和目标、正确制定保障措施有着重要意义。

第一节　中医药标准与中医药标准化

一、中医药标准

中医药标准是指为在中医药领域内获得最佳秩序，实现最佳共同效益，以中医药科学、技术和经验的综合成果为基础，按规定的程序和要求，经各有关方协调一致制定并由各相关方公认的机构批准，以一定形式发布的规范性文件。《中医药标准制定管理办法（试行）》（国中医药法监发〔2012〕45号）指出，对下列事项，应当制定中医药标准。

——中医药基础及通用标准。

——中医医疗保健服务相关标准。

——中药相关标准。

——中医科研、教学有关的技术要求和方法。

——中医药行业特有的设备、器具的技术要求。

——其他需要统一的中医药技术要求。

二、中医药标准化

中医药标准化是指综合运用"简化、统一化、系列化、通用化、组合化、模块化"的标准化方法，对中医药医疗、保健、科研、教育、产业、文化和管理等各个环节、过程和对象，通过制定各项规范性文件并予以贯彻实施等一系列措施，达到推动中医药学术发展，促进中医药成果推广，规范中医药行业管理，保障中医药质量安全，推进中医药现代化，促进中医药国际传播，取得良好的经济效益和社会效益等目的的一系列活动过程。中医药标准化的意义主要体现在以下几个方面：

（一）标准化是推动中医药学术发展的必然要求

标准是一门学科成熟度的重要标志，是体现学术发展和技术水平重要方面。中医药标准的制修订，体现了现代标准化的技术和方法，建立科学研究、成果转化与临床实践紧密结合的内在运行机制，集中中医药行业专家的智慧，形成了广泛共识、最佳诊疗方案和技术操作规范，从整体上体现着中医药最高学术水平。中医药标准的制定、实施、修订、再实施、再修订的不断循环的过程，就是不断推动中医药传承创新、学术进步的过程。

（二）标准化是保持和发挥中医药特色优势的有效载体

通过对中医药的内在属性、知识理论体系、防病治病原则、技术方法等进行系统整理，运用现代标准化形式，将中医药已有的理论成果和诊疗方法完整保存固定下来，并推广使用，形成可运行的机制体制，能更好地促进中医药特色优势的发挥。

（三）标准化是规范中医药行业管理的重要手段

标准是法律法规体系的重要组成部分，具有很强的规范性和约束性，是政府推进依法行政、履行管理职能、加强市场监管、强化高效管理、提供优质公共服务的重要手段。中医药标准化是中医药法治建设的重要组成部分，可以最大限度地避免传统中医医疗服务中存在的主观性和随意性，在遵循中医药自身发展规律的前提下，规范中医医疗、教育、科研等行为，使中医药的管理更加科学、公正、公开、透明，有利于提高中医药行业管理水平。

（四）标准化是保障中医药质量安全的基本依据

标准是质量安全的前提和基础，提升中医药服务质量是推进标准化工作的出发点和落脚点。中医药标准是规范中医医疗服务的基本准则，是中药产品从原材料采购、加工到销售整个流程的质量安全技术要求，是医患双方合法权益的依据。中医药质量安全标准的实施，可进一步提高中医药医疗服务水平。

（五）标准化是中医药成果推广与传播的重要形式

标准具有权威性、共识性，是中医药实践经验、科研成果的技术规范，一经发布，易被广泛传播和应用。随着中医药标准的研究制定和中医药标准体系的系统性建设，越来越多的中医药成果将通过中医药标准推广应用被广泛传播。

（六）标准化是推进中医药信息化的重要途径

没有信息化就没有现代化，中医药信息化是中医药现代化的重要表现。标准化是全面推进信息化的技术支撑和重要基础。实施中医药标准化，开展中医药信息标准的研究与制定，系统化之后形成中医药信息标准体系，能够为中医药信息化建设与高质量发展指引方向，是提升中医药科学管理水平和创新能力，更好地适应时代需求，促进中医药信息化发展的重要途径。

（七）标准化是促进中医药国际传播的迫切需要

标准是国际沟通和交流的桥梁，是打破贸易壁垒的有效技术手段，是中医药走向国际的重要途径。通过中医药标准化，使中医药产品、服务达到国际技术交流合作与贸易的条件要求，推动中医药资源优势转化为产业、文化和经济优势，保持我国中医药在国际传统医学领域的话语权和应有地位。中医药国际标准的制定和实施，为各国中医药活动建立最佳秩序、形成共识、相互交流提供基础和依据。

第二节 中医药标准体系

中医药标准体系建设是中医药标准化工作的核心工程，对中医药标准化工作具有十分重要的战略意义和作用，其中中医药标准体系表的编制则是标准体系建设的重要基础性工作。

一、中医药标准体系概念

按照国家标准体系构建的有关要求，中医药标准体系主要由中医药标准基本体系和支撑体系组成（图 2-1）。其中，基本体系由中医药标准构成，是中医药标准的共同体，也是我们通常所称的中医药标准体系。中医药标准体系是一个分工明确、有机联系的中医药标准共同体。在体系中，"标准"之间相互依存、相互制约，且又相互协调、相互衔接。中医药标准基本体系是中医药标准体系的核心部分。支撑体系是中医药标准的推行保障体系，包括管理体制、运行机制、监督评估、保障服务等，是建立和完善基本体系的支撑和保障，是实现中医药标准体系整体功能的重要组成部分。

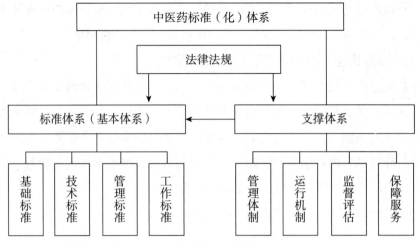

图 2-1　中医药标准体系的构成

　　根据标准的相关理论知识，中医药标准体系构建包括编制说明，基本体系框架及标准体系表。构建中医药标准体系是中医药标准化建设的基础，它能提高中医药标准自身的质量和管理的水平，使每一个中医药标准在体系中都有一个明确的定位和目标，便于相互协调、统一管理和有效实施，使之真正成为促进中医药事业全面发展的保障。建立健全中医药体系要做到体系结构合理、技术先进、功能齐备。其结构要素包括：标准层次、标准领域、标准类型和标准形式等方面。该体系具有目标性、整体性、科学性、动态性、层次性等特征。

二、中医药标准体系表编制理论依据

（一）中医药理论

　　中医药理论是源于临床实践，又经长期临床实践验证行之有效的医学理论，它特别强调"整体观念"，建立了一套完整的"辨证论治"理论和方法学体系。中医药标准的分类、标准体系框架及标准项目的确定都离不开中医药理论指导。根据行业管理和临床实际需求构建了涵盖中医药基础标准，中医学、中药学、针灸学、骨伤学、医史文献学、中医药信息学等专业的中医药技术标准和临床、科研、教学等管理标准的"中医药标准体系"，并且将中医临床诊疗标准作为中医药标准体系表中的核心内容，列入技术标准类中，分别设立"诊断（辨证）"和"治疗（论治）"技术标准类目，即中医临床诊断类和中医临床治疗类。这两类技术标准数量最多，是中医药标准的主干。该体系符合中医药学术发展和行业管理自身的规律，中医特色突出，并能充分满足中医药学术发展、临床实践和规范行业管理的需求。

（二）公共管理理论

国家中医药管理局是中医药主管部门，主要管理职责为中医药医疗、保健、科研、教育、产业、文化、国际合作等，也是中医药的主要业务领域，在编制体系表的过程中，遵循相关的理论知识，进行统筹考虑，将中医药各业务领域标准需求作为设计中医药标准体系的主要依据，并执行政府宏观管理（负责政策法规和组织协调）与有限管理（仅负责基础／公益类标准）相结合的方案。

（三）标准化理论

标准化的方法原理是制定中医药标准，形成中医药标准体系所必须遵循的原理，掌握标准化的活动规律，综合运行标准化的方法原理，实现整体系统的功能最佳，追求最佳秩序和社会效益。标准系统的管理原理是形成中医药标准体系并使之正常运行所必须遵循的原理，综合运用计划、组织、监督、控制、调节等职能和手段，对标准系统内部各要素间的关系及同外部环境间的关系进行协调，正确处理标准系统发展过程中的各个环节，充分发挥其系统功能，促进标准系统的健康发展。

（四）系统理论

根据系统论结构与功能原理，一个系统的整体功能的发挥，不仅取决于构成系统的各个要素的特征，更为重要的是取决于各个要素之间的结构关系及其系统与外部环境的关系，这是设计中医药标准体系层次结构关系和确定标准体系表编制思路与方法的重要依据。

三、中医药标准体系框架

为实现"十一五"期间初步建立中医药标准体系的目标与任务，加快中医药标准化进程，2005 年，国家中医药管理局政策法规与监督司委托湖北中医药大学标准化与信息技术研究所开展了《中医药标准基本体系框架和分类规范研究》，以完成中医药标准基本体系的顶层设计，用以指导中医药标准的制修订工作，为中医药标准体系构建提供基础保障。课题组历经 2 年的研究，广泛征求全国相关专家的意见和建议，形成了《中医药标准基本体系框架（类目表）》。首次编制完成的《中医药标准基本体系框架（类目表）》，基本覆盖了中医药各专业学科，符合中医药标准化建设的实际需要，具有规划和全面指导中医药标准制修订工作的作用，是构建中医药标准体系的基础和技术支撑。该项研究的完成和所获得的研究成果标志着中医药标准体系顶层设计已经完成。2008 年，科技部"十一五"国家科技支撑计划设立"中医药标准规范技术体系研究"项目，开展中医技术标准分类研究，旨在对中医技术标准分类原则与方法、中医药标准体系框架构建和中医药标准化发展战略等进行研究，并在此基础上编制《中医药标准体系表》行业标准，作为国家中医药标准化主管部门编制规划、指导标准制修订和标准管理的依据。

中医药标准基本体系框架主要针对中医药行业标准制定，由基础标准、技术标准、管理标准和工作标准四类组成，其中基础标准七类，技术标准九类，管理标准十一类，工作标准七类，结构框图见图2-2。

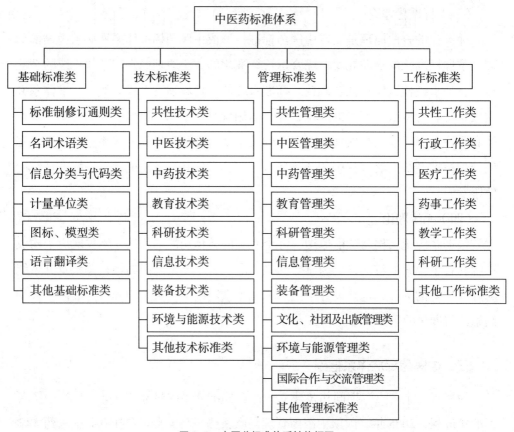

图2-2　中医药标准体系结构框图

（一）基础标准

基础标准主要是依据中医药基本理论，以及为解决中医药标准制修订过程中的共性问题所制定的标准，如中医基础理论术语标准、临床诊疗术语标准、中医药名词术语、信息分类与代码等标准。还包括中医药翻译、计量单位、中医药图标等标准。它们是中医药领域制修订其他标准，包括技术、管理和工作类标准所共同遵循的标准，用以适应中医药事业发展的实际需要，突出中医的特色。

基础标准是技术、管理和工作等三大类标准均通用的共性标准，基础标准大类下分为：标准制修订通则，名词术语，信息分类与代码，计量单位，图标、模型，语言翻译，其他等七个基础标准中类目。其二级分层结构，如图 2-3 所示。

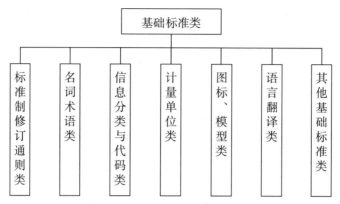

图 2-3　基础标准类二级分层结构图

1. 标准制修订通则类　指标准制修订中需要共同遵循的标准，是对同一类标准的具体编写内容、格式等进行规范的标准。中医药标准制修订通则类将用以具体指导和规范本类标准的制修订工作，其下一级类目划分为：基础标准、技术标准、管理标准、工作标准和其他等五个制修订通则小类，其二级分层结构，如图 2-4 所示。

2. 名词术语类　名词术语标准是针对一定范围内的专有技术用语的定义制定的标准。中医药名词术语标准，则对中医药专业领域中的名词及用语的名称和定义进行了规范。其下一级类目划分为：中医、中药、中医医史文献、信息学、装备学和其他等六个名词术语小类，其二级分层结构，如图 2-5 所示。

3. 信息分类与代码类　对中医药信息进行科学分类和编码，用代码作为该信息的标识，其下一级类目划分为：中医学、中药学、中医医史文献、装备和其他等五个信息分类与代码小类，其二级分层结构，如图 2-6 所示。

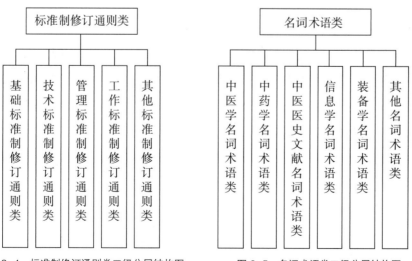

图 2-4　标准制修订通则类二级分层结构图　　　图 2-5　名词术语类二级分层结构图

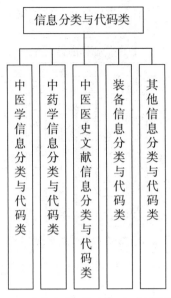

图 2-6　信息分类与代码类二级分层结构图

4.计量单位类　对中医药专业领域中所使用的各种计量单位进行规范的一类标准,其下一级类目划分为:通用、专用和其他等三个计量单位小类,其中专业通用计量单位类指仅在中医药领域使用的计量单位,其二级分层结构,如图 2-7 所示。

5.图标、模型类　其中图标类标准,包括图和标识,是针对各类图形、标志、符号等图像信息的使用、式样、含义等制定的标准。其下一级类目划分为:通用图标、专用图标、图表模型和其他等四个图标、模型小类,其中通用图标是指国家法定公用图标,如交通、公共设施等图标;专用图标是指中医药领域专用的各类图标,如中医药特色服务功能图标等。图表模型类标准是指对中医药临床或教学过程中使用的图表或模型所制定的标准,如《人体腧穴模型》标准,其二级分层结构,如图 2-8 所示。

6.语言翻译类　将汉语翻译成其他语言的基本翻译规则,其下一级类目划分为:外国语言翻译、民族语言翻译和其他等三个语言翻译小类,其中外国语言翻译类依据联合国官方语种进行划分,民族语言翻译类主要依据国家民族事务委员会翻译局使用的七种少数民族语种划分。其二级分层结构,如图 2-9 所示。

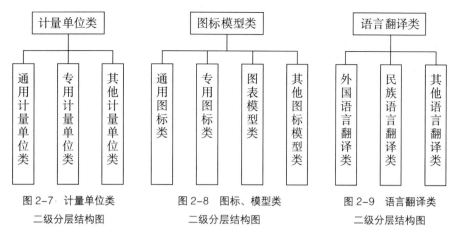

图 2-7 计量单位类　　　　　　图 2-8 图标、模型类　　　　图 2-9 语言翻译类
二级分层结构图　　　　　　　　二级分层结构图　　　　　　　二级分层结构图

（二）技术标准

技术标准是规范中医药行业中需要协调统一的技术事项所制定的标准。中医技术标准主要围绕常见病、多发病及重大疾病，针对事关中医药发展的关键技术问题，以提高中医临床疗效、规范中医医疗技术服务行为，如中医临床诊疗技术、中医护理技术、中医针灸推拿技术、中医预防技术等技术标准；中药技术标准则是涉及中药研发、生产、流通、应用的一系列标准，包括中药材种质资源、药用动植物基源、种子种苗、道地药材、中药炮制、中药资源保护和中药质量控制等标准，以及中医临床处方规范、中药性味归经等保障临床用药的安全性和有效性的技术标准。

技术标准大类下分为：共性技术、中医技术、中药技术、教育技术、科研技术、信息技术、装备技术、环境与能源技术和其他等九个技术标准中类目，其二级分层结构，如图 2-10 所示。

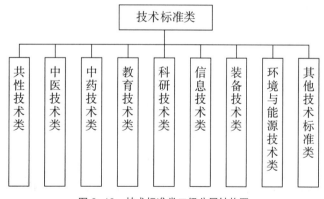

图 2-10 技术标准类二级分层结构图

1. 共性技术类　包括中医、中药、中医药教育、科研、信息、装备、环境与能源等中医药技术标准通用的共性标准，在中医药技术类标准中具有通用性。

2. 中医技术类　主要是围绕临床常见病、多发病及重大疾病，针对事关中医药诊疗的关键技术问题，以提高临床疗效、规范中医医疗行为所制定的标准，其类目下分为：中医共性技术、中医临床诊疗、中医护理、中医养生预防和其他等五个中医技术小类。其三级分层结构，如图 2-11 所示。

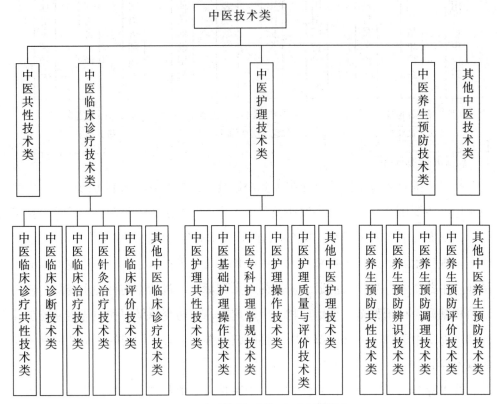

图 2-11 中医技术标准类三级分层结构图

（1）中医临床诊疗技术类　其类目下分为：中医临床诊疗共性技术、中医临床诊断、中医临床治疗、中医针灸治疗、中医临床评价和其他等六个中医临床诊疗细类，其中：中医临床诊疗共性技术标准为该类其他标准的共性通用技术标准；中医临床诊断标准指临床各科中医诊断标准，还包括针灸、推拿、骨伤等中医特色专业的诊断标准；中医临床治疗标准指临床各科中医治疗技术标准，还包括中医特色疗法 / 适宜技术等所制定的技术标准；中医临床评价标准指对中医临床诊疗活动的安全性、有效性和经济性等的评价技术标准。

规定对临床各科的每一中医病名均分别制定"诊断标准""治疗指南""疗效评价"等三项标准，分列标准号，以便于该类技术标准的维护和管理。

鉴于针灸专业技术体系的发展和标准分类的复杂性，将针灸治疗标准单列为一个标准细类——中医针灸治疗技术类，以满足该专业技术标准进一步细分管理的需求。

（2）中医护理技术类　其类目下分为：中医护理共性技术、中医基础护理操作、中医专科护理常规、中医护理操作、中医护理质量与评价和其他等六个中医护理细类。其中，基础护理是指中医临床各科护理的基础，如情志护理技术规范。专科护理指各临床专科的具有专业特色的护理；中医专科护理常规技术类，下一级类目按中医临床分科进行划分，如中医内科专科护理常规。

（3）中医养生预防技术类 其类目下分为：中医养生预防共性技术、中医养生预防辨识、中医养生预防调理、中医养生预防评价和其他等五个中医养生预防细类。

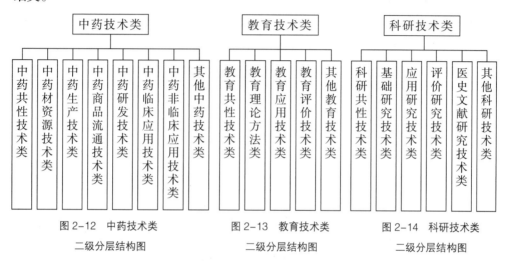

图 2-12 中药技术类　　　　图 2-13 教育技术类　　　　图 2-14 科研技术类
二级分层结构图　　　　　　二级分层结构图　　　　　　二级分层结构图

3. 中药技术类 主要是依据中医药行业中对中药资源、中药生产流通和临床中药研发应用等技术事项所制定的一类技术标准，其类目下分为：中药共性技术、中药材资源、中药生产、中药商品流通、中药研发、中药临床应用、中药非临床应用和其他等八个中药技术小类。其中，中药材资源技术类，包括中药材品种、中药材种质资源、中药材种子种苗、药用动植物基源等相关标准；中药生产技术类，包括中药材种植、养植与采收，中药饮片生产炮制，中药提取物，配方颗粒，中成药生产、辅料及保健食品生产等相关标准；中药商品流通技术类，包括中药商品包装、存储、运输、营销等相关标准；中药临床应用技术类，包括对临床中使用的中药饮片和中成药的处方、剂型、用量、用法等规范及对临床用药的安全性、有效性、经济性评价的相关标准；中药非临床应用技术类是指在临床治疗范围之外的中药应用，包括中药食疗、中药药膳、中药化妆品、中药添加剂等中药非临床应用标准。其二级分层结构，如图 2-12 所示。

4. 教育技术类 涉及中医药教育技术事项而制定的一类技术标准，其类目下分为：教育共性技术、教育理论方法、教育应用技术、教育评价技术和其他等五个教育技术小类。其二级分层结构，如图 2-13 所示。

5. 科研技术类 涉及中医药科研技术事项而制定的一类技术标准，其类目下分为：科研共性技术、理论（基础）研究、应用研究、评价研究、医史文献研究和其他等六个科研技术小类。其中，依据中医药行业管理归属和职能划分，将中医医史、文献相关技术标准归入科研技术类目中，单列一个小类目。其二级分层结构，如图 2-14 所示。

6. 信息技术类 其类目下分为：信息共性技术、信息资源、信息应用服务、信息技术支撑和其他等五个信息技术小类。其二级分层结构，如图 2-15 所示。

7. 装备技术类 涉及中医药装备（设备、仪器等）的技术事项而制定的一类标准，其类目下分为：装备共性技术、仪器设备、医用器材和其他等四个装备技术小类。其二级分层结构，如图 2-16 所示。

8. 环境与能源技术类 涉及中医药的环境与能源的技术事项而制定的一类标准，其类目下分为：环境与能源共性技术、环境安全与保护技术、能源技术和其他等四个环境与能源技术小类。其二级分层结构，如图 2-17 所示。

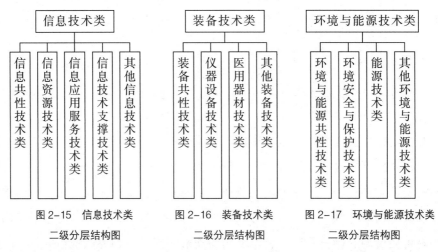

图 2-15 信息技术类二级分层结构图 　图 2-16 装备技术类二级分层结构图 　图 2-17 环境与能源技术类二级分层结构图

（三）管理标准

管理标准是规范中医药行业管理，对中医药管理实践中需要协调统一的管理事项所制定的标准。如推进中医药依法行政，规范行业管理的中医医疗人员、机构、技术的准入和资格资质标准；提升中医医疗机构建设和服务管理水平，促进基础条件和就医环境改善的中医医疗机构建设与管理标准、中医医疗机构医疗质量监测管理标准；中医药教育和科研机构的资格资质标准、机构建设与管理标准、中医药教育机构的专业设置标准、各级各类人才培养及管理标准、人才知识与技能基本标准、科研活动管理标准、科研成果评价标准等。中医药标准体系管理标准涵盖中医、中药、教育、科研、医史文献、信息、装备、国际合作交流八个方面。

管理标准大类下分为：共性管理、中医管理、中药管理、教育管理、科研管理、信息管理、装备管理、文化社团出版管理、国际合作交流管理、环境与能源管理和其他管理等十一个中类目，其二级分层结构，如图 2-18 所示。

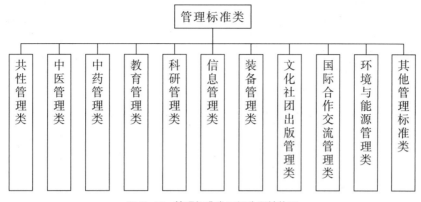

图 2-18　管理标准类二级分层结构图

1. 共性管理类　包括中医、中药、教育、科研、信息、装备、文化社团出版、国际合作交流、环境与能源等中医药管理标准通用的共性标准，在中医药管理类标准中具有通用性。

2. 中医管理类　其类目下分为：中医共性管理、中医专业资质与能力管理、中医机构建设与管理、中医医疗业务管理、中医医疗服务管理和其他等六个中医管理小类。其中，中医专业资质管理标准是指对中医机构、从业人员和中医技术等应具备的专业资质条件与要求所制定的标准，能力管理标准是指对从业人员的业务能力要求所制定的标准；中医医疗业务管理标准包括：中医医疗文书管理、中医医疗与质量管理、中医服务与质量管理等相关标准。中医文书是指医疗过程中书写的各种文字材料，包括病历、处方等。其二级分层结构，如图 2-19 所示。

3. 中药管理类　其类目下分为：中药共性管理、中药专业资质与能力管理、中药机构建设与管理、中药研究与开发管理、中药资源与生产管理、中药商品流通管理、中药应用管理、中药商品上市后监督管理和其他等九个中药管理小类目。其中，中药应用管理类标准包括：中药临床应用管理和中药非临床应用管理等相关标准；中药机构包括：中药药事机构（中医医院药事部门，综合医院中药库、中药房，以及非中医医疗机构中药药事部门，如商业机构中药店）和中药生产机构、中药研发机构。其二级分层结构，如图 2-20 所示。

4. 教育管理类　其类目下分为：教育共性管理、教育资质与能力管理、教育机构建设与管理、教育业务管理和其他等五个教育管理小类目。其中，教育机构包括：院校教育机构、继续教育基地、知识与技能培训基地、涉外教育机构等；教育业务包括：院校教育、毕业后继续教育、师承教育、知识与技能培训、涉外教育等各种教育形式中的各个教学环节（专业设置、课程设置、教材管理、实践教育等），以及教育质量与评估等。其二级分层结构，如图 2-21 所示。

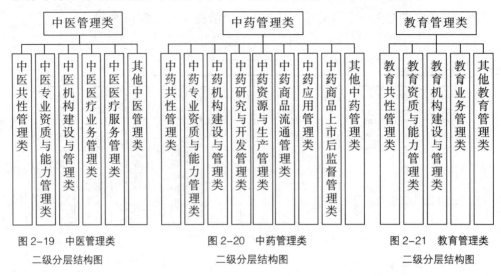

图 2-19 中医管理类   图 2-20 中药管理类   图 2-21 教育管理类
二级分层结构图   二级分层结构图   二级分层结构图

5. 科研管理类 其类目下分为：科研共性管理、科研资质与能力管理、科研机构建设与管理、科研业务管理、医史文献管理、知识产权管理和其他等七个科研管理小类目。其中，中医药科研机构包括：中医（药）研究院（所），中医医史、文献研究机构，信息学研究机构等；科研业务是指科研项目计划、科研成果及其推广应用、科研合作交流、专家经验传承等；知识产权管理标准是指对专利与涉及技术秘密等知识产权保护的要求与办法等所制定的标准。其二级分层结构，如图 2-22 所示。

6. 信息管理类 其类目下分为：信息专业共性管理、信息专业资质与能力管理、信息机构建设与管理、信息业务管理和其他等五个信息管理小类目。其中，信息机构包括：信息研究机构、网站、中医医院信息管理机构、信息技术培训机构、信息中介机构等；信息业务管理标准包括：电子政务管理、电子商务管理、综合卫生统计信息管理、医疗信息管理、信息安全管理、信息化工程（招标、实施、监督、验收等全过程）与产品管理等相关标准。其二级分层结构，如图 2-23 所示。

7. 装备管理类 其类目下分为：装备共性管理、装备资质管理、装备运行维护管理和其他等四个装备管理小类目。其二级分层结构，如图 2-24 所示。

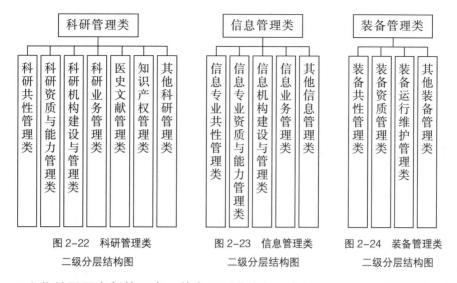

图 2-22　科研管理类　　　　图 2-23　信息管理类　　　图 2-24　装备管理类

　　二级分层结构图　　　　　　二级分层结构图　　　　　二级分层结构图

8. 文化社团及出版管理类　其类目下分为：文化社团及出版共性管理、文化建设管理、社团管理、新闻出版管理、档案管理和其他等六个文化社团及出版管理小类目。其二级分层结构，如图 2-25 所示。

9. 国际合作交流管理类　其类目下分为：国际合作交流共性管理、医疗国际合作交流管理、教育国际合作交流管理、科研国际合作交流管理、产业国际合作交流管理、国际贸易管理和其他等七个国际合作交流管理小类目。其中，国际贸易管理类标准包括：中医药商品和中医药服务国际贸易管理的相关标准。其二级分层结构，如图 2-26 所示。

10. 环境与能源管理类　其类目下分为：环境与能源共性管理、环境安全与保护管理、能源管理和其他等四个环境与能源管理小类目。其二级分层结构，如图 2-27 所示。

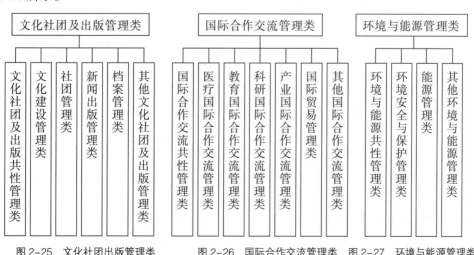

图 2-25　文化社团出版管理类　　　图 2-26　国际合作交流管理类　　图 2-27　环境与能源管理类

　　　二级分层结构图　　　　　　　　　二级分层结构图　　　　　　　二级分层结构图

（四）工作标准

工作标准是对中医药行业中需要协调统一的工作事项所制定的标准。在中医药机构内针对具体岗位而规定人员和组织在医疗工作管理活动中的职责、权限，对各种过程的定量定性要求及活动程序和考核评价要求等所制定的标准。如中医院病房护理岗位责任制、住院医师工作制度、病房三级查房制度、病房消毒隔离措施等。中医药标准体系根据不同工作岗位将工作标准划分为行政、医疗、药事、教学、科研五类。

工作标准是指由中医药机构（企业）自行制定的岗位职责和工作定额等内部规范性文件，包括单位内部的工作制度和规章等，它们是单位内部管理的依据和正常工作的保障。

依据国家标准化法规定，未将工作标准纳入行业认证管理范畴，但为保证中医药标准体系的完整性，仍将工作标准分类类目列入中医药标准分类体系之中，但其标准目录不纳入中医药标准体系表的明细表。

工作标准大类下分为：共性工作、行政工作、医疗工作、药事工作、教学工作、科研工作和其他等七个工作标准中类目。其二级分层结构，如图2-28。

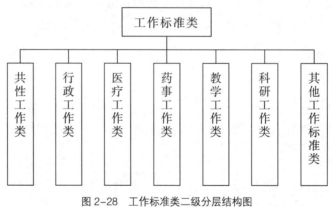

图 2-28　工作标准类二级分层结构图

第三节　中医药标准化发展进程

中医药标准化的发展史可划分为四个阶段：第一阶段是从古代开始到鸦片战争时期（1840年）结束；第二阶段是从鸦片战争至中华人民共和国成立（1840—1949年），这两个阶段有近三千年的历史跨度。第三阶段是从中华人民共和国成立到加入 WTO 的 50 年（1949—2000 年）；第四阶段是中医药标准化全面起步，由政府主导和推动中医药标准化快速发展的阶段（2001 年至今）。在这四个阶段中，均发生了有关中医药标准化内容的重要历史事件。

一、第一阶段：古代至鸦片战争（古代至 1840 年）

在医事制度方面：周代建立了较为完整的医政组织和严格的考核制度。据《周礼》记载，当时的医师分为"食医、疾医、疡医、兽医"四类；医师考核有"十全为上，十失一次之，十失二次之，十失三次之，十失四为下"的规定。这种制度的规定提高了医师的技术水平，促进了医学的发展。宋代也有"凡利用医药诈取财物者以匪盗论处，庸医误伤致人命者以法绳之"等以法律形式规定的医生职业道德规范及医疗事故的责任制。明代也建立较为健全的医事制度，分为中央医药机构、宫廷医事制度、地方医事制度和民间医学团体等四个部分，对医师该有的思想素质、道德品质、处事接物方法、对待患者态度等方面都做了具体规定，还对病案格式提出了具体要求。

在医药教育方面：北魏时期就已经有太医博士、太医助教等医官设置。隋代设立的太医署承担教育和医疗两种职能，根据不同科别设置不同的学习年限和不同学习教材，并设置按月、季、年进行考核，且规定考核几年仍不合格即勒令退学的制度。在唐代，医学教育机构分设内科、少儿科、疮肿科（外科）、耳目口齿科、针科、按摩科（伤科）、咒禁科等不同科别，并有地方性的医学教育机构。宋代建立最早的中医医学生考试及成绩分级规定：每年春季招生，每月一次私试，每年一次公试，成绩分优、平、否三等。

在医学团体组织方面：明隆庆二年（1568），徽州人徐春圃组织发起中国最早的医学组织"一体堂宅仁医会"，这是我国成立最早的全国性医学学术团体，开创了我国全国性学术团体的先河。

在病名证候名规范方面：《诗经》《尚书》《周易》古典著作中已有病名的描述。《黄帝内经》记载了 300 多个病名，汉代张仲景在《黄帝内经》的基础上建立了完整的伤寒六经证候的标准，随着中医学术的发展，证候被称为"证""候""外证""外候""病证""病候"等。证候的术语，不同医家或同一医家在不同的场合，代表不同的含义，所以有关"证候"的概念不是很规范。

在治疗手法规范方面：4 世纪，葛洪《肘后备急方》提出了夹板固定骨折的手法规范。1742 年，吴谦等编著的《医宗金鉴》总结了"摸接端提推拿按摩"的正骨八法和"轻巧稳准"的手法标准。

在医学古籍整理方面：《神农本草经》是秦汉时期众多医学家总结、搜集、整理当时药物学经验成果的专著，是对中国中草药的第一次系统总结，记载植物药522种，动物药67种，矿物药46种。《针灸甲乙经》对腧穴做了全面系统的归纳整理，详细的说明与规定每个穴位的针刺深度、留针时间，并具体阐述了误刺禁针穴位所造成的后果。《温病条辨》是清代著名医学家吴塘于1758—1836年所著，论述三焦辨证和施治，使温病学进一步系统化。《金匮要略》论述40多个病证的诊治，发展了脏腑经络病机的辨证论治思想体系和整体观念思想，载方262个。唐代的《新修本草》记载药物844种，是世界上第一部药典。《太平惠民和剂局方》共十卷，由宋太医局编著，是一种成药处方配本，将成药方剂分为诸风、伤寒、一切气、痰饮、诸虚、痼冷、积热、泻痢、眼目疾、咽喉口齿、杂病、疮肿、伤折、妇人诸疾及小儿诸疾共14门，788方，均系收录民间常用的有效中药方剂，记述了其主治、配伍及具体修制法，为该局的制剂规范，是中国最早的中成药标准。《雷公炮炙论》是我国现存的第一部炮制学专著，是中国最早的中药材炮制标准，载药300种，系统讨论了有关药物的性味、炮制、煮熬、修治等理论及具体操作方法。明代杰出医药学家李时珍编著的《本草纲目》，共五十二卷、分十六类，收载药物1892种，方剂11000余首，附有1100余幅药物形态图，系统地总结了我国16世纪以前药物学的经验，是我国药物学的宝贵遗产。

二、第二阶段：鸦片战争至中华人民共和国成立（1840—1949年）

在此期间由于战乱等诸多方面的原因，中医药的发展受到巨大冲击，出现停滞不前、举步维艰的局面。在这种极其困难的条件下，中医界的有识之士强烈呼吁"中西汇通"，组织中医药团体和学校编撰专著。在中医药著作方面：清末唐容川编著《医经近义》提出以"中西汇通"发展中医。1863—1865年，费伯雄编著《医醇賸义》《医方论》《时方论》。1892年，马培之编著《外科传薪集》《外科全生集》。1913年，曹炳章编著《规定药品之商榷》；郑肖岩编著《伪药条辨》四卷。1921年，谢观编著《中国医学大辞典》。1935年，陈存仁编著《中国药学大辞典》。1936年，中央国医馆编审委员会编著《验方辑要》。在中医药研究与教育方面：1915—1917年，谢利恒等创办了上海中医专门学校。1918年，包识生等创办神州医药专门学校。1924年，卢乃潼在广州创办广东中医药专门学校。1925年，恽铁樵在上海创建中医函授学校。1930年，承淡安创办中国针灸学研究社，1933年扩建为针灸讲习所。1931年，中央国医馆成立。

三、第三时段：中华人民共和国成立至20世纪末（1949—2000年）

中华人民共和国成立后，中医药标准化工作逐渐发展，在术语标准、中医标准、中药标准等方面开展了大量工作。

在术语标准化方面：1983 年，中国中医研究院（现中国中医科学院）中医药信息研究所开始研究中医药学专业主题词表，1987 年，首次出版《中医药学主题词表》，后经增补修订，1996 年形成第 2 版并更名为《中国中医药学主题词表》。

中医标准化方面：1990 年 6 月，国家标准《经穴部位》（GB 12346—1990）发布实施，并于 2003 年通过世界卫生组织（WHO）批准发布，成为我国第一部中医药国际标准，2006 年我国修订为《腧穴名称与定位》（GB/T 12346—2006）。1991 年，《中医病案书写规范》作为全国中医医院的重要医政管理规范首次在全国执行。1992 年，国家标准《耳穴名称与部位》（GB/T 13734—1992）发布实施。1994 年 10 月，国家中医药管理局发布我国第一个中医药行业系列标准 ZY/T001—1994《中医病证诊断疗效标准》，包括中医内、外、妇、儿、眼、耳鼻喉、肛肠、皮肤、骨伤等 9 个科别，该标准共有 9 个部分。1995 年 7 月，国家标准《中医病证分类与代码》（GB/T 15657—1995）发布实施，是我国第一个中医疾病分类的国家标准，规定了中医病名及证候的分类原则和编码方法，被广泛应用在中医医院信息系统和中医疾病分类统计，为我国中医医政管理、ICD-11 传统医药章节的制定打下了坚实的基础。1997 年 10 月，国家标准《中医临床诊疗术语》（GB/T 16751—1997）发布实施，包括疾病、证候、治法三个部分，规范中医临床诊疗过程涉及的名词术语。

中药标准化方面：《中华人民共和国药典》是国家药品质量的保证，是药品研制、生产、经营、使用和管理都必须严格遵守的法定依据。所有国家药品标准应当符合中国药典凡例及附录的相关要求。如 2015 年版药典共分四部，对不同药品品种进行收载和修订，共收载品种 5608 种。一部收载药材和饮片、植物油脂和提取物、成方制剂和单味制剂等，收载品种 2598 种，其中新增品种 440 种。二部收载化学药品、抗生素、生化药品及放射性药品等，收载品种 2603 种，其中新增品种 492 种。三部收载生物制品，收载品种 137 种，其中新增品种 13 种、修订品种 105 种。首次将上版药典附录整合为通则，并与药用辅料单独成卷作为新版药典四部。四部收载通则，包括制剂通则、检验方法、指导原则、标准物质和试液试药相关通则、药用辅料等，收载通则总数 317 个，其中制剂通则 38 个、检测方法 240 个、指导原则 30 个、标准物质和对照品相关通则 9 个；药用辅料收载 270 种，其中新增 137 种、修订 97 种。

四、第四时段：中医药标准化全面起步及快速发展阶段（2001 年至今）

进入 21 世纪后，随着我国加入 WTO，中医药在国际上传播速度加快，国内外各界对中医药标准的需求与日俱增，引起了政府有关部门的高度重视。"十五"以来，我国高度重视中医药标准化工作，加强中医药标准化发展规划和统筹管理，中医药标准化工作力度明显加大、投入经费大幅上升，标准体系和标准化工作支撑体系建设明显加快。

中医药标准化工作管理体系：2003年，国家中医药管理局专门设置中医药标准化管理部门，全面负责中医药标准化管理工作。之后，陆续成立了国家中医药管理局中医药标准化管理协调委员会、中医药标准化专家技术委员会、中医药标准化工作办公室、中医药标准化国际咨询委员会等。先后组织成立了全国中医、中药、中药材种子（种苗）、针灸、中西医结合等6个标准化技术委员会，遴选了42家中医药标准推广建设基地。国家中医药管理局各业务职能部门、省级中医药管理部门及全国性学术团体或行业组织等单位，具体负责中医药标准项目的立项申报、组织实施、监督评估和验收，标志着以项目的立项、审查、备案和验收等全过程的中医药标准化管理体系初步建立。2009年9月，国际标准化组织（ISO）通过我国提案，成立了传统中医药技术委员会（代号TC249），并由我国承担秘书处工作，标志着我国中医药国际标准化工作取得重大突破。

中医药标准化法律法规方面：2003年，国务院发布《中华人民共和国中医药条例》。同年，国家中医药管理局出台实施了《中医药标准制定程序规定》，对中医药标准从计划立项到标准发布实施的程序进行了规范，有力地保障了中医药标准制修订工作的有序开展。2006年，国家中医药管理局发布《中医药标准化项目管理暂行办法》，建立了统一领导、分级负责、权责清晰、运行顺畅的中医药标准化管理体制和运行机制。2016年12月25日，中华人民共和国第十二届全国人民代表大会常务委员会审议通过了《中华人民共和国中医药法》，并于2017年7月1日正式实施，对中医药标准体系建设进行了明确规定"国家加强中医药标准体系建设，根据中医药特点对需要统一的技术要求制定标准并及时修订，并在其网站上公布，供公众免费查阅。国家推动建立中医药国际标准体系"。

中医药标准化发展规划：2006年，国家中医药管理局发布实施《中医药标准化发展规划（2006—2010年）》，系统阐述了中医药标准化发展思路和重点任务，提出了初步建立与中医药事业发展和人民群众健康需求相适应的中医药标准体系。2012年，国家中医药管理局印发《中医药标准化中长期发展规划纲要（2011—2020年）》，提出了5个领域13个专栏36项重点任务，涵盖中医药标准化理论和技术研究、中医药标准体系建设、中医药标准化支撑体系建设、中医药标准应用推广、中医药国际标准化工作等方面。

中医药标准制修订：截至2019年，中医药行业加强中医药标准研究，发布实施了一系列中医药标准。其中国家标准 46 项，主要包括《中医基础理论术语》《中医病证分类与代码》《针灸技术操作规范编写通则》《针灸技术操作规范》系列标准 22 项、《针灸针》《针灸学通用术语》《针灸异常情况处理》《腧穴名称与定位》《腧穴定位图》《腧穴定位人体测量方法》《腧穴主治》《耳穴名称与定位》《穴位贴敷用药规范》《中药煎药机》《中药制丸机》《中药浸膏喷雾干燥器》《中药编码规则及编码》《中药方剂编码规则及编码》《中药在供应链管理中的编码与表示》等。中华中医药学会、中国针灸学会、中国中药协会、中国中医药信息学会等中医药学术团体和组织纷纷开展中医药标准的制修订研究，内容涵盖中医各类临床诊疗指南、中药商品规格等级、维吾尔医常见病疗效评价标准、常用特色药膳技术指南、中医养生保健技术操作规范、中医药信息化常用术语、中医药信息数据元目录及值域代码、中医药信息数据集、中医医疗机构信息系统基本功能规范等。

中医药标准化技术指导性文件：2013 年，国家中医药管理局组织编制了《中医药信息标准体系表（试行）》，规定了中医药信息标准体系的层次结构、分类类目、标准代码编制方法和标准明细表。主要用于指导中医药医疗、保健、科研、教育、产业、文化、国际交流等领域中医药信息标准的制修订与管理实施。

中医药国际标准化工作：2019 年 5 月 25 日，第 72 届世界卫生大会审议通过《国际疾病分类第十一次修订本（ICD-11）》，首次纳入起源于中医药的传统医学章节，推动了传统医学 150 条疾病和 196 条证候（不含特指和非特指病证）条目纳入。截至 2019 年 5 月，国际标准化组织（ISO）颁布的中医药国际标准已达 45 项。

可以说，这段时期既是我国中医药标准化发展最为迅速的时期，也是面临的困难、问题和风险最多的时期，更是发展成就最为显著的时期。通过十多年来的不懈努力，中医药标准化正逐步实现跨越式发展，为进一步提高中医药标准质量，巩固和扩大中医药标准化综合效益，增强中医药事业发展核心竞争力等，奠定了坚实基础。

第三章　卫生健康信息标准化

第一节　卫生健康信息标准化管理组织

一、国家卫生健康委员会

国家卫生健康委员会是国务院组成部门，负责制定医疗机构、医疗服务行业管理办法并监督实施，建立医疗服务评价和监督管理体系，会同有关部门制定并实施卫生健康专业技术人员资格标准，制定并组织实施医疗服务规范、标准和卫生健康专业技术人员执业规则、服务规范。内设机构中，规划发展与信息化司负责指导卫生健康服务体系及信息化建设，组织开展爱国卫生运动和卫生健康统计工作；法规司负责组织起草法律法规草案、规章和标准；医政医管局负责拟订医疗机构及医务人员、医疗技术应用、医疗质量和安全、医疗服务、采供血机构管理及行风建设等行业管理政策规范、标准并监督实施；基层卫生健康司负责拟订基层卫生健康政策、标准和规范并组织实施；食品安全标准与监测评估司负责组织拟订食品安全国家标准；老龄健康司负责组织拟订医养结合的政策、标准和规范；妇幼健康司负责拟订妇幼卫生健康政策、标准和规范；职业健康司负责拟订职业卫生、放射卫生相关政策、标准并组织实施。

为进一步加强卫生健康标准化工作，完善卫生健康标准体系，国家卫生健康委员会专门成立国家卫生健康标准委员会，负责全国卫生健康标准政策、规划、年度计划的制定管理工作。国家卫生健康标准委员会秘书处设在国家卫生健康委法规司，归口管理卫生健康标准工作。相关业务司局会同各专业委员会负责相关专业领域卫生标准的制（修）订工作。2019 年 6 月 21 日，国家卫生健康委成立第八届国家卫生健康标准委员会，下设卫生健康信息、医疗卫生建设装备、传染病、寄生虫病、地方病、营养、环境健康、学校卫生、卫生有害生物防制、医疗机构管理、医疗服务、医院感染控制、护理、临床检验、血液、基层卫生健康、消毒、老年健康、妇幼健康、职业健康、放射卫生等 21 个标准专业委员会，任期

5年。2019年8月27日，专门制定了《国家卫生健康标准委员会章程》，规范国家卫生健康标准委员会管理，保证和提高卫生健康标准质量。

二、国家卫生健康标准委员会卫生健康信息标准专业委员会

国家卫生健康委成立了以委领导为主任的国家卫生健康标准委员会，负责卫生健康行业标准的管理工作。为加强卫生健康信息标准管理和规范工作，建立卫生健康信息标准体系，促进卫生健康信息发展，原卫生部政法司于2006年批复成立卫生信息标准专业委员会，秘书处挂靠在原卫生部统计信息中心，负责医疗卫生领域卫生信息相关处理技术、管理体系、信息处理相关设备、信息技术、管理认证和网络安全等卫生标准的制修订、技术审查、宣传培训及应用监督管理等工作。2019年，第八届国家卫生健康标准委员会专门设立卫生健康信息标准专业委员会，主要负责卫生健康领域有关数据、技术、安全、管理、数字设备等信息标准，秘书处挂靠在国家卫生健康委统计信息中心，共有个人委员30位，其中主任委员1人，副主任委员3人。单位委员国家卫生健康委规划发展与信息化司为该专业委员会的业务牵头司局。

三、国家卫生健康委员会统计信息中心

国家卫生健康委员会统计信息中心是国家卫生健康委员会的直属事业单位，在卫生健康信息标准工作方面主要负责组织拟订国家卫生信息标准体系规划，组织开展信息标准开发、应用推广与测评工作及卫生行业信息技术应用及信息系统产品评估、检测、安全测试和推广工作，组织拟定居民健康卡相关标准规范，承担世界卫生组织卫生信息与信息学合作中心和中国卫生信息与健康医疗大数据学会秘书处日常工作。下设的信息标准处，组织开发、制定、审核、推广卫生健康信息标准；负责卫生健康信息标准业务应用及相关产品的技术测评认证工作；组织开展卫生健康信息标准研究工作，承担国家卫生健康标准委员会卫生健康信息标准专业委员会秘书处日常工作；负责与国际信息标准组织的协调工作。

四、中国卫生信息与健康医疗大数据学会卫生信息标准专业委员会

在卫生健康信息标准专业委员会的指导下，中国卫生信息与健康医疗大数据学会等社团组织卫生健康信息团体标准研制与应用管理工作。中国卫生信息与健康医疗大数据学会具有卫生健康信息团体标准的制定和发布资格，负责推进卫生健康信息团体标准的制修订工作、统筹协调、技术指导、发布出版等。制定了

《中国卫生信息与健康医疗大数据学会团体标准管理办法》和 34 项团体标准。中国卫生信息与健康医疗大数据学会下设信息标准专业委员会，其秘书处挂靠单位为国家卫生健康委统计信息中心信息标准处，主要开展卫生健康信息标准的学术交流与合作、卫生健康信息标准化相关的理论与方法研究、卫生健康信息团体标准制修订、卫生健康信息标准技术咨询、培训、标准符合性测试技术研究等标准的应用与推广等。

我国卫生健康信息标准化相关机构各司其职、互为补充、运转高效，卫生健康信息标准管理机制基本完善。卫生健康信息标准化管理工作严格执行《国家卫生健康标准委员会章程》《卫生健康标准管理办法》等标准管理制度与工作要求，同时把制度建设作为规范管理和提高效率的重要手段和有效措施。卫生健康信息标准管理由立项、研制管理、预审、会审、协调性审查、发布、评估测评和宣贯培训 8 个业务流程组成，以国家卫生健康标准委员会卫生健康信息标准专业委员会开发的卫生健康标准管理平台和中国卫生信息标准管理平台为在线管理载体，推动卫生健康信息标准工作的开展。我国卫生健康信息标准化管理组织见图 3-1。

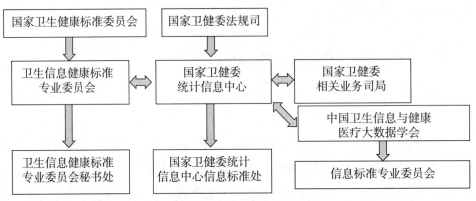

图 3-1　我国卫生健康信息标准化管理组织

第二节　卫生健康信息标准体系

一、卫生健康信息标准体系框架

2009 年，原卫生部卫生信息标准专业委员会首次研究"卫生信息标准体系概念框架"，将卫生信息标准分为基础类标准、数据类标准、技术类标准及管理类标准，具体见图 3–2。

（一）基础类标准

基础类标准是指卫生信息领域具有通用性的一类标准，具有指导性和全局性，分为标准体系表与标准化技术指南、医学术语标准和卫生信息模型等，基础标准常常作为制定其他单项标准的基础和依据。

（二）数据类标准

数据类标准是指卫生信息采集、表达、处理与传输交换过程中涉及的相关数据标准，是保证语义层无歧义的重要基础，分为数据元标准、分类与代码标准、数据集标准和共享电子文档规范等。

（三）技术类标准

技术类标准是对卫生业务应用系统设计、开发、实施、运行等各建设环节的技术要求、系统架构、技术实现方式及信息网络安全和隐私保护等予以规范约束，涉及业务应用系统设计、开发、实施、运行等各建设环节，分为系统功能规范、系统技术规范和信息安全与隐私保护规范等。

（四）管理类标准

管理类标准是用于指导业务应用系统合理应用的相关标准及对标准应用实施水平的评价与监督管理、指导业务应用系统合理应用的相关标准，如标准符合性测试规范、测试方案等。

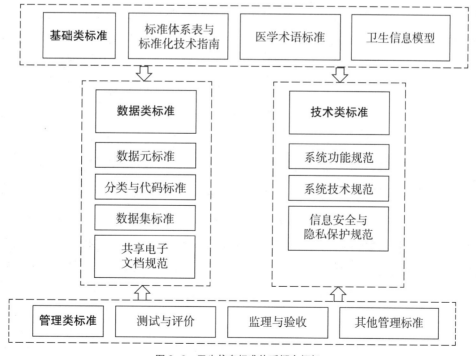

图 3-2 卫生信息标准体系概念框架

随着信息技术的不断发展、医疗卫生领域信息化建设和信息共享需求的迅速提高，对医疗卫生信息标准的认识也在逐步深化。新的需求不断产生新的标准，标准的分类体系也随之不断丰富。在医疗健康信息化建设与信息标准应用实践基础上，原国家卫生计生委统计信息中心与国家卫生标准委员会信息标准专业委员会对原模型进行修订与完善，逐步建立起了一套符合中国国情、满足医改需要、基本与国际接轨、多维度、多视角的新型卫生健康信息标准体系框架：提出在基础类标准中增加"标识"类，数据类标准中的"数据元"标准修订为"数据元与元数据"标准、"分类与代码"修订为"分类与编码"，技术类标准增加"传输与交换"，将原归于技术类标准的安全与隐私保护类标准独立出来成为一大类，形成更新版的医疗健康信息标准体系概念模型（如图 3-3 所示）。医疗健康信息标准体系可分为 5 大类，即基础类标准、数据类标准、技术类标准、安全类标准和管理类标准。

基础类标准是制定其他各类标准的基础与支撑，包括标准体系与标准化技术指南、术语、参考模型。术语标准不仅涉及西方医学和传统中医药领域的医学术语，还涵盖医疗健康与新兴技术融合产生的新的专业概念与术语。参考模型包括卫生信息模型和技术参考模型。数据类标准指医疗健康的数据采集、表达、处理、传输、交换等过程中涉及的相关数据标准，是保证语义层无歧义的重要基础，包括定义各类卫生数据标识和数据元，规范数据采集的数据集、分类代码，实现信息联通与共享的传输规范和共享文档规范，不包括对数据进行处理、分析等过程中使用的技术、方法等标准规范。技术类标准包括信息系统建设涉及相关功能规范、技术规范和交互规范。安全类标准指信息系统建设涉及的信息网络安全、数据安全、个人隐私保护、系统与平台安全等相关标准。管理类标准指标准的研制、执行过程，信息工程检查、验收设计的相关标准，主要用于指导各级各类医疗卫生机构合理应用相关标准及对标准应用实施水平进行评价与监督管理。

概念模型对医疗健康信息标准本身进行了合理的归类，由于抽象层次较高，概念模型不能体现医疗健康业务关系，无法根据业务需求从多视角指导信息标准的定位与研发。国家卫生健康委统计信息中心与国家卫生标准委员会信息标准专业委员会以概念模型为基础，综合吸收国内外标准体系框架的积极成果，提出了新型医疗健康信息标准体系框架，从业务领域（X 轴）、标准内容（Y 轴）和标准级别（Z 轴）三个维度、不同视角对信息标准进行分类（如图 3-4 所示）。

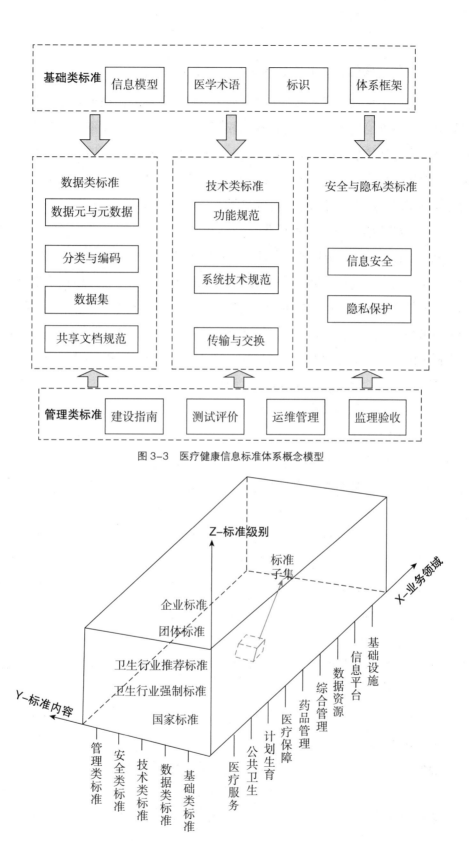

图 3-3 医疗健康信息标准体系概念模型

图 3-4 新型医疗健康信息标准体系框架

二、卫生健康信息标准体系的基本内容

医疗健康信息化领域专家对卫生健康信息标准体系的认识目前没有完全达成一致意见，检索卫生健康信息标准体系相关文献研究资料、收集整理卫生健康信息标准，在分析信息标准功能、标准化对象和内容等情况下，将卫生健康信息标准归纳为卫生信息术语和标识标准、数据标准、信息传输标准、信息技术规范、信息集成规范、业务应用规范、网络安全规范、通用标准等方面。

（一）卫生信息术语和标识标准

卫生信息术语和标识标准主要涉及卫生健康信息化领域的概念和实体的描述，包括定义、概念和实体的标识及概念和实体之间的相互关系。为保证卫生健康信息的完整性和清晰性，此类标准通常需要针对客观存在或医学概念的模型或本体作为命名和标识的逻辑支撑，可以是清晰、具体的或者潜在、假设的模型或本体。此类标准的示例主要包括 ICD（国际疾病分类标准）、SNOMED CT（医学系统命名法 临床术语）、LOINC（观测指标标识符逻辑命名与编码系统）、UMLS（统一医学语言系统）、药品术语体系、组织机构代码、居民身份证件号码等。

（二）卫生数据标准

数据标准的描述对象非常庞杂，为表示各项数据之间的相互关系，避免数据标准之间的矛盾、冲突或交叉、重叠，从而使数据标准得到恰当的应用，通常需要建立概念数据模型，通过明确数据所描述的对象类及其属性，给每个数据标准一个准确的定位。数据标准化是研究、制定和推广应用统一的数据分类分级、记录格式及转换、编码等技术标准的过程。在概念和实体标准化描述的基础上产生的、针对数据的标准及规范，主要是描述和说明数据的含义（数据元的元数据规范），需要与术语标准联合应用（数据元字典必须有术语和词汇支持），为收集、存储、传输、统计分析等过程中的数据提供标准化内容和格式。数据元标准应该有所对应的对象类、特性和表示，而表示又通过词汇和值域代码来表达。

（三）卫生信息传输标准

标准化数据以特定形式组合在一起而形成，主要指医疗健康记录内容的结构化、格式化表示。特定的文档或消息以一组特定的数据为内容，并通过预设的、公认的形式或格式组装成一个整体，实现在不同系统之间有意义地传输或交换，即实现语义互操作性。消息是信息传输时的存在形式，结构化文档通常也是为信息传输而创建的，有时也可以作为临床文档的标准化展示形式，但此时不涉及计算机的自动化处理，无关乎语义互操作性。文档和消息规范包括文档架构及其应用指南、模板等类型。在标准化数据的基础上，重用已有的丰富的文档模板资源，

即可构建满足不同需求的各种标准化医疗文档，实现信息交换工件的共享。

（四）卫生信息技术规范

卫生信息技术规范是指与某个特定卫生健康信息对象或工件（消息、文档、术语、字典）交换和共享相关的技术应用规范，涉及信息共享对象的传输和交换过程的实施，是卫生健康信息领域业务及健康信息传输共享机制与信息技术的结合。如医疗健康消息和文档交换协议、HL7 通用术语服务、健康信息获取规范等。一般与具体的业务应用场景无关。

（五）卫生信息集成规范

卫生信息集成规范是卫生信息技术规范的综合应用，定义某一个或一组具体业务场景上的卫生健康信息交换过程，即面向具体互操作性问题的标准化解决方案，以标准化文档、消息和信息技术规范为基础。

（六）卫生业务应用规范

卫生业务应用标准的集成程度高、颗粒度大，一般指针对某一医疗健康业务领域的、完整的互操作解决方案。例如业务应用信息系统功能规范、建设指南及技术规范等，涉及业务流程和需求描述、信息系统架构设计及技术实施方法等。此类标准主要包括基于电子病历的医院信息平台技术规范、基于居民健康档案的区域卫生信息平台技术规范、慢性病监测信息系统基本功能规范、院前医疗急救指挥信息系统基本功能规范、卫生监督业务信息系统基本功能规范等。

（七）卫生网络安全规范

卫生网络安全规范主要指从信息技术角度解决医疗健康信息的安全与隐私保护问题的规范，可通过信息技术规范及业务应用规范得到体现，因此也可列入业务应用规范的范畴。网络安全信息标准以国家网络安全相关的法律法规、规章制度、国家标准为基础和依据研究制定，而且信息隐私保护不仅仅是医疗健康领域特有的问题，其他个人敏感信息保护也需要相关的信息技术规范予以约束。

（八）通用信息技术标准

通用信息技术标准是指医疗健康领域必须或可能采用的通用信息技术标准，与医疗健康领域的特殊性无关，不具备域特色，是各行业信息化中普遍需要和采用的标准。一般情况下，此类标准不列入医疗健康信息标准体系。如果考虑到医疗健康信息标准化的根本目的，同时保证医疗健康信息标准体系的完整性，也可将通用信息技术标准纳入医疗健康信息标准体系。在构建完整的医疗健康信息标准体系时，可根据需要对每一大类分别做进一步划分，形成具有二层或三层的体系结构。

信息标准是实现不同领域、不同层次、不同部门间信息系统兼容和数据交换共享的前提，是实现深化医药卫生体制改革健康医疗信息互联互通要求的基础，是全民健康信息化建设的重要内容。卫生健康信息标准是实现信息互通共享、业务协同的基本前提，也是促进健康医疗大数据、"互联网＋医疗健康"和人工智能应用发展的重要基础，对推进全民健康信息化建设、深化医药卫生体制改革和健康中国战略的实施具有重要作用。卫生健康信息标准是实现信息人机交互的必要条件，维护信息标准的统一性符合信息互通共享的本质要求和发展规律。随着国家卫生健康事业的不断发展、医药卫生体制改革的深化推进，卫生健康信息标准取得长足的进步与发展。

一、卫生健康信息标准化发展政策

2003 年，原卫生部印发《全国卫生信息化发展规划纲要 2003—2010 年》，从宏观规划和顶层设计的高度，首次提出"标准化是卫生信息化建设的重要基础，尽快建立统一的卫生信息标准体系，制定相应的卫生信息化规章、政策是卫生信息化建设的首要任务"。2013 年，原国家卫生计生委、国家中医药管理局《关于加快推进人口健康信息化建设的指导意见》中明确提出建立健全适应中西医业务发展需求，促进卫生计生科学发展，涵盖数据、应用、管理、安全等方面的全民健康信息化标准规范体系，实现与相关业务领域信息标准协同，加强相关标准的符合性测试，实施标准应用评估，确保人口健康信息系统标准统一、有效互通和可持续发展。2017 年，原国家卫生计生委印发《"十三五"全国全民健康信息化发展规划》，要求适应建设健康中国的发展需求，建立完善统一的疾病诊断编码、临床医学术语、检查检验规范、药品耗材应用编码、数据交互接口等相关标准，进一步健全涵盖数据、技术、管理、安全等方面的全民健康信息化和健康医疗大数据标准规范体系，修订完善基础资源信息、全员人口信息、电子健康档案、电子病历数据标准和技术规范，完善标准应用管理机制，推动信息标准应用发展。2018 年，国务院印发《关于促进"互联网＋医疗健康"发展的意见》，明确提出要健全"互联网＋医疗健康"标准体系。健全统一规范的全国医疗健康数据资源目录与标准体系，加强"互联网＋医疗健康"标准的规范管理，制订医疗服务、数据安全、个人信息保护、信息共享等基础标准，全面推进病案首页书写规范、疾病分类与代码、手术操作分类与代码、医学名词术语"四统一"。加快应用全国医院信息化建设标准和规范，强化省统筹区域平台和医院信息平台功能指引、数据标准的推广应用，统一数据接口，为信息互通共享提供支撑。卫生信息标准体系建设工作经历了"研究探索和积累经验、规范管理和重点突破、快速发展和巩固创新"三个重要的发展阶段，为实现新医改信息交互共享和医疗服务协同的目标奠定了基础。

二、卫生健康信息标准制修订

卫生健康信息标准是在医疗健康领域产生、传输、交换、汇集、处理信息时所遵循的统一规则、概念、名词、术语、传输格式、表达格式和代码等，为医疗健康信息领域信息科学研究、信息产生、信息管理等所制定的各类规范和行动准则。构建国家卫生健康信息标准体系框架，包括基础类、数据类，技术类、安全类与管理类标准。基础类标准包括体现各类卫生活动内容的信息模型、医学术语和标识。卫生信息标准研制工作取得重要进展，已发布国家、行业和团体卫生信息标准基本能够满足以居民电子健康档案为核心的区域卫生信息化建设和以电子病历为核心的医院信息化建设需要，有效支撑了公共卫生、医疗服务、医疗保障、药品管理、计划生育和综合管理等业务工作。目前已累计立项制定卫生信息标准283项，发布标准208项，涵盖平台数据资源、平台数据传输交换、主要业务应用、术语标准符合性测试及新技术应用等各方面，在支持公共卫生、计划生育、医疗服务、医疗保障、药品供应与保障、综合管理6大业务应用信息系统建设中发挥了重要作用，基本满足了区域医疗卫生信息化建设及综合管理应用对标准的紧迫需求。

术语方面，制定的标准有国家卫生信息数据字典、医疗服务操作项目、医学检验项目、疾病分类与代码等多项标准。平台数据资源方面，制定的标准有卫生信息数据元目录、数据元值域代码、居民电子健康档案基本数据集、电子病历基本数据集、疾病分类与代码、医疗服务操作项目分类与代码等。平台数据交换方面，制定的标准有卫生信息共享文档规范、健康档案共享文档、电子病历共享文档、区域／医院信息平台交互规范、远程医疗设备及统一通讯交互规范等。业务应用方面，制定的标准涵盖公共卫生、医疗服务、计划生育、医疗保障、药品管理、综合管理等业务应用系统的基本数据集、统计指标、功能规范等标准，从数据生产系统的源头提出规范化要求。标准符合性测试规范方面，制定的标准有电子病历与医院信息平台标准、电子健康档案与区域卫生信息平台标准、医学数字影像通讯 DCOM 中文标准等符合性测试规范。新技术应用规范方面，制定的标准涉及健康管理信息、健康医疗大数据、"互联网＋健康医疗"、健康医疗物联网等业务领域。

为了达到政府主导制定的标准与市场自主制定的标准协同发展、协调配套的目的，中国卫生信息与健康医疗大数据学会信息标准专业委员会大力推进团体标准制定，已发布《手术、操作分类与代码》《健康体检基本项目数据集》《高血压专科电子病历数据集》等 34 项卫生健康信息团体标准，征集立项在研团体标准70 余项。这些信息标准通过中国卫生信息标准网公开发布，满足了区域（医院）医疗卫生信息化建设及综合管理信息共享和业务协同应用的基本要求，在指导各地规范推进以健康档案和电子病历为核心的区域医疗健康信息化建设中发挥了重要作用。

我们收集整理了现有的卫生健康信息标准，并对已正式实施的卫生行业信息标准进行梳理（详细清单见表 3-1）。这些卫生健康信息标准主要涉及卫生信息标准编制通则类标准、区域卫生信息平台、居民电子健康档案、医院信息平台、电子病历系统、卫生信息资源、居民健康卡、各业务领域信息系统、信息传输交换、建设及应用评审评价等多个方面。

表 3-1　已正式实施的卫生行业信息标准

序号	标准号	标准中文名称
1	WS 218—2002	卫生机构（组织）分类与代码
2	WS/T 303—2009	卫生信息数据元标准化规则
3	WS/T 304—2009	卫生信息数据模式描述指南
4	WS/T 305—2009	卫生信息数据集元数据规范
5	WS/T 306—2009	卫生信息数据集分类与编码规则
6	WS 363.1—2011	卫生信息数据元目录 第 1 部分：总则
7	WS 363.2—2011	卫生信息数据元目录 第 2 部分：标识
8	WS 363.3—2011	卫生信息数据元目录 第 3 部分：人口学及社会经济学特征
9	WS 363.4—2011	卫生信息数据元目录 第 4 部分：健康史
10	WS 363.5—2011	卫生信息数据元目录 第 5 部分：健康危险因素
11	WS 363.6—2011	卫生信息数据元目录 第 6 部分：主诉与症状
12	WS 363.7—2011	卫生信息数据元目录 第 7 部分：体格检查
13	WS 363.8—2011	卫生信息数据元目录 第 8 部分：临床辅助检查
14	WS 363.9—2011	卫生信息数据元目录 第 9 部分：实验室检查
15	WS 363.10—2011	卫生信息数据元目录 第 10 部分：医学诊断

序号	标准号	标准中文名称
16	WS 363.11—2011	卫生信息数据元目录 第11部分：医学评估
17	WS 363.12—2011	卫生信息数据元目录 第12部分：计划与干预
18	WS 363.13—2011	卫生信息数据元目录 第13部分：卫生费用
19	WS 363.14—2011	卫生信息数据元目录 第14部分：卫生机构
20	WS 363.15—2011	卫生信息数据元目录 第15部分：卫生人员
21	WS 363.16—2011	卫生信息数据元目录 第16部分：药品、设备与材料
22	WS 363.17—2011	卫生信息数据元目录 第17部分：卫生管理
23	WS 364.1—2011	卫生信息数据元值域代码 第1部分：总则
24	WS 364.2—2011	卫生信息数据元值域代码 第2部分：标识
25	WS 364.3—2011	卫生信息数据元值域代码 第3部分：人口学及社会经济学特征
26	WS 364.4—2011	卫生信息数据元值域代码 第4部分：健康史
27	WS 364.5—2011	卫生信息数据元值域代码 第5部分：健康危险因素
28	WS 364.6—2011	卫生信息数据元值域代码 第6部分：主诉与症状
29	WS 364.7—2011	卫生信息数据元值域代码 第7部分：体格检查
30	WS 364.8—2011	卫生信息数据元值域代码 第8部分：临床辅助检查
31	WS 364.9—2011	卫生信息数据元值域代码 第9部分：实验室检查
32	WS 364.10—2011	卫生信息数据元值域代码 第10部分：医学诊断
33	WS 364.11—2011	卫生信息数据元值域代码 第11部分：医学评估
34	WS 364.12—2011	卫生信息数据元值域代码 第12部分：计划与干预
35	WS 364.13—2011	卫生信息数据元值域代码 第13部分：卫生费用
36	WS 364.14—2011	卫生信息数据元值域代码 第14部分：卫生机构
37	WS 364.15—2011	卫生信息数据元值域代码 第15部分：卫生人员
38	WS 364.16—2011	卫生信息数据元值域代码 第16部分：药品、设备与材料
39	WS 364.17—2011	卫生信息数据元值域代码 第17部分：卫生管理
40	WS 365—2011	城乡居民健康档案基本数据集
41	WS 370—2012	卫生信息基本数据集编制规范
42	WS 371—2012	基本信息基本数据集：个人信息
43	WS 372.1—2012	疾病管理基本数据集 第1部分：乙肝患者管理
44	WS 372.2—2012	疾病管理基本数据集 第2部分：高血压患者健康管理
45	WS 372.3—2012	疾病管理基本数据集 第3部分：重性精神疾病患者管理
46	WS 372.4—2012	疾病管理基本数据集 第4部分：老年人健康管理
47	WS 372.5—2012	疾病管理基本数据集 第5部分：2型糖尿病患者健康管理
48	WS 372.6—2012	疾病管理基本数据集 第6部分：肿瘤病例管理

序号	标准号	标准中文名称
49	WS 373.1—2012	医疗服务基本数据集 第1部分：门诊摘要
50	WS 373.2—2012	医疗服务基本数据集 第2部分：住院摘要
51	WS 373.3—2012	医疗服务基本数据集 第3部分：成人健康体检
52	WS 374.1—2012	卫生管理基本数据集 第1部分：卫生监督检查与行政处罚
53	WS 374.2—2012	卫生管理基本数据集 第2部分：卫生监督行政许可与登记
54	WS 374.3—2012	卫生管理基本数据集 第3部分：卫生监督监测与评价
55	WS 374.4—2012	卫生管理基本数据集 第4部分：卫生监督机构与人员
56	WS 375.1—2012	疾病控制基本数据集 第1部分：艾滋病综合防治
57	WS 375.2—2012	疾病控制基本数据集 第2部分：血吸虫病病人管理
58	WS 375.3—2012	疾病控制基本数据集 第3部分：慢性丝虫病病人管理
59	WS 375.4—2012	疾病控制基本数据集 第4部分：职业病报告
60	WS 375.5—2012	疾病控制基本数据集 第5部分：职业性健康监护
61	WS 375.6—2012	疾病控制基本数据集 第6部分：伤害监测报告
62	WS 375.7—2012	疾病控制基本数据集 第7部分：农药中毒报告
63	WS 375.8—2012	疾病控制基本数据集 第8部分：行为危险因素监测
64	WS 375.9—2012	疾病控制基本数据集 第9部分：死亡医学证明
65	WS 375.10—2012	疾病控制基本数据集 第10部分：传染病报告
66	WS 375.11—2012	疾病控制基本数据集 第11部分：结核病报告
67	WS 375.12—2012	疾病控制基本数据集 第12部分：预防接种
68	WS 375.13—2017	疾病控制基本数据集 第13部分：职业病危害因素监测
69	WS 375.14—2016	疾病控制基本数据集 第14部分：学校缺勤缺课监测报告
70	WS 375.15—2016	疾病控制基本数据集 第15部分：托幼机构缺勤监测报告
71	WS 375.18—2016	疾病控制基本数据集 第18部分：疑似预防接种异常反应报告
72	WS 375.19—2016	疾病控制基本数据集 第19部分：疫苗管理
73	WS 375.20—2016	疾病控制基本数据集 第20部分：脑卒中登记报告
74	WS 375.21—2016	疾病控制基本数据集 第21部分：脑卒中病人管理
75	WS 375.22—2016	疾病控制基本数据集 第22部分：宫颈癌筛查登记
76	WS 375.23—2016	疾病控制基本数据集 第23部分：大肠癌筛查登记
77	WS 376.1—2013	儿童保健基本数据集 第1部分：出生医学证明
78	WS 376.2—2013	儿童保健基本数据集 第2部分：儿童健康体检
79	WS 376.3—2013	儿童保健基本数据集 第3部分：新生儿疾病筛查
80	WS 376.4—2013	儿童保健基本数据集 第4部分：营养性疾病儿童管理
81	WS 376.5—2013	儿童保健基本数据集 第5部分：5岁以下儿童死亡报告

序号	标准号	标准中文名称
82	WS 377.1—2013	妇女保健基本数据集 第1部分：婚前保健服务
83	WS 377.2—2013	妇女保健基本数据集 第2部分：妇女常见病筛查
84	WS 377.3—2013	妇女保健基本数据集 第3部分：计划生育技术服务
85	WS 377.4—2013	妇女保健基本数据集 第4部分：孕产期保健服务与高危管理
86	WS 377.5—2013	妇女保健基本数据集 第5部分：产前筛查与诊断
87	WS 377.6—2013	妇女保健基本数据集 第6部分：出生缺陷监测
88	WS 377.7—2013	妇女保健基本数据集 第7部分：孕产妇死亡报告
89	WS 445.1—2014	电子病历基本数据集 第1部分：病历概要
90	WS 445.2—2014	电子病历基本数据集 第2部分：门（急）诊病历
91	WS 445.3—2014	电子病历基本数据集 第3部分：门（急）诊处方
92	WS 445.4—2014	电子病历基本数据集 第4部分：检查检验记录
93	WS 445.5—2014	电子病历基本数据集 第5部分：一般治疗处置记录
94	WS 445.6—2014	电子病历基本数据集 第6部分：助产记录
95	WS 445.7—2014	电子病历基本数据集 第7部分：护理操作记录
96	WS 445.8—2014	电子病历基本数据集 第8部分：护理评估与计划
97	WS 445.9—2014	电子病历基本数据集 第9部分：知情告知信息
98	WS 445.10—2014	电子病历基本数据集 第10部分：住院病案首页
99	WS 445.11—2014	电子病历基本数据集 第11部分：中医住院病案首页
100	WS 445.12—2014	电子病历基本数据集 第12部分：入院记录
101	WS 445.13—2014	电子病历基本数据集 第13部分：住院病程记录
102	WS 445.14—2014	电子病历基本数据集 第14部分：住院医嘱
103	WS 445.15—2014	电子病历基本数据集 第15部分：出院小结
104	WS 445.16—2014	电子病历基本数据集 第16部分：转诊（院）记录
105	WS 445.17—2014	电子病历基本数据集 第17部分：医疗机构信息
106	WS 446—2014	居民健康档案医学检验项目常用代码
107	WS/T 447—2014	基于电子病历的医院信息平台技术规范
108	WS/T 448—2014	基于居民健康档案的区域卫生信息平台技术规范
109	WS/T 449—2014	慢性病监测信息系统基本功能规范
110	WS/T 450—2014	新型农村合作医疗管理信息系统基本功能规范
111	WS/T 451—2014	院前医疗急救指挥信息系统基本功能规范
112	WS/T 452—2014	卫生监督业务信息系统基本功能规范
113	WS/T 482—2016	卫生信息共享文档编制规范
114	WS/T 483.1—2016	健康档案共享文档规范 第1部分：个人基本健康信息登记

序号	标准号	标准中文名称
115	WS/T 483.2—2016	健康档案共享文档规范 第 2 部分：出生医学证明
116	WS/T 483.3—2016	健康档案共享文档规范 第 3 部分：新生儿家庭访视
117	WS/T 483.4—2016	健康档案共享文档规范 第 4 部分：儿童健康体检
118	WS/T 483.5—2016	健康档案共享文档规范 第 5 部分：首次产前随访服务
119	WS/T 483.6—2016	健康档案共享文档规范 第 6 部分：产前随访服务
120	WS/T 483.7—2016	健康档案共享文档规范 第 7 部分：产后访视
121	WS/T 483.8—2016	健康档案共享文档规范 第 8 部分：产后 42 天健康检查
122	WS/T 483.9—2016	健康档案共享文档规范 第 9 部分：预防接种报告
123	WS/T 483.11—2016	健康档案共享文档规范 第 11 部分：死亡医学证明
124	WS/T 483.12—2016	健康档案共享文档规范 第 12 部分：高血压患者随访服务
125	WS/T 483.13—2016	健康档案共享文档规范 第 13 部分：2 型糖尿病患者随访服务
126	WS/T 483.14—2016	健康档案共享文档规范 第 14 部分：重性精神病患者个人信息登记
127	WS/T 483.15—2016	健康档案共享文档规范 第 15 部分：重性精神病患者随访服务
128	WS/T 483.16—2016	健康档案共享文档规范 第 16 部分：成人健康体检
129	WS/T 483.17—2016	健康档案共享文档规范 第 17 部分：门诊摘要
130	WS/T 483.18—2016	健康档案共享文档规范 第 18 部分：住院摘要
131	WS/T 483.19—2016	健康档案共享文档规范 第 19 部分：会诊记录
132	WS/T 483.20—2016	健康档案共享文档规范 第 20 部分：转诊（院）记录
133	WS/T 500.1—2016	电子病历共享文档规范 第 1 部分：病历概要
134	WS/T 500.2—2016	电子病历共享文档规范 第 2 部分：门急诊病历
135	WS/T 500.3—2016	电子病历共享文档规范 第 3 部分：急诊留观病历
136	WS/T 500.4—2016	电子病历共享文档规范 第 4 部分：西药处方
137	WS/T 500.5—2016	电子病历共享文档规范 第 5 部分：中药处方
138	WS/T 500.6—2016	电子病历共享文档规范 第 6 部分：检查报告
139	WS/T 500.7—2016	电子病历共享文档规范 第 7 部分：检验报告
140	WS/T 500.8—2016	电子病历共享文档规范 第 8 部分：治疗记录
141	WS/T 500.9—2016	电子病历共享文档规范 第 9 部分：一般手术记录
142	WS/T 500.10—2016	电子病历共享文档规范 第 10 部分：麻醉术前访视记录
143	WS/T 500.11—2016	电子病历共享文档规范 第 11 部分：麻醉记录
144	WS/T 500.12—2016	电子病历共享文档规范 第 12 部分：麻醉术后访视记录
145	WS/T 500.13—2016	电子病历共享文档规范 第 13 部分：输血记录
146	WS/T 500.14—2016	电子病历共享文档规范 第 14 部分：待产记录
147	WS/T 500.15—2016	电子病历共享文档规范 第 15 部分：阴道分娩记录

序号	标准号	标准中文名称
148	WS/T 500.16—2016	电子病历共享文档规范 第16部分：剖宫产记录
149	WS/T 500.17—2016	电子病历共享文档规范 第17部分：一般护理记录
150	WS/T 500.18—2016	电子病历共享文档规范 第18部分：病重病危护理记录
151	WS/T 500.19—2016	电子病历共享文档规范 第19部分：手术护理记录
152	WS/T 500.20—2016	电子病历共享文档规范 第20部分：生命体征测量记录
153	WS/T 500.21—2016	电子病历共享文档规范 第21部分：出入量记录
154	WS/T 500.22—2016	电子病历共享文档规范 第22部分：高值耗材使用记录
155	WS/T 500.23—2016	电子病历共享文档规范 第23部分：入院评估
156	WS/T 500.24—2016	电子病历共享文档规范 第24部分：护理计划
157	WS/T 500.25—2016	电子病历共享文档规范 第25部分：出院评估与指导
158	WS/T 500.26—2016	电子病历共享文档规范 第26部分：手术知情同意书
159	WS/T 500.27—2016	电子病历共享文档规范 第27部分：麻醉知情同意书
160	WS/T 500.28—2016	电子病历共享文档规范 第28部分：输血治疗同意书
161	WS/T 500.29—2016	电子病历共享文档规范 第29部分：特殊检查及特殊治疗同意书
162	WS/T 500.30—2016	电子病历共享文档规范 第30部分：病危（重）通知书
163	WS/T 500.31—2016	电子病历共享文档规范 第31部分：其他知情同意书
164	WS/T 500.32—2016	电子病历共享文档规范 第32部分：住院病案首页
165	WS/T 500.33—2016	电子病历共享文档规范 第33部分：中医住院病案首页
166	WS/T 500.34—2016	电子病历共享文档规范 第34部分：入院记录
167	WS/T 500.35—2016	电子病历共享文档规范 第35部分：24h内入出院记录
168	WS/T 500.36—2016	电子病历共享文档规范 第36部分：24h内入院死亡记录
169	WS/T 500.37—2016	电子病历共享文档规范 第37部分：住院病程记录首次病程记录
170	WS/T 500.38—2016	电子病历共享文档规范 第38部分：住院病程记录日常病程记录
171	WS/T 500.39—2016	电子病历共享文档规范 第39部分：住院病程记录上级医师查房记录
172	WS/T 500.40—2016	电子病历共享文档规范 第40部分：住院病程记录疑难病例讨论记录
173	WS/T 500.41—2016	电子病历共享文档规范 第41部分：住院病程记录交接班记录
174	WS/T 500.42—2016	电子病历共享文档规范 第42部分：住院病程记录转科记录
175	WS/T 500.43—2016	电子病历共享文档规范 第43部分：住院病程记录阶段小结
176	WS/T 500.44—2016	电子病历共享文档规范 第44部分：住院病程记录抢救记录

序号	标准号	标准中文名称
177	WS/T 500.45—2016	电子病历共享文档规范 第45部分：住院病程记录会诊记录
178	WS/T 500.46—2016	电子病历共享文档规范 第46部分：住院病程记录术前小结
179	WS/T 500.47—2016	电子病历共享文档规范 第47部分：住院病程记录术前讨论
180	WS/T 500.48—2016	电子病历共享文档规范 第48部分：住院病程记录术后首次病程记录
181	WS/T 500.49—2016	电子病历共享文档规范 第49部分：住院病程记录出院记录
182	WS/T 500.50—2016	电子病历共享文档规范 第50部分：住院病程记录死亡记录
183	WS/T 500.51—2016	电子病历共享文档规范 第51部分：住院病程记录死亡病例讨论
184	WS/T 500.52—2016	电子病历共享文档规范 第52部分：住院医嘱
185	WS/T 500.53—2016	电子病历共享文档规范 第53部分：出院小结
186	WS/T 501—2016	电子病历与医院信息平台标准符合性测试规范
187	WS/T 502—2016	电子健康档案与区域卫生信息平台标准符合性测试规范
188	WS/T 517—2016	基层医疗卫生信息系统基本功能规范
189	WS/T 526—2016	妇幼保健信息系统基本功能规范
190	WS/T 529—2016	远程医疗信息系统基本功能规范
191	WS537—2017	居民健康卡数据集
192	WS538—2017	医学数字影像通信基本数据集
193	WS539—2017	远程医疗信息基本数据集
194	WS540—2017	继续医学教育管理基本数据集
195	WS541—2017	新型农村合作医疗基本数据集
196	WS542—2017	院前医疗急救基本数据集
197	WS/T 543.1—2017	居民健康卡技术规范 第1部分：总则
198	WS/T 543.2—2017	居民健康卡技术规范 第2部分：用户卡技术规范
199	WS/T 543.3—2017	居民健康卡技术规范 第3部分：用户卡应用规范
200	WS/T 543.4—2017	居民健康卡技术规范 第4部分：用户卡命令集
201	WS/T 543.5—2017	居民健康卡技术规范 第5部分：终端技术规范
202	WS/T 543.6—2017	居民健康卡技术规范 第6部分：用户卡及终端产品检测规范
203	WS/T 544—2017	医学数字影像中文封装与通信规范
204	WS/T 545—2017	远程医疗信息系统技术规范
205	WS/T 546—2017	远程医疗信息系统与统一通信交互规范
206	WS/T 547—2017	医院感染管理信息系统基本功能规范
207	WS/T 548—2017	医学数字影像通信（DICOM）中文标准符合性测试规范
208	WS/T 596—2018	人口死亡登记信息系统基本功能规范

序号	标准号	标准中文名称
209	WS/T 597—2018	医学数字影像虚拟打印信息交互规范
210	WS/T 598.1—2018	卫生统计指标 第1部分：总则
211	WS/T 598.2—2018	卫生统计指标 第2部分：居民健康状况
212	WS/T 598.3—2018	卫生统计指标 第3部分：健康影响因素状况
213	WS/T 598.4—2018	卫生统计指标 第4部分：疾病控制
214	WS/T 598.5—2018	卫生统计指标 第5部分：妇幼保健
215	WS/T 598.6—2018	卫生统计指标 第6部分：卫生监督
216	WS/T 598.7—2018	卫生统计指标 第7部分：医疗服务
217	WS/T 598.8—2018	卫生统计指标 第8部分：药品与卫生材料供应保障
218	WS/T 598.9—2018	卫生统计指标 第9部分：卫生资源
219	WS 599.1—2018	医院人财物运营管理基本数据集 第1部分：医院人力资源管理
220	WS 599.2—2018	医院人财物运营管理基本数据集 第2部分：医院财务与成本核算管理
221	WS 599.3—2018	医院人财物运营管理基本数据集 第3部分：医院物资管理
222	WS 599.4—2018	医院人财物运营管理基本数据集 第4部分：医院固定资产管理

三、卫生健康信息标准测评

　　信息标准化目的是实现互操作性（互联互通），即系统之间能够传输数据，并且能够被准确地理解。国家卫生健康委建立医疗健康信息互联互通标准化成熟度等级测评体系，构建了包括区域、医院、基层、远程、医学数字影像、健康物联网等多方面的完整测评体系，发布《电子病历与医院信息平台标准符合性测试规范》（WS/T 501—2016）、《电子健康档案与区域卫生信息平台标准符合性测试规范》（WS/T 502—2016），有效推动卫生健康信息标准落地应用，提升卫生健康信息标准质量和效能。研究制定了医疗健康信息互联互通测评方案、定量测试系统和测评管理信息系统，建立了一批区域医院信息互联互通示范点，以点带面推进卫生信息标准的落地实施，有效促进信息共享和业务协同。截至2019年6月，共有102个地市和191所医院通过了测评。通过测评工作的开展，引导了卫生健康信息标准的落地应用，对现有各项标准的内容及质量进行了实践验证、完善和提升。同时，围绕互联互通落地应用的需要进一步补充了许多实用标准，如区域及医院平台交互规范、共享电子文档规范、区域医疗协同信息平台技术规范、医疗物联网共性支撑平台技术规范等，为实现跨机构、跨地域信息共享目标打下了基础，提升了区域和医院信息化、标准化建设水平。

中医药信息标准是新时代促进中医药传承创新发展、中医药信息化建设与发展的基础和条件。中医药信息标准的研究、制修订、应用与实施，必须依靠完善的标准化工作管理体制和运行机制提供保障。现行的标准化法律、行政法规、部门规章、地方性法令和条例等，构成了标准化工作管理体制和运行机制建立的主要依据。只有组织开展有效的标准管理，才能真正保证中医药信息标准化速度、结构、质量和效益的协调统一、有机结合，才能不断促进和提升中医药信息标准的制修订质量与应用实施水平，才能更好地为中医药现代化、中医药振兴发展发挥重要的基础性作用。中医药信息标准分为国家标准、行业标准、地方标准、团体标准和企业标准。本章主要从中医药信息标准主体（即国家标准、行业标准、团体标准）的管理体制与运行机制进行阐述。

第一节　中医药信息国家标准管理体制和运行机制

一、中医药信息国家标准的管理体制

（一）国家标准管理的组织架构

《标准化法》明确了我国标准化工作实行统一管理与分工负责相结合的标准化工作管理体制，确定了我国标准化分工和管理职责，明确了各级政府、行业、地方等部门之间的关系。"统一管理"，就是政府标准化行政主管部门对标准化工作进行统一管理。具体来说，国务院标准化行政主管部门即国家标准化管理委员会统一管理全国标准化工作，如方针、政策、规划、计划、项目、审批、编号、发布及标准备案；县级以上地方标准化行政主管部门统一管理本行政区域内的标准化工作。"分工负责"，就是政府有关行政主管部门根据职责分工，负责本部门、

本行业的标准化工作。国务院有关行政主管部门分工管理本部门、本行业的标准化工作。县级以上地方人民政府有关行政主管部门分工管理本行政区域内本部门、本行业的标准化工作。我国标准化行政管理组织结构如图4-1所示。

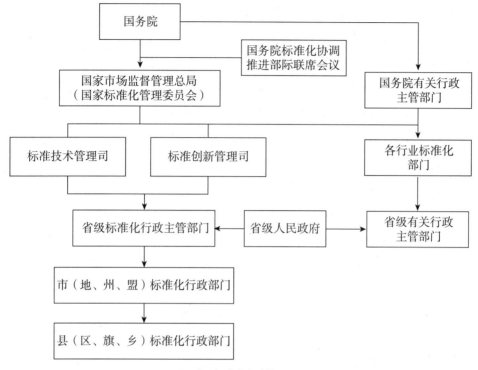

图4-1　我国标准化行政管理组织结构

（二）国家标准管理机构主要职责

1. 国家标准化管理委员会　2001年10月，国家专门成立国家标准化管理委员会，作为国务院授权履行行政管理职能、统一管理全国标准化工作的主管机构。2018年3月，国务院机构改革将国家标准化管理委员会职责划入国家市场监督管理总局，对外保留牌子，内设标准技术管理司、标准创新管理司两个管理部门。

（1）国家标准化管理委员会主要职责

·组织贯彻国家有关标准化工作的法律、法规、方针、政策。

·下达国家标准计划，批准发布国家标准，审议并发布标准化政策、管理制度、规划、公告等重要文件。

·开展强制性国家标准对外通报。

·指导国务院有关行政主管部门和省、自治区、直辖市人民政府标准化行政主管部门的标准化工作，协调和处理有关标准化工作问题。

·协调、指导和监督行业、地方、团体、企业标准工作。

·对标准的制定和实施情况进行监督检查。

·代表国家参加国际标准化组织（ISO）、国际电工委员会（IEC）和其他国际或区域性标准化组织。

·承担有关国际合作协议签署工作。

·负责国务院标准化协调推进部际联席会议日常工作。

（2）标准技术管理司主要职责

·拟订标准化战略、规划、政策和管理制度并组织实施。

·承担强制性国家标准的立项、编号、对外通报和授权批准发布工作。

·协助组织查处违反强制性国家标准等重大违法行为。

·组织制定推荐性国家标准（含标准样品），承担推荐性国家标准的立项、审查、批准、编号、发布和复审工作。

·承担国务院标准化协调机制的日常工作。

·承担全国专业标准化技术委员会管理工作。

（3）标准创新管理司主要职责

·协调、指导和监督行业、地方标准化工作。

·规范、引导和监督团体标准制定、企业标准化活动。

·开展国家标准的公开、宣传、贯彻和推广实施工作。

·管理全国物品编码、商品条码及标识工作。

·承担全国法人和其他组织统一社会信用代码相关工作。

·组织参与国际标准化组织、国际电工委员会和其他国际或区域性标准化组织活动。

·组织开展与国际先进标准对标达标和采用国际标准相关工作。

2. 国务院标准化协调推进部际联席会议制度　标准涉及的面较广、产业链长，越重要的标准往往涉及部门越多，协调工作量越大，需要建立跨部门、高层次的协调机制，保证标准的协调一致、及时出台。2015年6月1日，为加强部门间协调配合，推进标准化工作，贯彻落实好《深化标准化工作改革方案》（国发〔2015〕13号），国务院建立了标准化协调推进部际联席会议制度（简称联席会议）。由国务院分管标准化工作的领导同志担任召集人，国家标准化管理委员会为牵头单位，由国家标准委、中央网信办、外交部、发展改革委、教育部、科技部、工业和信息化部、国家民委、公安部、民政部、财政部、人力资源社会保障部、自然资源部、卫生健康委、中医药局等39个部门和单位组成。联席会议办公室设在国家标准委，承担联席会议日常工作。

联席会议在国务院领导下，统筹协调全国标准化工作，研究提出促进标准化改革发展的重大方针政策，协调解决标准化改革发展中的重大问题；对跨部门跨领域、存在重大争议标准的制定和实施进行协调，审议确定需报请国务院批准发布的标准；完成国务院交办的其他事项。联席会议根据工作需要定期或不定期召开全体会议，由召集人或召集人委托的副召集人主持，主要审议促进标准化改革发展的重大方针政策，协调解决标准化改革发展中的重大问题；也可定期或不定期召开由相关成员单位参加的标准协调专题会议，由召集人或召集人委托的副召集人主持，主要对跨部门跨领域、存在重大争议标准的制定和实施进行协调，审议确定需报请国务院批准发布的标准。成员单位根据工作需要可以提出召开会议的建议。在全体会议和专题会议之前，召开联络员会议，研究讨论联席会议议题和需提交联席会议议定的事项及其他有关事项。联席会议以纪要形式明确会议议定事项，印发相关部门并抄报国务院，重大事项按程序报批。

3. 国家中医药管理局 《标准化法》第五条第一款规定，国务院有关行政主管部门分工管理本部门、本行业的标准化工作。中医药行业主要由国家中医药管理局负责管理本部门和行业标准化工作，履行法定职责。内设的政策法规与监督司是其标准化管理部门，承担中医药领域的国家标准制修订及相关管理工作。国家中医药管理局不断加强与国家标准化管理委员会协调和沟通，按照国家标准的"统一计划、统一审查、统一编号和统一批准发布"进行组织实施，可以有效避免行业标准和国家标准、国家标准与国家标准之间的交叉重复。对需要在全国范围内统一的中医药技术要求可制定中医药国家标准，由国家中医药管理局向国家标准化管理委员会提交，其立项和发布机构为国家标准化管理委员会。

4. 省级标准化行政主管部门 《标准化法》第五条第二款规定，县级以上地方人民政府标准化行政主管部门统一管理本行政区域内的标准化工作。省、自治区、直辖市标准化行政主管部门主要统一管理本行政区域的标准化工作，依法履行组织制定地方标准的职责，指导、协调有关行政主管部门拟定和组织实施地方标准。目前，我国 31 个省、自治区、直辖市均设有标准化行政管理机构，一些地、市也设有标准化行政管理机构，如各地方的市场监督管理局，负责当地标准化的管理工作。

5. 省级中医药主管部门 《标准化法》第五条第二款规定，县级以上地方人民政府有关行政主管部门分工管理本行政区域内本部门、本行业的标准化工作。各省级中医药主管部门承担着本省中医药领域的标准化工作，可以向国家中医药管理局申报中医药领域的国家标准，同时承担着本省中医药领域的地方标准的制定与实施等。

（一）强制性国家标准管理运行机制

1. 强制性国家标准的制定范围　《强制性国家标准管理办法》于 2019 年 12 月 13 日经国家市场监督管理总局 2019 年第 16 次局务会议审议通过，2020 年 1 月 6 日国家市场监督管理总局令第 25 号公布，自 2020 年 6 月 1 日起施行。《标准化法》第十条第一款明确规定了强制性国家标准的制定范围。强制性国家标准严格限定在保障人身健康和生命财产安全、国家安全、生态环境安全和满足社会经济管理基本需求的范围之内。如 GB 4706《家用和类似用途电器的安全》系列国家标准属于保障人身健康和生命财产安全的范畴；GB 17859—1999《计算机信息系统安全保护等级划分准则》属于保障国家安全的范畴；GB 3095—2012《环境空气质量标准》属于保障生态环境安全的范畴；GB 11643—1999《公民身份号码》和 GB 32100—2015《法人和其他组织统一社会信用代码编码规则》属于满足社会经济管理基本需要的范畴。

国家建立了统一的强制性标准体系，强制性标准只设强制性国家标准一级，将强制性国家标准、行业标准和地方标准整合为强制性国家标准，形成统一的市场技术规则体系，加强强制性标准的统一管理，有效避免标准间的交叉重复、矛盾冲突，防止出现行业壁垒和地方保护，做到"一个市场、一条底线、一个标准"，保证执法的统一性。但我国现有强制性标准数量多、涉及范围广、影响面大，以及标准化管理的历史沿革和特殊情况，过渡性地保留强制性标准例外管理。目前部分法律、行政法规和《深化标准化工作改革方案》对强制性标准制定另有规定，如《环境保护法》《食品安全法》等法律，《农业转基因生物安全管理条例》等行政法规涉及领域有环境保护、工程建设、食品安全、医药卫生等，这些领域的强制性国家标准或者强制性行业标准或者强制性地方标准按现有模式进行管理。

2. 强制性国家标准的管理运行　强制性国家标准制定程序包括项目提出、立项、组织起草、征求意见、技术审查、对外通报、编号、批准发布等。国务院有关行政主管部门依据职责负责强制性国家标准的项目提出、组织起草、征求意见和技术审查，根据法律、行政法规授予国务院有关行政主管部门的职责来开展强制性国家标准制定的相关工作。

（1）项目提出和立项　强制性国家标准应当优先制定适用于跨领域跨专业的产品、过程或者服务的标准，制定项目由国务院有关行政主管部门负责向国务院标准化行政主管部门提出，国务院标准化行政主管部门评估审查后，对符合要求的项目予以立项。若涉及两个以上行政主管部门职责的项目，可以由牵头部门会同有关部门联合提出。省（自治区、直辖市）人民政府标准化行政主管部门可以向国务院标准化行政主管部门提出立项建议，由国务院标准化行政主管部门会同有关行政主管部门决定是否立项。社会团体、企业事业组织及公民也可以向国务院标准化行政主管部门提出立项建议，国务院标准化行政主管部门认为需要立项的，会同国务院有关行政主管部门决定是否立项。国务院标准化行政主管部门应当将强制性国家标准项目在全国标准信息公共服务平台向社会公开征求意见，征求意见期限不得少于 30 日。紧急情况下可以缩短征求意见期限，但一般不得少于 7 日。国务院标准化行政主管部门需要对拟制定的强制性国家标准进行立项审查，审查是否符合"保障人身健康和生命财产安全、国家安全、生态环境安全，以及满足经济社会管理基本需要的技术要求"，然后决定是否立项。确有必要制定强制性国家标准的，国务院标准化行政主管部门应当明确项目提出部门，无须立项的应当以书面形式告知项目提出部门不予立项的理由。

国务院有关行政主管部门在提出强制性国家标准项目前，应当充分征求国务院其他有关行政主管部门的意见和建议，调研企业事业组织、社会团体、消费者和教育、科研机构等方面的实际需求，组织专家对项目的必要性和可行性开展论证和评估。在提出强制性国家标准项目时，应当报送项目申报书和标准立项草案。项目申报书应清楚和明确强制性国家标准项目编制的必要性与可行性，主要技术要求，国内相关强制性标准和配套推荐性标准制定情况，国际标准化组织、其他国家或者地区相关法律法规和标准制定情况，强制性国家标准的实施监督管理部门，以及对违反强制性国家标准行为进行处理的有关法律、行政法规、部门规章依据，强制性国家标准所涉及的产品、过程或者服务目录，征求国务院有关部门意见的情况，经费预算及进度安排等。

（2）组织起草、征求意见、技术审查　强制性国家标准的组织起草、征求意见、技术审查由国务院有关行政主管部门负责。在强制性国家标准计划下达后，起草部门可委托相关全国专业标准化技术委员会承担起草工作，未组成标准化技术委员会的，组织起草部门应当成立起草专家组承担强制性国家标准起草工作。涉及两个以上国务院有关行政主管部门的强制性国家标准项目，牵头组织起草部门应当会同其他组织起草部门成立起草专家组。起草专家组应当具有权威性和代表性。起草工作应当坚持通用性原则，在科学技术研究成果和社会实践经验的基础上，深入调查分析、实验、论证，保证标准的科学性、规范性、时效性，技术内容可验证、可操作，条款表述上应使用强制性表述。在前言中应载明组织起草部门信息，但不得涉及具体的起草单位和起草人信息。其他编写要求按照国家标准《标准化工作导则 第 1 部分：标准化文件的结构和起草规则》（GB/T 1.1—

2020）有关要求执行。起草同时应编写编制说明，对需要验证的强制性国家标准，试验验证报告应当作为编制说明的附件一并提供。

起草完成后，起草部门应以书面形式向强制性国家标准所涉及的政府部门、行业协会、科研机构、高等院校、企业、检测认证机构、消费者组织等有关方书面征求意见。组织起草部门应当将强制性国家标准征求意见稿、编制说明及拟订的过渡期，通过本部门门户网站和全国标准信息公共服务平台向社会公开征求意见，公开征求意见期限不少于 60 日。紧急情况下可以缩短公开征求意见期限，但一般不得少于 30 日。对于涉及面广、关注度高的强制性国家标准，可采取座谈会、论证会、听证会等多种形式听取意见和建议。起草部门根据各方意见修改形成强制性国家标准送审稿和意见汇总处理表。标准内容如有重大修改，应再次征求意见。

技术审查工作可委托相关全国专业标准化技术委员会承担，没有组成全国专业标准化技术委员会的，起草部门成立审查专家组开展标准的技术审查，审查专家组的组成应当具有权威性和代表性。技术审查一般采取会议审查形式，重点审查技术要求的科学性、合理性、适用性、规范性，与相关政策要求的符合性，以及与其他强制性标准的协调性。审查会议应当形成会议纪要，并经与会全体专家签字确认。会议纪要应如实反映标准审查会议的情况，包括会议时间地点、会议议程、具体的审查意见、审查结论、专家名单等内容。

（3）对外通报 世界贸易组织（WTO）《技术性贸易壁垒协定》第 29 条规定，只要不存在有关国际标准或拟制定的强制性国家标准中的技术内容与有关国际标准中的技术内容不一致的，且如果该强制性国家标准可能对其他成员的贸易有重大影响，则各成员国应当通过秘书处对其他成员进行通报，说明拟制定的强制性国家标准所涵盖的产品、制定目的和理由。强制性国家标准由国务院标准化行政主管部门统一通过我国的 WTO 通报点进行对外通报。对于不采用国际标准或者与有关国际标准技术要求不一致，并且对世界贸易组织（WTO）其他成员的贸易有重大影响的强制性国家标准，组织起草部门应当按照要求将强制性国家标准征求意见稿和中英文通报表一起报送国务院标准化行政主管部门。

（4）编号 强制性国家标准由国务院标准化行政主管部门负责统一编号，编号由强制性国家标准代号（GB）、顺序号和年代号构成。两个以上国务院有关行政主管部门联合起草的，牵头组织起草部门应当经其他组织起草部门同意后，送国务院标准化行政主管部门统一编号。

（5）批准发布 国务院标准化行政主管部门依据国务院授权批准发布强制性国家标准，应当以部门公告的形式发布。同时，自发布之日起 20 日内在全国标准信息公共服务平台上免费公开标准文本。

（6）实施、监督与复审 在强制性国家标准实施方面，国务院标准化行政主管部门和国务院有关行政主管部门应组织做好强制性国家标准的宣传和贯彻。实施过渡期内，相关方应当为实施新的国家标准进行充分准备，新标准实施后，原强制性国家标准同时废止，不符合新标准的产品、服务，不得生产、销售、进口或者提供。强制性国家标准起草部门应主动搜集实施后的效果和问题，及时研究处理，做好标准实施情况的跟踪评估，开展标准实施情况的总体评估，分析实施取得的经济、社会和生态效益、实施中存在的问题，以及改进实施工作的建议等。

在强制性国家标准实施后，组织起草部门应当定期对强制性国家标准实施情况进行统计分析，形成实施情况统计分析报告并送国务院标准化行政主管部门。组织起草部门应根据科学技术发展和经济建设的需要，以及反馈的信息和具体实施情况，开展强制性国家标准的复审工作，提出继续有效、修订或废止的结论，报送国务院标准化行政主管部门。复审周期一般不超过五年。

（二）推荐性国家标准管理运行机制

1. 推荐性国家标准的制定范围 《标准化法》第十条第一款明确规定了推荐性国家标准的制定范围。对满足基础通用、与强制性国家标准配套、对各有关行业起引领作用等需要的技术要求，可以制定推荐性国家标准。推荐性国家标准作为政府主导制定的标准，应定位于政府职责范围内的公益类标准。推荐性国家标准重点制定基础通用、与强制性国家标准配套、对各有关行业起引领作用的标准。

推荐性国家标准主要作用在于：一方面解决跨行业、跨专业的需要协调的问题而制定出基础通用的技术解决方案，主要是指术语、图形符号、统计方法、分类编码等基础标准，通用的方法、技术和管理标准等。另一方面解决强制性标准执行所需要的配套标准，对于健康、安全和环境保护技术要求的测试方法需要协调统一，以满足强制性标准合格评定的需要。如《机动车安全运行技术条件》（GB 7258—2017）的配套推荐性国家标准有《塑料燃烧性能的测定水平法和垂直法》（GB/T 2408—2008）、《汽车静侧翻稳定性台架试验方法》（GB/T 14172—2009）、《汽车行驶记录仪》（GB/T 19056—2012）、《道路车辆标牌和标签》（GB/T 25978—2018）、《汽车用自适应前照明系统》（GB/T 30036—2013）等。推荐性国家标准还应重点制定对各行业起引领作用的标准，如《中国造船质量标准》（GB/T 34000—2016）全面对接国际先进标准，在各项技术要求和指标上不低于国际标准，确保我国船舶工业不输在"起跑线"上，引领我国造船行业发展。

2. 推荐性国家标准的管理运行 推荐性国家标准由国务院标准化行政主管部门负责推荐性国家标准的立项、组织起草、审查、编号、批准发布等工作。本节主要依据《国家标准管理办法》《国家标准制定程序的阶段划分及代码》（GB/T 16733—1997）有关要求和规定，对推荐性国家标准的制修订程序进行简要描述。

（1）项目计划　国务院标准化行政主管部门在每年6月提出编制下年度国家标准计划项目的原则和要求，下达给国务院有关行政主管部门和国务院标准化行政主管部门领导与管理的全国专业标准化技术委员会。国务院有关行政主管部门可将编制国家标准计划项目的原则和要求，转发给由其领导和管理的全国专业标准化技术委员会或专业标准化技术归口单位（简称技术委员会或技术归口单位）。

国家标准制修订计划项目实行常年公开征集制度，国务院有关行政主管部门和各技术委员会或技术归口单位在各自标准化工作范围内提出国家标准计划项目的建议，由国务院标准化行政主管部门对上报的国家标准计划项目草案，统一汇总、审查、协调，并于当年12月底前将批准的下年度国家标准计划项目下达。

（2）组织起草、征求意见、技术审查　国务院有关行政主管部门和国务院标准化行政主管部门领导与管理的技术委员会或技术归口单位，按下达的国家标准计划项目，组织、监督主要起草部门，检查国家标准计划项目进展情况，加强与有关方面的协调，并创造条件、保证起草部门按计划完成任务。

推荐性国家标准主要起草部门对所制定国家标准的质量及其技术内容全面负责，按《标准化工作导则 第1部分：标准化文件的结构和起草规则》（GB/T 1.1—2020）要求进行起草，形成的国家标准征求意见稿、编制说明及有关附件，须经起草负责单位的技术负责人审查后，发给各有关部门、行业协会、科研机构、高等院校、学术团体、企业、检测认证机构、消费者组织等征求意见。国家标准征求意见稿在征求意见时，须明确征求意见的期限。被征求意见的单位应在规定期限内回复意见，如没有意见也应复函说明，逾期不复函，按无异议处理。对比较重大的意见，应说明论据或提出技术论证。主要起草部门应对所有相关各方提出的意见和建议进行归纳整理，分析研究和处理后，形成国家标准送审稿、编制说明及有关附件、意见汇总处理表，送负责该项目的全国专业标准化技术委员会秘书处或技术归口单位审阅，并确定能否提交审查。必要时须重新征求意见。

国家标准的技术审查具有相应规定，已成立有全国专业标准化技术委员会的，由技术委员会按《全国专业标准化技术委员会章程》组织国家标准的技术审查，未成立技术委员会的，由项目主管部门或其委托的技术归口单位组织开展技术审查。参加审查的，应有各有关部门的主要生产、经销、使用、科研、检验等单位及高等院校的代表。其中，使用方面的代表不应少于四分之一。审查可采用会议审查或函审，对技术、经济意义重大，涉及面广，分歧意见较多的国家标准送审稿可会议审查；其余的可函审。会议审查或函审由组织者决定。在审查并完成相关工作后，负责组织起草部门，应根据审查意见提出国家标准报批稿，并报国家标准审批部门审批。

会议审查时，组织者至少应在会议前一个月将会议通知、推荐性国家标准送审稿、编制说明及有关附件、意见汇总处理表等提交给参加国家标准审查会议的部门、单位和人员。会议审查，原则上应协商一致。如需表决，必须有不少于出席会议代表人数的四分之三同意为通过；国家标准的起草人不能参加表决，其所在部门的代表不能超过参加表决者的四分之一。会后必须撰写会议纪要，如实反映会议审查情况，并附参加审查会议的单位和人员名单及未参加审查会议的有关部门和单位名单。

函审时，组织者应在函审表决前两个月将函审通知、推荐性国家标准送审稿、编制说明及有关附件、意见汇总处理表、函审单等提交给参加函审的部门、单位和人员，必须有四分之三回函同意为通过。会议代表出席率及函审回函率不足三分之二时，应重新组织审查。

（3）编号、批准发布　国务院标准化行政主管部门负责推荐性国家标准的统一编号、发布。制定推荐性国家标准过程中形成的有关资料，按标准档案管理规定的要求，进行归档。

（4）复审　推荐性国家标准实施后，该标准的主管部门应组织有关单位对该推荐性国家标准适时进行复审，复审的周期一般不超过五年。标准复审可采用会议审查或函审。会议审查或函审，一般要有参加过该标准审查工作的单位或人员参加。复审结束后，应撰写包括复审简况、处理意见、复审结论的标准复审报告，经该推荐性国家标准的主管部门审查同意，报国家标准的审批部门。

第二节　中医药信息行业标准管理体制与运行机制

一、中医药信息行业标准管理体制

（一）中医药行业标准管理的组织架构

中医药行业标准管理机构主要包括国家中医药管理局、中医药标准化管理协调委员会、中医药标准化专家技术委员会、全国性中医药行业组织、省级中医药主管部门等。

国家中医药管理局作为中医药行业主管部门，全面负责管理中医药标准制定工作。国家中医药管理局标准化管理部门即国家中医药管理局政策法规与监督司负责中医药标准的制定及相关管理工作。国家中医药管理局各业务部门在各自职责范围内参与中医药标准制定的立项论证、起草、审查的指导，负责相关领域中医药标准的推广应用等工作。国家中医药管理局专门设立中医药标准化工作办公室，协助国家中医药管理局标准化管理部门组织开展中医药标准的制定及相关管理工作，承担中医药标准化管理协调、专家技术和国际咨询委员会的日常工作。国家中医药管理局同国务院有关部门设立中医药标准化管理协调委员会。根据中医药标准化工作管理和技术指导需要，成立中医药标准化专家技术委员会，向国家中医药管理局提供中医药标准决策建议。

中医药行业标准化管理组织结构如图 4-2 所示。

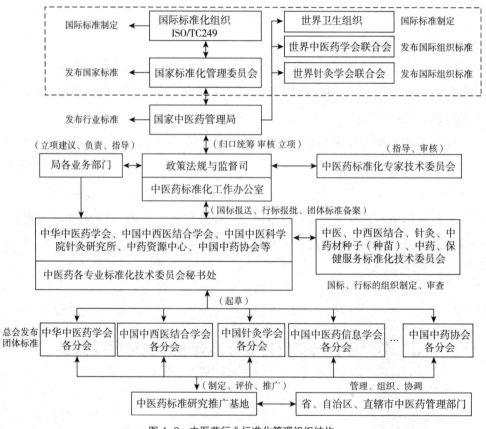

图 4-2　中医药行业标准化管理组织结构

（二）中医药行业标准管理机构的主要职责

1. 国家中医药管理局　负责管理本部门、中医药行业的标准化工作，是中医药行业标准的立项、发布和管理机构。内设的政策法规与监督司是其标准化管理部门，负责中医药行业标准的制修订及相关管理工作。各业务部门在各自的职责范围内负责中医药标准化的相关工作。主要职责如下：

（1）贯彻国家标准化工作的法律、法规、方针、政策，并制定在中医药行业实施的具体办法。

（2）组织制定与实施中医药标准化工作规划、计划。

（3）负责中医药强制性国家标准的项目提出、组织起草、征求意见、技术审查，承担国家下达的草拟中医药推荐性国家标准的任务。

（4）组织制定、修订中医药行业标准，并向国家标准化管理委员会备案。

（5）组织中医药国家标准和行业标准的推广实施，对标准实施情况进行监督检查，并开展中医药标准适用性评价。

（6）管理中医药行业各专业标准化技术委员会。

（7）指导地方中医药标准化工作。

2. 国家中医药管理局中医药标准化专家技术委员会　2012年9月，国家中医药管理局专门成立了中医药标准化管理协调委员会、专家技术委员会和国际咨询委员会，加强中医药标准化工作的统筹协调和技术指导。国家中医药管理局中医药标准化管理协调委员会主要负责提出中医药标准化建设的方针政策，审议中医药标准化发展规划，协调和督导中医药标准化有关工作，指导中医药标准化专家技术委员会和国际咨询委员会的工作；国家中医药管理局中医药标准化国际咨询委员会主要负责对中医药国际标准化发展战略、规划等重大问题提出意见建议，审议中医药国际标准提案项目建议并提出技术审核意见，审议中医药国际标准草案中国技术方案并提出技术审核意见。

国家中医药管理局中医药标准化专家技术委员会的主要职责：

（1）对中医药标准化发展战略、规划等重大问题提出意见建议。

（2）审议中医药国家标准、行业标准计划草案，对项目建议提出技术审核意见。

（3）负责中医药国家标准、行业标准（送审稿）的技术审核和已发布标准的复审工作。负责全国性中医药行业组织标准立项、发布备案的技术审核工作。

（4）负责中医药标准的技术咨询，参与中医药标准的推广实施，开展中医药标准实施情况及适用性等评价。

（5）承办国家中医药管理局交办的其他事项。

3. 国家中医药管理局中医药标准化工作办公室　协助国家中医药管理局标准化管理部门组织开展中医药标准的制定及相关管理工作。主要职责如下：

（1）承担组织建立和完善中医药行业标准体系工作。

（2）承担国家中医药管理局有关中医药标准化的事务性工作，负责中医药标准化管理协调、专家技术、国际咨询委员会秘书处日常工作，协调、组织中医药各专业标准化技术委员会的有关工作。

（3）负责中医药各专业标准化技术委员会申报国家标准和行业标准送审稿等技术文件的审核和备案工作。

（4）负责监督检查已颁布中医药标准的实施情况，定期审核中医药各专业标准化技术委员会对已颁布的中医药标准实施情况提交的调查分析报告。

（5）组织管理中医药标准化相关奖励工作。

（6）组织有关中医药标准制定的申报立项工作。

（7）承担有关中医药标准化的人才培训工作。

（8）承担中国与国际标准化组织有关中医药国际标准工作的对口联系。

（9）承办国家中医药管理局交办的其他工作。

4. 全国中医药各专业标准化技术委员会　国家标准化管理委员会先后批准成立了全国针灸标准化技术委员会（SAC/TC475）、全国中西医结合标准化技术委员会（SAC/TC476）、全国中药标准化技术委员会（SAC/TC477）、全国中医标准化技术委员会（SAC/TC478）、全国中药材种子（种苗）标准化技术委员会（SAC/TC479）、全国保健服务标准化技术委员会（SAC/TC483）等6个中医药相关的专业标准化技术委员会。6个中医药专业技术委员会（除全国保健服务标准化技术委员会由中国保健协会休闲保健专业委员会筹建）由国家中医药管理局筹建和业务指导，基本情况见表4-1。

表4-1　全国中医药各专业标准化技术委员会基本情况

编号	委员会名称	负责专业范围	秘书处所在单位	筹建单位	业务指导单位
SAC/TC475	全国针灸标准化技术委员会	针灸术语、操作、临床研究、常见疾病诊疗及针灸器具	中国中医科学院针灸研究所	国家中医药管理局	国家中医药管理局
SAC/TC476	全国中西医结合标准化技术委员会	中西医结合技术与管理	中国中西医结合学会	国家中医药管理局	国家中医药管理局
SAC/TC477	全国中药标准化技术委员会	中药材、中药饮片的研制、开发、生产、质量和安全控制、检测技术、评价技术	中国中药协会	国家中医药管理局	国家中医药管理局

编号	委员会名称	负责专业范围	秘书处所在单位	筹建单位	业务指导单位
SAC/TC478	全国中医标准化技术委员会	中医临床各科（内科、风湿病、骨伤科、周围血管病、耳鼻喉科、肛肠、眼科、皮肤科、男科、外科、老年病、儿科、推拿、妇科、急诊、感染病、肿瘤、糖尿病、针刀医学、艾滋病、亚健康、络病、护理等）及中医药基础、应用等技术	中华中医药学会	国家中医药管理局	国家中医药管理局
SAC/TC479	全国中药材种子（种苗）标准化技术委员会	中药材种子（种苗）	中国中医科学院中药研究所（中药资源中心）	国家中医药管理局	国家中医药管理局
SAC/TC483	全国保健服务标准化技术委员会	保健服务等	北京国康健康服务研究院	中国保健协会休闲保健专业委员会	国家中医药管理局

中医药各专业标准化技术委员会主要承担的职责：

（1）分析本专业领域标准化的需求，研究提出本专业领域的中医药标准发展规划、标准体系、标准制修订计划项目和组建分技术委员会的建议。

（2）按标准制修订计划组织并负责本专业领域标准的起草和技术审查工作。

（3）对所组织起草和审查的标准的技术内容和质量负责。

（4）负责本专业领域标准的复审工作，提出标准继续有效、修订或者废止的建议。

（5）受委托负责标准起草人员的培训，开展本专业领域内标准的宣讲、解释工作。

（6）对本专业领域标准的实施情况进行调查研究，对存在的问题及时提出处理意见。

（7）建立和管理中医药标准立项、起草、征求意见、技术审查、报批等相关工作档案。

（8）组织召开专业技术委员会全体委员会工作会议。

5. 全国性中医药社会团体组织 指具有法人资格和中医药相应专业技术能力的全国性的学会、协会、商会、联合会及产业技术联盟等社会团体，负责立项、发布中医药团体标准；可以提出国家标准、行业标准的立项建议，承担起草工作；推动中医药团体标准的应用与实施。中医药领域通过国家标准化管理委员会审查，具备发布团体标准资格的社会团体有中华中医药学会、中国中西医结合学会、中国中医药信息学会、中国针灸学会、中国中药协会、中国民间中医医药研究开发协会、中国中医药研究促进会、中国药膳研究会、中国民族医药学会等。

6. 省级中医药主管部门 各省、自治区、直辖市中医药主管部门统一管理本行政区域内的中医药标准化工作。主要负责以下标准化管理工作：

（1）贯彻国家和中医药行业、本行政区域标准化工作的法律、法规、方针、政策，并制定实施的具体办法。

（2）组织制定本行政区域内本部门、中医药行业的标准化工作规划、计划。

（3）承担当地人民政府或标准化行政主管部门下达的草拟地方标准的任务。

（4）组织宣传、贯彻和实施中医药国家标准、行业标准和本区域地方标准等。

（5）对中医药标准实施情况进行监督检查。

（6）组织收集中医药标准实施的有关信息，组织开展中医药标准适用性评价。

二、中医药信息行业标准管理运行机制

中医药行业标准管理运行机制是指中医药行业标准在制修订过程中的组织和程序，包括中医药行业标准计划、立项、起草、征求意见、审查、批准、发布、出版、发行、复审、备案等阶段的组织要求和运行程序。中医药信息标准是中医药标准的一个分支，在行业标准的管理运行机制上与中医药行业标准完全一致。

2003 年 10 月 16 日，国家中医药管理局制定发布实施了《中医药标准制定程序规定》，规定了中医药标准立项、起草、审查到批准发布的制定全过程，有力地保障了中医药标准制修订工作的有序开展和质量水平。2006 年 2 月 10 日，国家中医药管理局发布实施的《中医药标准化项目管理暂行办法》，是中医药行业标准管理运行机制建立的主要依据，明确了中医药标准化项目范围，理清了政府、全国性学术团体或行业组织、项目承担单位等活动主体在中医药标准制修订过程中的职责和相互关系，规定了中医药行业标准的申报与立项、管理与实施、验收与审查、发布、经费等要求。2012 年 11 月 28 日，国家中医药管理局发布实施了

《中医药标准制定管理办法（试行）》，同时废止了 2003 年 10 月 16 日发布的《中医药标准制定程序规定》。《中医药标准制定管理办法（试行）》规定了中医药标准制定的组织结构与职责分工、标准规划与计划的制定、标准的起草、标准的审查、标准的发布、标准的实施等。

（一）标准计划制定

任何公民、法人和其他组织可以在中医药信息领域提出行业标准制定项目建议，以书面形式提交国家中医药管理局中医药标准化工作办公室。项目建议应当包括中医药信息标准名称，标准制定的目的、依据和背景，标准性质及适用范围，已有的工作基础，标准风险评估报告等内容。国家中医药管理局中医药标准化工作办公室汇总审查项目建议，交由相关标准化技术委员会论证后，提出中医药标准制定计划草案报送国家中医药管理局政策法规与监督司，经征求国家中医药管理局各业务部门意见和建议后，提交国家中医药管理局中医药标准化专家技术委员会审议。审议通过的标准项目，经国家中医药管理局审定，属行业标准的，由国家中医药管理局组织制定；属国家标准的，由国家中医药管理局提出并向国家标准化管理委员会申报。

（二）标准起草

标准起草单位由国家中医药管理局或授权全国性中医药行业组织采用招标、委托等形式确定，支持由多个单位组成协作组承担中医药信息标准的起草工作。

标准起草单位在广泛调研、深入分析研究和试验验证的基础上，按照中医药行业标准编写规则和要求开展研究和编制工作，广泛征求信息标准使用单位、科研教育机构、信息相关企业、学术组织及专家学者等各方面的意见和建议，起草形成标准征求意见稿、编制说明及有关附件。

在征求意见时，标准起草单位需提供标准征求意见稿、编制说明及有关附件。主动征求国家中医药管理局各业务部门的意见。征求意见的期限一般为两个月。被征求意见的单位、组织和个人在规定期限内书面回复意见并说明理由，如没有意见也应复函说明。逾期不回复的，按无异议处理。标准起草单位对征求的意见进行归纳汇总和研究处理，形成专家意见汇总处理表。未采纳意见的，应说明不采纳的理由和原因。对标准进行重大修改的应再次征求意见。报送审查前，应在国家中医药管理局指定网站上公开征求意见，期限不少于两个月。

（三）标准审查

标准起草单位完成标准起草工作后，将标准送审稿、编制说明、意见汇总处理表及有关材料提交国家中医药管理局中医药标准化工作办公室，经审核后交相关专业标准化技术委员会审查。审查可采用会议审查或函审两种方式。会议审查时，相关专业标准化技术委员会秘书处需在会议召开前一个月将标准送审稿、编制说明及有关附件、意见汇总处理表等提交专业标准化技术委员会委员。函审时，相关专业标准化技术委员会秘书处将函审通知、标准送审稿、编制说明、意见汇总处理表及有关附件等送达专业标准化技术委员会委员。标准送审稿以标准化技术委员会全体委员四分之三以上同意视为通过。会议审查时未出席会议的、函审时未按规定时限回复意见的，按弃权处理。

送审审查通过的，标准起草单位在30日内将报批材料报送国家中医药管理局中医药标准化工作办公室，经过形式审核，符合要求的经国家中医药管理局政策法规与监督司征求国家中医药管理局各业务部门意见后，提交中医药标准化专家技术委员会审核。中医药标准化专家技术委员会提出书面审核意见后，由国家中医药管理局中医药标准化工作办公室报送国家中医药管理局政策法规与监督司。审查未通过的，标准化专家技术委员会应当出具书面审查意见，说明未通过的理由并提出修改意见，由国家中医药管理局中医药标准化工作办公室反馈标准起草单位。起草单位根据审查意见修改后再次送审。

（四）标准发布

审核通过的标准报批稿，由国家中医药管理局发布，并报国家标准化管理委员会备案。标准发布后，国家中医药管理局将其名称、编号、实施日期、主要内容在官方网站上向社会公布。

（五）标准实施

标准实施的信息反馈、标准评估和标准复审机制是标准化闭环管理、维持标准"新陈代谢"、保持中医药行业标准生命力的重要措施，也是推进中医药信息标准高质量制修订与应用的重要环节。一项中医药信息领域的行业标准发布后，并不是说明这项中医药信息标准已经结束，还应执行实施、反馈等闭环流程，确保标准能够适应和满足中医药信息化建设与发展、中医药传承创新发展、中医药事业可持续发展的需要。信息标准还需要广泛应用实施，特别是中医药信息系统研发企事业单位广泛适应，才能充分发挥其作用和优势，并在实施应用过程中发现是否存在不适应、不能用、不好用等问题。

第三节　中医药信息团体标准管理体制与运行机制

团体标准是市场自主制定的标准，是依法成立的学会、协会、商会、联合会、产业技术联盟等社会团体为满足市场和创新需要，协调相关市场主体共同制定的标准。2019年1月，国家标准化管理委员会与民政部联合制定印发实施《团体标准管理规定》，规定了团体标准的制定、实施和监督，规范、引导和监督团体标准工作。中国中医药信息学会作为民政部批准的国家一级学会，接受业务主管部门国家中医药管理局和登记管理机关民政部的业务指导与监督管理，具有团体标准的制定和发布资格。

一、中医药信息团体标准管理体制

2016年5月，中国中医药信息研究会贯彻落实《深化标准化工作改革方案》《关于培育和发展团体标准的指导意见》等精神，制定了《中国中医药信息研究会团体标准管理办法（试行）》。2018年11月6日，经民政部批准同意，中国中医药信息研究会更名为中国中医药信息学会。2019年1月18日，中国中医药信息学会根据《标准化法》及新修订的《团体标准管理规定》，修订发布了《中国中医药信息学会团体标准管理办法（试行）》，明确了鼓励优先在没有国家标准、行业标准的领域制定团体标准，以适应中医药信息化规范发展和市场创新需求，并对中医药信息团体标准的组织管理进行了规定，提出了具体要求。

（一）中医药信息团体标准管理的组织架构

中医药信息团体标准管理的工作主体主要包括团体标准主管机构、团体标准管理机构、团体标准起草机构三个层面。中医药信息团体标准国家层面的主管机构主要是指国家标准化管理委员会，统一管理全国的团体标准化工作；行业主管机构主要是指国家中医药管理局，主要负责中医药信息团体标准的监督、备案管理工作。中医药信息团体标准的组织机构主要是指中国中医药信息学会，负责中医药信息团体标准的统一管理，开展中医药信息团体标准的申请立项、起草制定、技术审查、审批发布、存档出版、标准复审、推广应用等管理工作。中国中医药信息学会下设中医药信息标准项目领导小组办公室和中医药信息标准化专家技术委员会，分别负责学会标准的组织管理和技术审查工作。标准起草单位包括医疗单位、科研院所、教育单位、社会团体、相关企业、自然法人等，标准起草工作组承担标准编制工作。中医药信息团体标准的组织管理结构如图4-3所示。

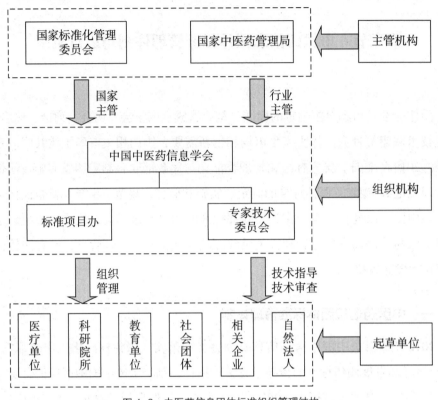

图 4-3 中医药信息团体标准组织管理结构

（二）中医药信息团体标准管理机构的职责分工

1. 国家中医药管理局 负责管理中医药行业的团体标准化工作，规范归口管理的中医药团体开展中医药团体标准的制定、实施和监督。国家中医药管理局政策法规与监督司统一管理中医药团体标准化工作。国家中医药管理局中医药标准化工作办公室具体负责中医药团体标准化日常管理工作。

2. 中国中医药信息学会中医药信息标准项目领导小组办公室 中医药信息团体标准工作的日常管理机构，负责落实中国中医药信息学会和中医药信息标准化专家技术委员会的相关决议，开展中国中医药信息学会标准化日常管理与协调工作，主要职责：

（1）起草并制定中医药信息团体标准化战略规划、各项政策制度、标准制修订规则。

（2）撰写中医药信息团体标准制修订工作年度计划和总结，组织汇报年度工作等。

（3）组织管理和协调中国中医药信息学会立项的中医药信息团体标准起草、

审查、报批、公布、修订等工作。

（4）承办上级部门和机构及中国中医药信息学会交办的标准制修订相关的其他事项。

（5）开展与其他标准化机构的联络与沟通交流。

3. 中国中医药信息学会中医药信息标准化专家技术委员会　主要负责中医药信息团体标准制定的技术指导和标准审查工作，主要职责：

（1）对中国中医药信息学会中医药信息团体标准提案项目是否可立项进行论证，并提出相关意见。

（2）对在中国中医药信息学会立项的中医药信息团体标准研制过程中的起草、审查、报批、公布、修订等工作进行技术指导与审查。

（3）根据中国中医药信息学会标准项目的需要，对中医药信息团体标准项目进行论证，并提出有关意见或建议。

（4）承担学会委托的与标准制修订技术审查相关的其他工作。

二、中医药信息团体标准管理运行机制

国家设立团体标准的目的主要是激发社会团体制定标准、运用标准的活力，充分发挥市场在标准化资源配置中的决定性作用，快速响应创新和市场对标准的需求，增加标准的有效供给。中医药信息团体标准管理运行机制一定要灵活，能够快速适应中医药信息化高质量发展、规范建设和市场创新的需要。中医药信息团体标准实行自我声明公开制度，公开团体标准的全文或主要技术内容。

（一）中医药信息团体标准制修订工作原则

中医药信息团体标准的制修订应当有利于科学合理利用中医药信息资源，推广中医药信息化科学技术成果，增强中医药信息类产品的安全性、通用性、可替换性，提高信息化建设带来的经济效益、社会效益、生态效益，做到技术上先进、经济上合理。在中医药信息团体标准制修订过程中，应遵循以下工作原则：

1. 遵守国家有关法律法规，应当符合《中华人民共和国中医药法》等法律法规要求，不得与国家有关政策和举措相抵触，能够促进中医药信息化高质量发展。

2. 由中医药信息团体标准需求主体如中医医疗机构、中医药科研机构、教育机构、相关企业、学术组织等，自主制定、自由选择、自愿采用，充分发挥需求导向、市场竞争机制的优胜劣汰作用。

3. 鼓励科技创新成果及时转化成相应的中医药信息团体标准，为中医药信息科技成果的产业化、规模化发展提供支撑，提升中医药信息产业、企业和产品核心竞争力。

4. 积极倡导中医药相关的医疗保健机构、健康和服务业机构、相关企、事业等市场主体，自主参与中医药信息团体标准的制修订工作，做好与已发布标准的协调配套，杜绝低水平的重复和低质量标准的产生。

5. 遵循开放、透明、公平、共识的原则，吸纳生产者、经营者、使用者、消费者、教育科研机构、检测及认证机构、政府部门等相关方代表参与，充分反映各方的共同需求，在广泛参与、充分协商的基础上，达成共识，形成标准。

（二）中医药信息团体标准的管理运行

中医药信息团体标准的组织管理运行主要包括立项阶段管理、起草阶段管理、征求意见阶段管理、技术审查阶段管理、报批发布阶段管理和复审阶段管理等六个阶段。中医药信息团体标准在编制过程中未完成阶段流程前一项程序，不得进行下一程序，符合一定条件可视情况采用快速程序。如等同采用国际标准或国外先进标准的项目，或经一定规模的实践检验证明可行的企业标准转化项目，可由立项阶段直接进入征求意见阶段；对现行中医药信息团体标准的修订项目，或由中医药行业主管部门（如国家中医药管理局业务部门等）立项研究并完成的中医药信息团体标准项目，可由立项阶段直接进入审查阶段。

1. 立项阶段管理　立项阶段主要是对提出申请的中医药信息团体标准项目进行论证、评估。标准需求者、研制者等提出立项申请，中国中医药信息学会中医药信息标准项目领导小组办公室组织中医药信息标准专家技术委员会专家进行立项论证、投票表决。通过专家论证后的中医药信息团体标准项目报中国中医药信息学会审批，正式发文立项。如项目未通过专家论证或中国中医药信息学会批准，则不予立项。

2. 起草阶段管理　起草阶段主要是要求项目承担单位按照项目任务书的计划要求，成立标准起草工作组，广泛、深入地开展调研，充分吸纳生产者、经营者、使用者、消费者、教育科研机构、检测及认证机构、政府部门等相关方的意见和建议，按照《标准化工作导则 第 1 部分：标准化文件的结构和起草规则》（GB/T 1.1—2020）的要求起草中医药信息团体标准初稿，开展专家论证和必要的试验验证，形成中医药信息团体标准征求意见稿、编制说明及有关附件。为保证中医药信息团体标准的质量，以及具有较强的合理性和可操作性，标准起草工作组完成团体标准草案后，应当向使用本团体标准的生产者、消费者、管理者、研究者等进行试验验证，切实做到科学有效、技术指标先进。禁止利用团体标准实施妨碍商品、服务自由流通等排除、限制市场竞争的行为。

3. 征求意见阶段管理　征求意见阶段是中医药信息团体标准制定过程中影响标准质量和实施推广的重要环节。征求意见的形式一般分为信函征求意见和网上征求意见，征求意见时间一般不少于 30 日。中医药信息团体标准起草工作组将标准征求意见稿发给利益相关各方广泛征求意见，促使与本标准关系密切或比较熟悉的相关利益各方对标准技术内容进行充分协商、达成一致。被征求意见的单位或个人应当在截止日期前回复意见，逾期不回复，按无异议处理；对比较重大的意见，应当说明论据或者提出技术论证意见。

中医药信息团体标准起草工作组对征集的意见进行逐条分析、归纳整理，详细列出每条意见或建议的处理结果并说明具体原因，如征求意见后仍有较重大问题需进一步协调或确定时，应酌定再次征求意见，直至被征求意见的各方达成共识且无重大问题需要协调时为止。起草工作组需根据征集的意见或建议修改完善中医药信息团体标准征求意见稿，形成中医药信息团体标准送审稿、编制说明、征求意见汇总处理表及有关附件。

4. 技术审查阶段管理 技术审查阶段主要是中国中医药信息学会中医药信息标准化专家技术委员会对中医药信息团体标准送审稿及其相关材料进行技术审查的环节。中医药信息团体标准起草工作组完成标准送审稿、编制说明等材料后，提出标准送审申请，中国中医药信息学会中医药信息标准项目领导小组办公室收到送审申请及送审材料后，进行初步形式审查。形式审查合格的，进入中医药信息标准化专家技术委员会专家审查阶段。技术审查可以采取会议审查或者函审，会议审查时应在会议前十五天将标准送审稿、编制说明、征求意见汇总处理表及有关附件等必要材料提交给参加标准审查会议的专家，会议审查应进行充分讨论，技术内容原则上应当协商一致；函审时应在函审表决截止日期前十五天将函审通知和标准送审稿、编制说明、征求意见汇总处理表及标准送审稿投票单提交给相关专家。

通过中医药信息标准化专家技术委员会技术审查的标准送审稿，应根据标准技术审查的专家意见或建议，进一步修改完善中医药信息团体标准文本材料，形成标准报批稿及相关材料。未通过技术审查的中医药信息团体标准，标准起草工作组应当对标准送审稿进行相应的修改后，重新提出送审申请。技术审查复审没有通过的，该中医药信息团体标准制修订工作将被终止。

5. 报批发布阶段管理 报批发布阶段主要是对通过中国中医药信息学会中医药信息标准化专家技术委员会技术审查的标准进行审批、发布。标准起草工作组将形成的中医药信息团体标准报批稿及其相关材料，报送到中国中医药信息学会中医药信息标准项目领导小组办公室，经形式审查合格后，报中国中医药信息学会审批；不符合标准编写及标准审查规定的，退回标准起草工作组重新进行修改。中国中医药信息学会对报批材料进行审核并做出审批决定。审批通过的标准报批稿，统一编号后在中国中医药信息学会官网等有关媒体上公示 30 天。由中国中医药信息学会印发标准发布公告，同时向全国团体标准信息平台录入相关信息并备案。

6. 复审阶段管理 复审阶段是对已发布并有效的中医药信息团体标准内容进行重新审查，以确保其先进性、适用性和有效性的过程。中医药信息团体标准发布实施后，中国中医药信息学会中医药信息标准化专家技术委员会根据法律法规的更新、国家标准和行业标准的调整、科学技术的发展和中医药信息化建设的实际需要，适时对中医药信息团体标准进行复审，确认其继续有效或予以修订、废止。复审周期一般不超过三年。

复审可以采取会议审查或者函审。会议审查或者函审，一般要有参加过团体标准审查工作的单位或人员参加。中医药信息团体标准复审结果为不需要修改的团体标准确认继续有效，不改变团体标准的顺序号和年号；需要修改的团体标准将作为修订的中医药信息团体标准项目立项，开展团体标准的修订流程，修订的团体标准顺序号不变，原年号改为修订的年号；已无存在必要的团体标准予以废止，废止的标准号不再用于其他标准的编号。

第四节　中医药信息团体标准项目的组织管理示例

为加快推进中医药信息化发展，构建与卫生信息标准相融合的中医药信息标准体系，满足中医药信息化建设的基本需要，促进中医药信息资源共享交换、互联互通和有效开发利用，进一步提高中医药行业信息标准制修订能力和水平，培养一批中医药信息化、标准化专家团队和骨干人员，2015 年，中央财政拨付专项资金 1000 万支持 101 项中医药信息标准研究与制定项目。该项目是中医药行业信息化建设与发展的一项基础性重点工程项目，也是中医药行业首次开展的批量中医药信息标准研究与制定项目，由国家中医药管理局规划财务司、政策法规与监督司负责组织管理和业务指导。中国中医药信息学会负责 101 项中医药信息标准研究与制定项目的具体组织管理与协调、技术培训、专家咨询论证、形式审查、技术审查、标准发布等工作。

一、101 项中医药信息标准项目基本情况

（一）项目总体情况

101 项中医药信息标准研究与制定项目由全国范围内 13 个省（直辖市）36 家中医药行业的科研、医疗、教育等机构牵头承担，主要包括全国范围内 6 所中医药高等院校、27 家中医医院、2 家中医药科研院所及 1 家卫生信息化管理部门。141 家承担单位和协作单位参加，涵盖全国范围内 16 所高等院校、63 家医疗机构、5 家科研院所、6 家其他类事业单位、1 家社会学术团体和 50 家 IT 企业。各项目承担单位充分吸纳了从事中医药信息化建设的 IT 企业、互联网公司作为协作单位共同开展研究和制定工作，使得研究制定的中医药信息标准更具有实用性、可操作性。

在参与人员方面，直接参与研究人员有 637 人，其中高等院校 139 人、医疗机构 402 人、科研院所 24 人、其他类事业单位 11 人、社会学术团体 3 人、企业 58 人。79 名作为项目负责人开展中医药信息标准的研究与编制工作，其中具有正高级职称人员 54 人，占 68.35%，副高级职称人员 15 人，占 18.99%。

（二）按标准性质分类

按照国家中医药管理局《中医药信息标准体系表（试行）》的标准性质分类，101 项中医药信息标准研究与制定项目形成的中医药信息标准分为四大类，其中中医药信息基础标准 8 项、中医药信息技术标准 74 项、中医药信息管理标准 17 项、中医药信息工作标准 2 项。

中医药信息基础标准涉及中医药信息标准通则类项目 1 项、中医药信息分类代码标准项目 6 项和其他信息基础类项目 1 项。

中医药信息技术标准是 101 项中医药信息标准研究与制定项目的重点工作，主要包括 41 项信息资源技术类标准项目、33 项应用系统技术类标准项目。中医药信息资源技术类标准是按照特定目的和规则采集、加工和创造的中医药信息数据的集合，涉及中医药信息数据元类项目 14 项、中医药信息数据集类项目 25 项、其他技术类项目 2 项；中医药业务应用系统技术类标准主要指中医药行业管理信息系统、业务应用系统，以及相应子系统建设所需的技术标准，涉及中医药业务应用信息系统功能规范类项目 24 项、技术接口规范 3 项、共享文档规范类 4 项、其他规范类标准 2 项。

中医药信息管理标准方面，涉及中医药业务应用信息系统管理类项目 16 项、中医药行业信息安全管理类项目 1 项。

中医药信息工作标准方面，主要为省级中医药数据中心、中医馆健康信息平

台管理工作的研究项目，为规范省级中医药数据中心、中医馆健康信息平台的组织管理、工作规范提供参考。

（三）按标准业务领域分类

按照标准的业务领域划分，101 项中医药信息标准研究与制定项目可分为中医药电子政务、中医临床、中医医院管理、中医馆建设四大类。

中医药电子政务类标准项目共 9 项，主要包括中医药统计、中医药卫生经济两个方面。其中，中医药统计类标准项目 4 项，分别开展中医药综合统计信息数据元、数据集、功能规范、接口技术规范等方面标准的研究与制定；中医药卫生经济类标准项目 5 项，分别开展中医药卫生经济信息体系、中医药项目信息管理等方面的标准研究与制定。

中医临床信息标准项目共 43 项，主要包括中医临床医疗、中药、中医护理和医技四个方面。其中，中医临床医疗类信息标准项目 30 项，主要对中医电子病历、中医医院专科（皮肤科、心血管科等）、中医临床路径、中医医院移动医疗、中医临床术语类方面的研究与制定；中药类信息标准项目 6 项，主要包括中药煎煮、中药临床、中药饮片等信息标准研究与制定；中医护理类信息标准项目 5 项，主要包括中医医院护理管理、中医临床护理信息标准研究与制定；医技类信息标准项目 2 项，分别为中医医院医技检查、中医药重点实验室信息标准的研究与制定。

中医医院管理信息标准项目共 18 项，主要包括中医医院协同办公管理类、中医医院信息资源管理类和中医医院管理其他类三个方面。其中，中医医院协同办公管理标准项目 5 项，主要开展中医医院协同办公数据元目录、值域代码、数据集、功能规范和建设指南的研究与制定；中医医院资源管理类标准项目 5 项，主要开展中医医院资源管理数据元目录、值域代码、数据集、功能规范和建设指南的研究与制定；中医院管理其他类标准项目 8 项，主要包括中医医院伦理审查、人力资源管理、临床药事管理、医务管理、科研教学管理和中医类别执业医师定期考核业务能力评估等信息标准研究与制定。

基层医疗卫生机构中医诊疗区（中医馆）信息标准项目共 31 项，主要为基层医疗卫生机构中医诊疗区（中医馆）健康信息平台规范化建设、标准化应用提供信息标准支撑和技术应用，为基层医疗卫生机构、基层中医医疗服务机构提供中医特色电子病历、中医辨证论治、中医知识库、中医远程会诊、中医远程教育、中医治未病、中医临床业务监管、中医 HIS 等信息化服务。主要包括省级中医药数据中心建设类信息标准项目 2 项、中医馆健康信息平台建设类信息标准项目 7 项、应用于基层医疗卫生机构中医诊疗区（中医馆）业务建设与发展的信息系统标准项目 22 项。

二、101 项中医药信息标准项目组织实施

（一）组织管理架构

101 项中医药信息标准项目在国家中医药管理局规划财务司统筹领导和政策法规与监督司的标准指导下，项目承担单位所在省中医药主管部门的指导、管理和监督下，由中国中医药信息学会具体负责标准的组织管理与实施工作，中国中医药信息学会中医药信息标准项目领导小组及办公室负责中医药信息标准研究与制定项目的日常事务性组织管理，并按照标准的业务领域设立 6 个中医药信息标准研究与制定项目协作组，对中医药信息标准研究与制定项目进行分组管理；专家组主要负责对中医药信息标准研究与制定提供信息标准编制的技术指导。101 项中医药信息标准研究与制定项目的组织管理架构详见图 4-4。

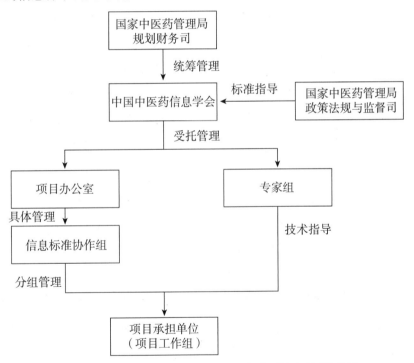

图 4-4　101 项中医药信息标准研究与制定项目的组织管理架构图

（二）职责分工

1. 国家中医药管理局规划财务司　作为中医药信息化业务主管部门，负责中医药信息标准研究与制定项目的总体指导、管理和监督；协调国家中医药管理局政策法规与监督司（中医药标准化主管部门）开展中医药信息标准研究与制定；指导项目承担单位所在的 13 个省级中医药主管部门相关管理人员，参与项目协同监督管理；委托中国中医药信息学会负责具体组织管理与实施；对项目组织实施

情况进行监督管理，对验收不合格的项目不予结题并通报批评。

2. 省级中医药主管部门　101 项中医药信息标准研究与制定项目承担单位所在的省中医药主管部门主要负责本地区中医药信息标准研究与制定工作的指导、管理和监督，负责组织项目承担单位签订中医药信息标准研究与制定项目任务书。

3. 中国中医药信息学会

（1）项目领导小组及其办公室　中国中医药信息学会专门成立了中医药信息标准项目领导小组及办公室。项目办公室主要负责 101 项中医药信息标准研究与制定项目运行管理的具体日常工作，主要职责包括：制定中医药信息标准编制的各阶段工作方案、计划，及时向国家中医药管理局规划财务司汇报项目工作进展，负责中医药信息标准公开征求意见、形式审查、技术审查、报批发布等各阶段的组织实施工作，组织开展中医药信息标准编制专题培训、学术交流会议等；负责101 项中医药信息标准研究与制定项目的考核、评估等具体工作。

（2）专家组　依据立项的信息标准涉及领域，中国中医药信息学会专门成立中医药电子政务、中医医院管理、中医临床、中医馆 4 个专家组，负责 101 项中医药信息标准研究与制定项目任务书审定、信息标准研究与制定工作的技术指导，参与中医药信息标准研究与制定项目的执行督导，指导各协作组和项目承担单位按照有关技术要求开展中医药信息标准研究与制定工作，负责中医药信息标准研究与制定工作质量管理，审核中医药信息标准数据资料和技术文件。

4. 中医药信息标准协作组　按照 101 项中医药信息标准研究与制定项目的研究范畴，由各项目负责人组成了中医药电子政务协作组、中医临床（医疗）协作组、中医临床（护技）协作组、中医临床（药物）协作组、医院管理协作组和中医馆协作组 6 个信息标准协作组，加强同类标准项目之间的协作，发挥标准化研究基础较好单位的引领带动作用，搭建共性技术难点与问题解决交流平台。各协作组主要职责包括：制定本协作组内标准制定各阶段工作方案；负责协助项目办公室推动本组标准编制；协调本协作组内中医药信息标准项目的沟通交流，推进项目工作进度，组织项目工作组共同协商解决技术难点和问题。

5. 项目承担单位　按照签订的中医药信息标准研究与制定项目任务书规定和要求，落实各项具体工作任务，开展拟编制的信息标准研究，完成中医药信息标准的制定工作，项目负责人对中医药信息标准研究与制定工作质量和进度负总责。项目工作组按照中医药信息标准研究与制定项目的总体部署与要求，认真完成中医药信息标准研究与制定项目的各项研究与编制任务，按时按节点提交中医药信息标准文本、编制说明、专家意见汇总处理表等相关材料及电子文档。

三、101 项中医药信息标准项目管理

（一）申报与立项阶段

申报与立项阶段的组织管理工作主要包括中医药信息标准项目申报、申报项目评审、项目立项、协作机制建立四个环节。

1. 中医药信息标准项目申报 国家中医药管理局规划财务司专门印发《关于开展 101 项中医药信息标准项目申报工作的通知》，明确中医药信息标准研究与制定项目申报范围、中医药信息标准制定内容等，要求省级中医药主管部门组织有关单位积极申请，共接收 13 个省份 49 家单位 211 项中医药信息标准研究与制定项目。

2. 中医药信息标准项目评审 组织行业内外临床、管理、信息化、标准化等领域专家，对 211 项中医药信息标准申报项目开展评审，从申报项目基本要求、申报单位及申报人能力条件、标准研究工作基础等方面开展三轮评审。第一轮初步筛查，剔除明显不属于中医药信息标准研究与制定范围的申报项目；第二轮依据中医药信息标准研究与制定项目申报评分标准组织开展评审，拟定拟推荐立项的中医药信息标准研究与制定项目；第三轮综合评议，组织中医药行业各领域专家学者，对拟推荐立项项目的基础性、共性等多因素进行综合评议，参照国家相关标准、卫生信息标准、中医药行业标准等规范要求，推荐中医药信息标准名称和拟立项的项目。

3. 项目立项 国家中医药管理局通过对拟推荐的中医药信息标准项目的审议，最终确定 101 项中医药信息标准研究与制定项目，印发立项通知，组织召开中医药信息标准项目启动会，集中部署 101 项中医药信息标准研究与制定项目相关工作，制定中医药信息标准研究与制定项目工作指南，初步建立了项目实施质量监督、经费使用管理等的监督管理机制。

4. 协作机制建立 中医药信息标准各协作组实行组长负责制，安排专人负责秘书工作，联合其他承担单位共同制定协作组协同工作方案，确定中医药信息标准编制具体时间表、工作程序、活动组织方式等。各项目负责人在协作组的指导协助下，组织成立项目工作组，编制中医药信息标准研究与制定项目任务书，由所在中医药信息标准协作组提请相应专家组审核。

（二）标准起草阶段

1. 标准起草 在中医药信息标准起草阶段，项目承担单位成立信息标准起草工作组，广泛调研，吸纳所拟编制信息标准涉及的使用者、中医医疗机构、中医药高等院校、中医药科研机构、中医药管理部门等相关代表方意见和建议，起草

中医药信息标准初稿、编制说明等材料并及时报所在信息标准协作组审核，组织开展多轮的专家论证和试验验证等，修改完善形成标准草案征求意见稿。

2. 中期评估　为加快中医药信息标准研究与制定进程，及时了解和掌握中医药信息标准编制情况，反馈信息标准起草过程中存在的问题，中国中医药信息学会组织开展 101 项中医药信息标准研究与制定项目的中期评估，从研究进度、预期结果完成情况、项目组织和人员管理，以及参加相关培训和学习交流等方面进行评分、考核，衡量中医药信息标准研究与制定任务的完成进度、质量。

3. 专题培训　有针对性地组织开展了中医药信息数据元、数据集、分类代码、功能规范、建设指南、共享文档等标准编制专题培训，对不同类别中医药信息标准的编制思路、编制方法和技术等明确具体要求，重点围绕进一步突出中医药特色优势、完善信息标准的实际功能需求、提高信息标准质量等方面开展专家指导，解决中医药信息标准研究与制定项目中期评估中发现的问题，提高中医药信息标准起草工作组成员信息标准编制能力，提升中医药信息标准质量和整体水平。

（三）征求意见阶段

中医药信息标准征求意见阶段，规范中医药信息标准草案、编制说明、专家意见汇总处理表等有关材料的体例格式，做好中医药信息标准之间参数、技术要求协调一致，确保编制的中医药信息标准的规范性、协调性和完整性。

1. 规范化标准格式　细化中医药信息标准形式审查内容的大类和细类，量化评分标准，制定《中医药信息标准项目送审材料形式审查评分表》，组建形式审查工作小组，依据中医药信息标准项目形式审查标准，严格审查中医药信息标准草案、编制说明、工作报告等材料的格式。标准起草工作组按照形式审查意见，修改完善中医药信息标准文本、编制说明、专家意见汇总处理表等有关材料。

2. 规范化协调标准内容　主要从 101 项中医药信息标准研究与制定项目的标准性质、业务领域两个层面进行规范化协调，实现中医药信息标准横向和纵向共性要素的协调统一。

（1）按标准性质分组规范　按拟编制中医药信息标准的性质，成立中医药信息分类代码专题组、数据元专题组、数据集专题组、指南规范专题组、其他类标准专题组 5 个专题小组，主要开展和完成中医药信息标准文本文字、英文翻译、名词术语等标准要素的规范化工作。

规范标准文本文字：逐字逐句校审中医药信息标准送审文本，纠正用词不规范、不恰当、语法错误、标点符号错误等。

规范标准名称的英文翻译：主要纠正标准名称英文翻译的语法错误或不准确，统一同类标准名称翻译的格式、共性名词的英文翻译等。

规范名词术语：主要规范与统一名词术语的中文名称、英文翻译和定义等。如统一规范"基层医疗卫生机构"这一名词术语的英文翻译及定义参照标准，即基层医疗卫生机构（primary medical and health care institution，社区卫生服务中心（站）、乡镇卫生院、村卫生室。[WS/T 517—2016，定义 3.8]）。

（2）按标准涉及业务领域分组规范　按拟编制中医药信息标准所涉及的业务领域，成立中医电子政务组、中医临床（医疗）组、中医临床（药物）组、中医临床（护技）组、医院管理组和中医馆组 6 个工作组，主要开展并完成标准内容的配套协调等工作。

实现同一业务领域标准之间内容的相互配套协调：由不同项目承担单位负责数据元、数据集、基本功能规范信息标准编制，要求项目承担单位之间必须相互征求意见，召开统一协调专题会议，共同探讨协调起草编制的具体内容，协调信息标准之间关系，保证研究内容、范围等一致和互相匹配，避免出现冲突或相互矛盾的现象。

解决标准间内容的交叉、包含问题：101 项中医药信息标准研究与制定项目编制的信息标准中，存在少数信息标准间一些内容相互交叉和包含。针对这一问题，相关项目承担单位共同开展专题研究，讨论信息标准交叉内容，界定各信息标准的研究制定范围，保证各项目组编制的中医药信息标准的独立性、唯一性和合理性。如涉及中医电子病历方面的信息标准有 4 个，广义的中医电子病历为中医医院全院科室使用的电子病历，部分中医医院在推拿科、针灸科、骨伤科等中医药特色与优势突出科室开发使用专门的中医电子病历，在标准编制过程中出现中医电子病历信息标准的交叉与包含关系，即中医电子病历基本数据集的研究范围包含推拿科、针灸科、骨伤科电子病历基本数据集。通过协调沟通、统一规范，将推拿科、针灸科、骨伤科中医特色明显的中医电子病历数据集标准作为中医电子病历基本数据集的子标准。

（四）标准审查阶段

中医药信息标准审查的方式一般分为会审和函审两种，101 项中医药信息标准研究与制定项目采用会审方式开展所编制的中医药信息标准审查。具体审查流程见图 4-5。

一是标准预审。遵循"成熟一批、推荐一批"的原则，分批推荐符合相关要求的中医药信息标准参加审查。从标准的基础性、共性评定、中医药特色体现、信息标准体系化和标准内容等方面，研究制定《中医药信息标准研究与制定项目预审评分表》。中医药信息标准研究与制定项目预审结果分为 3 个批次：第一批拟推荐送审中医药信息标准、第二批待定推荐送审中医药信息标准和第三批未通过预审的中医药信息标准。

二是技术审查。组织中国中医药信息学会中医药信息标准化专家技术委员会，分批次对预审通过的第一批、第二批拟推荐送审的中医药信息标准开展技术审查，主要对中医药信息标准送审稿、编制说明、专家意见汇总处理表及其相关材料是否达到预期目的、要求，内容是否全面、完整，依据是否可靠、充分，技术要求和指标是否先进、安全、可靠、经济合理等进行全面审查，包括信息标准中的原则性、政策性、重大技术处理问题及分歧等，在专家技术审查会上进行讨论并取得协商一致。目前，中国中医药信息学会中医药信息标准化专家技术委员会已开展两批中医药信息标准的专家技术审查。

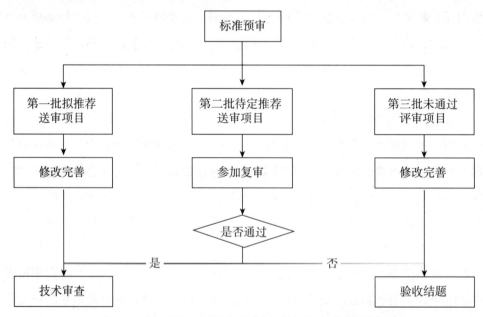

图 4-5　101 项中医药信息标准研究与制定项目标准审查流程

（五）标准报批发布阶段

对通过中国中医药信息学会中医药信息标准化专家技术委员会技术审查的中医药信息标准，报送中国中医药信息学会和国家中医药管理局规划财务司审批。审批后由中国中医药信息学会统一编号，按照《团体标准管理规定》向国家标准化管理委员会有关部门进行中医药信息团体标准备案。2019 年 3 月 20 日、2020 年 9 月 20 日，中国中医药信息学会分两批发布《中医药信息化常用术语》等 94 项中医药信息团体标准，主要由"中医药信息化名词术语""信息分类与代码"等基础类标准，"数据元目录""数据元值域代码""基本数据集"等数据类标准，"功能规范"等技术类标准，以及"建设指南""管理规范"等管理类标准组成，覆盖中医药电子政务、中医临床医疗、临床药物、临床护技、中医医院管理和中医馆等。

第五章　中医药信息标准体系

第一节　中医药信息标准体系概述

一、标准体系的概念

（一）中医药信息标准体系相关概念

1. 标准体系　国家标准《标准体系构建原则和要求》（GB/T 13016—2018）对标准体系的定义是："一定范围内的标准按其内在联系形成的科学的有机整体。"标准体系是一种由标准组成的系统。标准是构成标准体系的基本元素，是对标准化对象某一方面属性或行为的规范和约束。与某个标准化对象相关的所有标准，按照标准化对象的内在属性和运动规律联系起来，彼此间相互参照和引用，就形成了标准体系。对标准体系的理解需要注重以下几个方面：

（1）标准体系的范围　"一定范围"指标准体系的适用范围，是简化、统一、协调、优化的标准化领域。也可以理解为标准化系统能发挥作用的有效范围。"一定范围"可以是国家、行业、专业领域、地方、企业及其他特定系统的"标准化范围"。

标准体系首先应明确系统的边界。人们在社会实践过程中，为了更好地沟通理解、达成共识，为了能顺畅地进行分工协作，更加有效地传播知识，对重复出现或应用的事物或概念及它们的共性特征做出统一规定，以便更好地理解和改造客观世界。但并不是所有统一规定的文件都是标准，如为了统一延长的曲调和节拍而编写的乐谱、为了统一企业员工的作息时间而制定的考勤制度等。界定哪些是标准体系应该纳入的文件，哪些是其他体系的文件，就需要明确标准体系的边界。

标准体系的组成元素是标准，而不是产品、过程、服务或管理项目。确定标准体系的组成元素，就是确定标准体系应具体包含哪几类标准或哪些子体系，这需要对标准体系范围进行深入调研、分析，找出最恰当的标准化角度，设置相应标准子体系。

（2）标准体系的内在联系　组成标准体系的子体系或标准之间相互支撑、相互作用的关系。对于借鉴参考或转化国际标准的，还存在与国际标准相对应的关系，一般可分为等同采用（IDT）、修改采用（MOD）或非等效（NEQ）三种关系。上下层标准之间应具有以下关系：

①上层标准对下层标准的指导关系。上层标准是适用性较广的共性标准，尤其是原则性、方法性的基础标准，对下层标准具有指导作用。下层标准应充分采纳上层标准的共性条款，以便在更广的范围内实现标准的兼容与协调。

②下层标准对上层标准的补充关系。下层标准在继承上层标准共性特征的基础上，规定更具针对性的细节条款，补充和完善上层标准。下层标准更加贴近具体的应用领域，更具有针对性和实用性。

③上层标准抽取共性特征。上层标准提取了某一类标准的共性特征，使这类标准可以直接继承这些共性特征，不需要重复规定，从而简化标准。而且避免在多个标准中重复这些共性特征，引起冲突和不一致。

④下层标准实施具体细节。从专业技术角度来说，下层标准更加具体，更加针对某一专业领域，更具有实用性和可操作性。下层标准在继承了上层标准通用要求的基础上，对具体实施细节做了更具体的规定，提出更具有针对性的要求，对实际工作更具有针对性的指导。

（3）标准体系是一个有机整体　标准体系是由标准组成的有机整体，是标准的集合，而不是由结构图和标准明细表组成的图表。标准体系作为一个整体，强调子体系及成组元素之间的支撑协调关系。同一层级上的标准体系的技术水平应比较接近，可避免某一个标准的技术指标明显落后于同层级其他标准的水平，才能发挥整体效应，这种理论类似于"水桶效应"。

2. 标准体系表　《标准体系构建原则和要求》（GB/T 13016—2018）对标准体系表定义为："标准体系表是一种标准体系模型，通常包括标准体系结构图、标准明细表，还应包括标准统计表和编制说明。"根据定义，可以理解标准体系表就是一定范围的标准体系内的标准按其内在联系排列起来的图表，用以表达标准体系的构思、设想、整体规划，是表达标准体系概念的模型，是标准体系的图示表达方式。标准体系表是层次结构式图表，如序列式、矩阵式标准体系表，可看作是层次结构式标准体系表的特例。

标准体系表是标准化工作领域中，运用系统工程理论创造的一种科学的工作方法，是用科学的方式组织标准化工作的重要工具，对标准体系表的认识主要包含以下几个方面：

一是标准体系表的基本组成单元是标准，应包括已经制定、正在制定和预计制定的标准。

二是标准体系表一般由标准层次结构图、标准明细表所组成，对于比较简单的标准体系，两者可以合一。标准体系表还应有必要的编制说明和相应的标准统计表，以便于应用和指导。

三是标准体系表的指导思想是系统理论，以事物普遍关联和整体优化的系统思想为依据，在研究内外联系的基础上，进行有效的分解结合，形成最佳的体系表。

四是编制标准体系表的原则是全面配套、层次恰当、划分明确，力求在标准体系表内全面地收集整理某一范围特定功能的全部标准；力求使体系表结构清楚、符合逻辑、安排合理、便于理解；力求把标准尽量安排在标准体系表的高层次上，扩大标准的使用范围，使体系表简化、层次适当；力求标准体系表内的标准在各子体系中划分清楚，不得出现重复。每一个标准都只能存在于唯一的子体系方框之中，不能再在其他子体系中重复出现。

五是标准体系表是动态的、发展的，不是一成不变的。随着时间推移，内外环境和需求的变化，标准应不断修订、删减和补充完善。

六是标准体系表的编制应遵循本行业实际管理需要，符合国家或行业更大范围内标准体系的有关要求，保持一致，以便更大范围内的协调统一。

图 5-1 反映了标准化、标准体系和标准体系表间的关系。

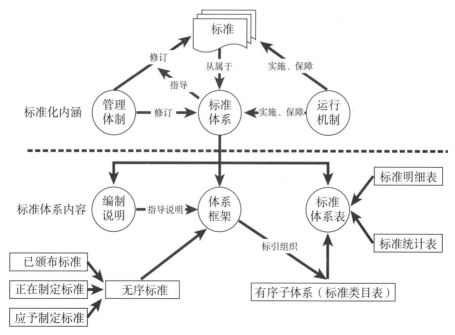

图 5-1 标准化示意图

（二）标准体系的结构

标准体系所涵盖的各个标准按照一定的结构进行逻辑组合，而不是杂乱无序的堆积。由于标准化对象内部构造的复杂性，从不同角度或领域划分标准，可形成不同的标准子系统逻辑结构，体现出不同的表现形式。较为常见的标准体系结构有以下两种：

1. 层次结构　表达标准化对象内部上级与下级、共性与个性等关系的良好表达形式。层次结构类似树结构，父节点层次的标准相较子节点层次的标准，更能够反映标准化对象的抽象性和共性；反之，子节点层次的标准能更多地反映事物的具体性和个性。层级深度也体现了对标准化对象的管理精度。标准层次结构的完备性，标志着标准体系的灵活性与弹性，是标准体系适应现实多样性的一个重要方面，像档案著录标准子系统、交换格式子系统等，都可以用层次结构来进行表达。

2. 序列结构　主要指围绕着产品、服务、过程的生命周期各阶段的具体技术要求，或空间序列等编织出的标准体系结构图。如系统生命周期序列，按照系统的生命周期阶段（概念阶段、开发阶段、生产阶段、支持阶段、退役阶段）展开的序列结构，主要体现着标准化对象在活动流程中的时间性，比如数据库的设计过程、数据库应用系统的开发都有比较严格的流程控制，它们都是由若干阶段前后相继完成的，前一阶段的标准是后续阶段标准得以实施的前提，如数据库设计过程中需求标准与逻辑设计规范之间就是线性结构。信息服务序列主要是围绕信息的采集、加工、存储、访问、开发利用、服务等。

（三）标准体系的特征

标准体系具有六个特征，即目标性、集合性、可扩展性、关联性、整体性、环境适应性。

1. 目标性　标准体系实质上是标准的逻辑组合，是为使标准化对象具备一定的功能和特征而进行的组合。体系内各个标准都是为了一个共同的功能形成的，而非各子系统功能的简单叠加。

2. 集合性　标准体系是由两个以上可以相互区别的单元有机结合起来，完成某一功能的综合体。随着现代社会的发展，标准体系的集合性日益明显，任何一个孤立标准几乎很难独自发挥效应。

3. 可扩展性　为保证标准体系有效性，必须要求标准体系具有可扩展性。大多数情况下，标准只是某一技术水准、管理水平和经验的反映，具有一定的先进性。但随着经济社会与科学技术的不断发展，标准化对象也会发生变化、标准技术或者管理水平也会不断提升，这些均要求制定新标准、修订或废止已有标准，分解细化单个标准的内容形成多个标准或将多个标准进行组合形成系列标准等。标准体系的可扩展性直接影响标准体系的维护难度。

4. 关联性 标准体系内各单元相互联系又相互作用，相互制约又相互依赖，它们之间任何一个发生变化，其他有关单元都要作相应地调整和改变。

5. 整体性 标准体系是构建标准体系的一个主要出发点。在一个标准体系中，标准的效应除了直接产生于各个标准自身之外，还需要从构成该标准体系的标准集合之间的相互作用中得到。构成标准体系的各标准，并不是独立的要素，它们之间相互联系、相互作用、相互约束、相互补充，从而构成一个完整统一体。

6. 环境适应性 标准体系存在于一定的经济体制和社会环境之中，必然要受经济社会发展的影响与制约，因此必须适应其周围的经济社会环境。

二、中医药信息标准体系建设的作用和意义

2011 年 9 月，国家中医药管理局委托湖北中医药大学牵头承担《中医药信息标准体系表》编制研究任务，历经近两年的编制研究，2013 年 7 月 19 日国家中医药管理局正式印发《中医药信息标准体系表（试行）》，规定了中医药信息标准体系的层次结构、分类类目、标准代码编制方法和标准明细表，确定了中医药信息标准制定的优先级与合理性。该体系表适用于中医药医疗、保健、科研、教学、产业、文化等领域的信息标准化，也适用于指导中医药行业管理、出版、社团及国际交流等的信息标准化工作，可用于指导中医药信息化规划、建设、运行，以及中医药信息化标准的制定、修订与管理。2018 年 5 月，国家中医药管理局委托中国中医药信息学会牵头承担《中医药信息标准体系表》的修订任务。

中医药信息标准体系是一个有机联系的中医药信息标准共同体，也是中医药信息标准化建设的主要内容，是中医药信息标准化体系的核心组成部分，是在现有中医药信息标准系统的基础上，以现代标准化科学理论和方法为指导，以中医药现代化为目标而建立起来的具有现代特征的标准化体系。中医药信息标准体系建设，将立足当前、面向长远，提升水平、注重实效，对于保障中医药信息标准化工作顺序开展，提高标准制修订水平，全面发挥中医药信息标准化在中医药事业发展中的引领和支撑作用具有深远意义。

（一）保障中医药信息标准化全面发展的基础工作

中医药信息标准体系建设的首要任务就是开展中医药信息标准分类规范研究，即确定中医药信息标准的分类原则、分类依据和分类方法。准确合理的标准分类是设计中医药信息标准体系框架的关键，决定着中医药信息标准化建设与发展的总体方向和质量水平。中医药信息标准体系框架使中医药信息标准的构成及内在

联系有一个清晰的整体蓝图和标准制定表，能够有效促进中医药信息标准在信息化高质量发展中的支撑和保障作用，是中医药信息互联互通、有效共享的基础工程，对中医药信息化跨越式、高质量发展具有重要作用。

（二）提升中医药行业管理效能和数据治理能力的迫切需要

中医药信息标准体系的建立，有利于国家中医药信息化、标准化管理部门掌握中医药信息标准制修订进展情况，明确未来工作重点和发展方向，明确中医药信息标准化建设发展需求。并为中医药行业主管部门分析中医药行业信息化建设与发展对标准的需求，为制定中医药信息标准制修订计划提供翔实的信息，也是实现中医药信息化建设、规范中医药行业管理、提高工作质量和效率的基础工程和支撑工程。在党的十九大报告中，习近平总书记提出了"推动互联网、大数据、人工智能和实体经济深度融合"的要求，数据价值、数据治理被越来越多的国家政府、组织机构、企业管理者重视和使用，中医药信息标准体系的构建，科学规划和设计着中医药行业数据分析、数据安全、数据质量管理等技术标准，数据处理平台、开放数据集、数据服务平台等方面的标准，组织开展相关标准的研究编制，将有助于提升中医药健康大数据相关技术的规范性和科学性，推动中医药行业数据治理能力提升。

（三）规划中医药信息标准制定和推进中医药信息化发展

中医药信息标准体系表将列出现有的、正在制定的和应予制定的中医药信息标准，指引今后中医药信息标准研究与制修订的方向，是安排中医药信息标准制修订年度及长远计划的重要依据，可避免标准计划安排的盲目性，从而加快中医药信息标准制修订的速度。中医药信息标准体系的构建将逐步建立覆盖中医药信息管理、建设、应用、安全及运行维护等各方面完备的信息化标准体系，不断提高中医药信息化建设与管理水平，更好地推进和指导中医药信息化工作和发展，能够为分析中医药行业信息化发展对标准的需求提供翔实的信息。

第二节　中医药信息标准体系框架

一、标准体系框架设计方法

标准体系框架的构建即指标准体系表中的层次结构方框图或序列结构方框图

110

的绘制过程。在标准体系表的层次结构形式中，标准体系框架即指层次结构方框图的具体结构，它体现了纳入体系中不同标准的排列形式，这种排列形式表现为分类组合和层次结构。标准体系框架构建的关键是确定标准的分类组合和层次结构，此外，还包括体系框架结构图的最终绘制等具体内容。

（一）层次结构的划分方法

从一定范围内的若干个标准中提取共性特征制定成共性标准，将此共性标准安排在标准体系表内的被提取的若干个标准之上。这种提取出来的共性标准构成标准体系中的一个层次。

我国已建立了较为完备的国家标准体系，国家标准、行业标准、团体标准、地方标准、企业标准根据标准发布机构的权威性，代表着不同标准级别；全国通用、行业通用、专业通用、产品标准，根据标准适用的领域和范围，代表标准体系的不同层次。国家标准体系的范围涵盖跨行业全国通用综合性标准、行业范围通用的标准、专业范围通用的标准，以及产品标准、服务标准、过程标准和管理标准；行业标准体系是由行业主管部门规划、建设并维护的标准体系，涵盖本行业范围通用的标准、本行业的细分级专业（二级专业……）标准，以及产品标准、服务标准、过程标准和管理标准。团体标准是根据市场化机制由社会团体发布的标准，可能包括全国通用标准、行业通用标准、专业通用标准，以及产品标准、服务标准、过程标准或管理标准等，参见《团体标准化 第 1 部分：良好行为指南》（GB/T 20004.1—2016）。

标准体系框架层次结构的确定包括两方面内容，一是确定分为几层，二是确定每层的内容。对于层次的数量可以在参照全国标准体系表中相应标准体系表的层次结构的基础上结合自身体系内标准构成的特点进行确定。在标准体系结构图中包含多个行业产品时的层次结构，可参照图 5-2、图 5-3 所示的结构。

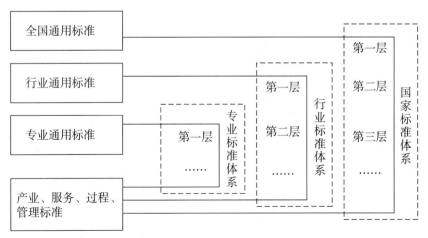

图 5-2　我国标准体系的标准层次和标准级别关系图

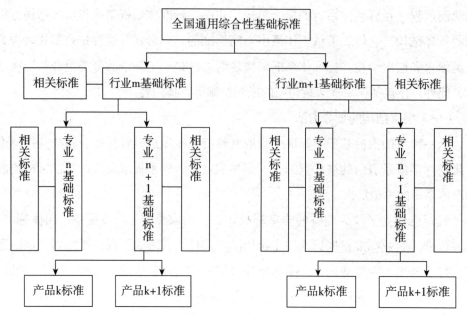

图 5-3　多行业产品的标准体系层次结构图

（二）标准分类方法

标准化工作是一项复杂的系统工程，标准为适应不同的要求从而构成一个庞大而复杂的系统，不可能只用一个标志对所有标准进行分类。为了不同的目的，人们从不同的角度和属性将标准进行分类。我国目前比较通用的是根据标准主体、法律的约束性、编制目的、标准化对象、标准内容的功能等对标准进行分类，第一章第三节对此进行了详细的阐述，在此不再累述。

（三）层次结构方框图的绘制方法

标准体系框架构建的最终结果即绘制出一个完整的层次结构方框图，为便于今后标准体系表的编制，每个方框均编上图号，这样不仅能明确标准在整个体系中的位置，还可以为今后标准数据库的检索提供检索信息。图号可以根据具体的层次结构进行编制，无固定编制方法。

二、信息标准体系框架模型

（一）信息标准体系框架模型一

信息标准体系是按照信息化的各种技术和应用领域，将相关标准进行科学合理分类和管理的有机整体。结合信息化体系六要素，将信息标准体系划分为信息基础标准体系、信息资源标准体系、网络基础建设标准体系、信息安全标准体系、应用标准体系、管理标准体系等六大类，提出的信息标准体系框架模型如图 5-4 所示。

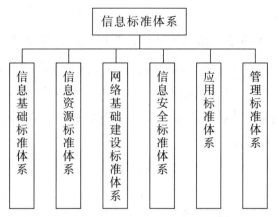

图5-4 信息标准体系框架模型（按信息化体系六要素划分）

（二）信息标准体系框架模型二

根据标准性质分类法，标准可分为技术标准、管理标准、工作标准。由于各类标准按照标准化对象划分又都包括了基础标准，从标准化、信息化的现状调查和分析研究的基础上，并在国家信息标准体系的框架内，提出信息标准体系另一种分类框架模型：根据标准化对象特征将信息标准体系划分为"基础标准""技术标准""管理标准""工作标准"等四个分体系，如图5-5所示。

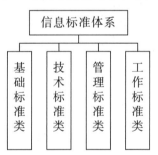

图5-5 信息标准体系框架模型（按标准性质划分）

三、中医药信息标准体系框架结构

建立中医药信息标准体系的首要任务就是制定科学合理实用的体系框架。根据中医药自身发展规律和行业规范管理的实际需要，按照标准化科学和分类学的基本技术要求，确立中医药信息标准的分类原则和方法，形成中医药信息标准体系架构结构，完成具有科学性、系统性、可扩延性等要求的中医药信息标准体系层次结构的设计。

（一）标准化体系框架的三维空间结构

依据印度魏尔曼提出的标准体系表三维结构思想，结合中医药信息化的特点，并参考国内其他领域现有标准体系框架的研究成果，提出中医药信息标准体系框架模型，如图 5-6 所示。

中医药信息标准体系采用三维结构，并以信息化建设涉及的关键信息技术（技术）、业务应用（应用）和项目管理（管理）作为标准体系的三个维度，建立中医药信息标准体系的三维框架。在每一维结构中增加小门类，延伸结构的空间，扩展标准的存储容量，为标准体系的未来发展准备了广阔的空间，在结构上体现了框架的先进性和科学性。

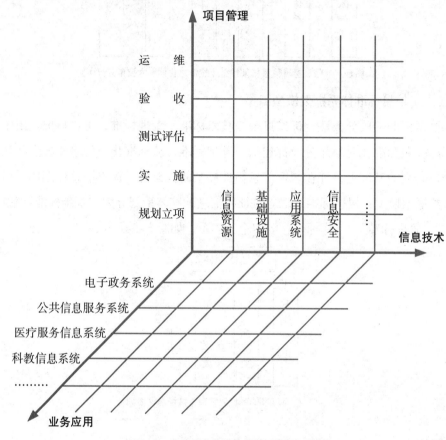

图 5-6　中医药信息标准体系三维框架结构

1. 信息技术维　信息技术涉及的范围很广，包含信息的采集、表示、处理、安全、传输、交换、显现、管理、组织、存储、检索等各种软硬件技术。特别是当前云计算、大数据、物联网、移动互联网、人工智能、区块链等信息技术发展迅速，信息技术永远不能枚举完整。因此，在信息技术维，不能对信息技术进行简单罗列，而应结合中医药信息化建设的需要，着眼其在中医药信息化建设中的具体应用，分成简明的几个层次。参考国家信息化体系六要素，结合中医药信息化建设与发展的具体需求，可将信息技术维分为信息资源、基础设施、应用系统、信息安全等方面。

2. 业务应用维　依据中医药的业务领域，参考中医药信息化建设发展规划，将中医药信息化业务应用划分为电子政务、综合管理、公共信息服务、医疗服务、预防保健、中医药科技、中医药教育、中医药文化、中药产业、中医药国际交流等业务应用系统几个方面。

3. 项目管理维 科学合理的组织与管理是中医药信息标准项目建设能够顺利进行的必要保证。按照项目管理流程，分为规划、立项、实施、质控、设计、测试、评估、验收、运维等部分。

（二）三维框架模型转化为二维框架

三维框架模型是对标准体系内容进行描述的框架，不能直接用于具体标准制定，能直接用于具体标准制定的是标准体系表。标准体系表是二维层次结构，最低层为具体标准名称。因此，有必要将三维模型转化为二维框架，以进一步制定标准体系表。

1. 研究内容的进一步划分 为了便于对标准体系进行研究，将中医药信息化建设抽象为信息资源、业务应用、信息技术支撑和管理保障四个功能视角。信息资源角度主要是为中医药信息化工作顺利开展和信息资源共享提供数据支撑，包括数据元、元数据、数据集、数据库、描述技术和目录/WEB服务等。业务应用角度主要从业务领域出发，根据中医药事务的具体需求，提出各种功能要求，如电子政务、综合管理、公共信息服务、医疗服务、预防保健、中医药科技、中医药教育、中医药文化、中药产业、中医药国际交流等业务应用系统。信息技术支撑角度从提供信息服务的角度出发归纳出满足业务应用需要的各种信息化技术手段。管理保障为信息化标准体系建设提供系统的政策保障措施。四个研究角度之间及与对应标准规范间的关系，如图5-7所示。

2. 体系框架的进一步细化 以信息技术为例，可进一步分解为图5-8所示内容。

当两维内容相交，可以派生出一系列的具体标准。如中医药电子政务系统建设与数据资源相交，所形成的标准如图5-9所示。

结合图5-6中医药信息标准体系三维框架结构中项目管理维各阶段的划分，可将每个具体项目或标准制修订的过程划分为规划立项、测试、实施招标、设计、验收、部署等阶段。

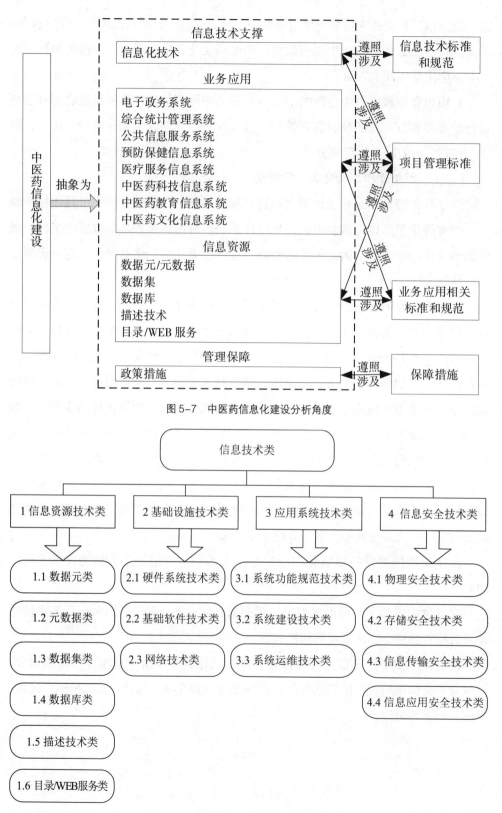

图 5-7 中医药信息化建设分析角度

图 5-8 信息技术维分解

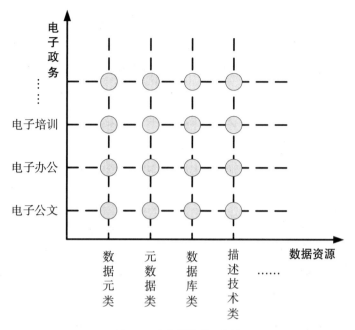

图 5-9　框架结构平面分析

第三节　中医药信息标准体系表

　　中医药信息标准体系表由中医药信息标准体系层次结构图、标准明细表、标准统计表和编制说明组成。标准体系结构图一般由总结构方框图和若干个子方框图组成。按照统一格式将已颁布标准、在研标准项目和计划标准项目进行归纳整理，分类编码，形成标准明细表。遵照国家标准《标准体系构建原则和要求》（GB/T 13016—2018）的统一规定和要求，编制《中医药信息标准体系表》，形成标准文本。

一、标准体系构建原则

　　中医药信息标准体系的建立应在国家信息化标准体系的框架内，结合我国中医药行业的特点，提出具有本行业自身特点的信息化标准体系，并据此形成指导中医药信息化建设的指导性文件，作为中医药信息化建设的基础与支撑。一方面应结合我国信息化标准化有关成果和国际信息化标准化发展现状与趋势，另一方面要突出中医药信息化的特点，充分考虑中医药信息化的发展规律和需求，使之

117

符合国际信息化发展的大方向，为中医药信息化建设服务。

中医药信息标准体系研究应按照《标准体系构建原则和要求》（GB/T 13016—2018）中的有关规定，注重总体的分类合理和结构科学。既要注重与现行信息技术有关的国家标准、行业标准和国际标准的相互衔接，又要充分考虑中医药信息化的不断发展对标准提出的更新、扩展和延伸的要求。因此标准体系分类和体系表编制应遵循以下原则。

科学性：标准化的基本原则，是应用系统和技术系统安全、可靠、稳定运行的根本保障。

完整性：将中医药信息化建设与发展所需的各项标准分门别类地纳入相应的体系表中，并使这些标准协调一致，相互配套，构成一个完整的框架。

系统性：标准体系中各个标准之间内部联系和区别的体现。即恰当地将中医药信息化涉及的各类标准安排在相应的专业序列中，做到层次合理、分明，标准之间体现出相互依赖、衔接的配套关系，并避免相互间的交叉。

先进性：中医药信息标准体系所列标准，应充分体现中医药的学术特点和信息处理需求，借鉴国际、国内及相关行业信息化标准制定经验，做到与国际国内标准一致或兼容。

可预见性：在编制中医药信息标准体系时，既要考虑到目前的信息技术水平，也要对未来信息技术的发展有所预见，使中医药信息标准体系能适应中医药信息化建设各项应用技术的迅猛发展。

可扩充性：应考虑中医药信息化建设与发展对标准提出的更新、扩展和延伸的要求。中医药信息标准体系的内容并非一成不变，它将随着中医药学术、信息技术的发展和相关国际标准、国家标准、行业标准的不断完善而进行充实和更新。

二、中医药信息标准分类及编码

中医药信息标准体系隶属于中医药标准体系，为保证一致性和完整性，中医药信息标准体系表将中医药信息标准划分为"信息基础标准类""信息技术标准类""信息管理标准类"和"信息工作标准类"4个大类目。各类信息标准按照不同属性和需要进行细分，并确定其子类目。按照中医药信息标准体系层次结构的划分，将中医药信息标准划分为五层，分别为大类、中类、小类、细类和标准顺序号，各中医药信息标准在体系表中指定唯一编号。其分类代码结构，如图5-10所示。

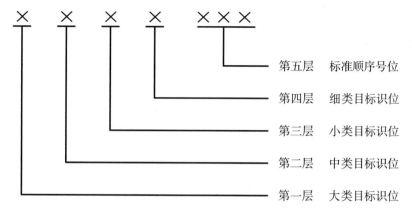

图 5-10 中医药信息标准分类代码结构图

说明：大类、中类、小类和细类等类目标识位，均为一个码位。在实际编码中，大类（包括基础、技术、管理和工作类）用数字"1"到"4"依次表示；中类、小类和细类等类目标识均从数字"1"开始编码，如阿拉伯数字（1～8）不够用时，按大写英文字母（A～Z）顺序续编；标准顺序号位由 3 位阿拉伯数字表示。

遵照分类学的要求，在中类、小类和细类等 3 个类目中均设置了"其他类"，以保证其分类的冗余性和可扩展性，并统一以数字"9"作为该类目的标识码；当某类标准分类尚未细分，造成其标准代码出现空位时，均以"0"补位，以保证所有标准代码长度的一致性。例如："中医医院信息系统基本功能规范"的标准体系表编号为"2.4.2.0.001"，示意图如图 5-11 所示。

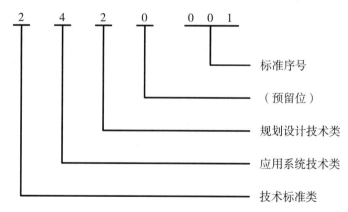

图 5-11 "中医医院信息系统基本功能规范"标准体系表编号示意图

三、中医药信息标准体系层次结构

中医药信息标准体系层次结构以方框图形式表示，由信息基础标准、信息技术标准、信息管理标准和信息工作标准四个分体系组成，如图 5-12 所示。

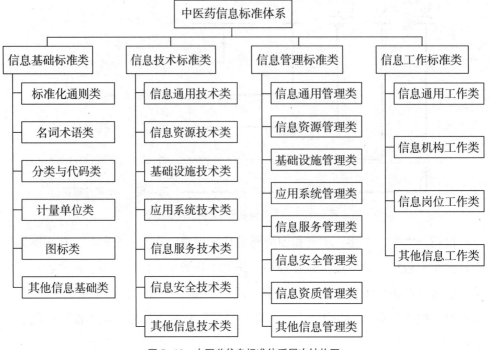

图5-12　中医药信息标准体系层次结构图

（一）信息基础标准类

信息基础标准是在中医药信息化范围内作为该领域其他类别标准的基础并普遍使用，具有广泛指导意义的标准。在中医药信息化建设与发展中具有广泛的适用范围或适用于中医药信息领域的通用条款的标准，即在一定范围内作为中医药信息化领域其他类别标准的基础并普遍使用，具有广泛指导意义的标准。其类目下分为：标准化通则类、名词术语类、分类与代码类、计量单位类、图标类和其他信息基础类等6个中类目，其三级分层结构，如图5-13所示。

1.标准化通则类　中医药信息标准制修订中需要共同遵循的标准，主要用于指导和规范标准的制修订工作，是对中医药信息标准的具体编写内容、格式等进行规范的标准。其类目下分为：标准体系表、标准制修订通则和其他标准化通则等3个小类目。

2.名词术语类　对中医药信息领域中的名词及用语的名称和定义进行规范。其类目下分为：通用名词术语、专用名词术语和其他名词术语等3个小类目。

3.分类与代码类　将具有共同属性或特征的信息归并在一起，通过其类别的属性或特征对信息进行分类，并对分类后的信息科学地赋予代码或某种符号体系，以满足中医药信息化建设互联互通、资源共享和信息交换与处理的需要。其类目下分为：通用分类与代码、专用分类与代码和其他分类与代码等3个小类目。

4.计量单位类　对中医药信息领域内所使用的各种计量单位进行规范的标准。

其类目下分为：通用计量单位、专用计量单位和其他计量单位等3个小类目。

5. 图标类 对中医药信息领域内所使用的各类图形、标志、符号的使用、式样及其含义进行规范的标准。其类目下分为：通用图标、专用图标和其他图标等3个小类目。其中通用图标文档是指国家法定公用图标文档；专用图标是指中医药信息领域专用的图标文档。

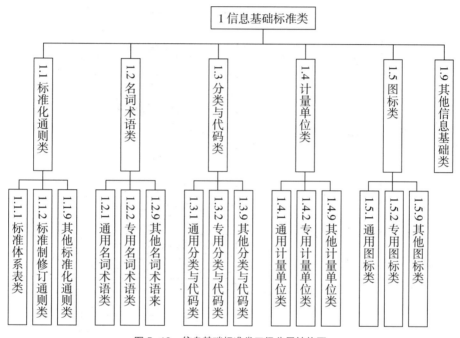

图 5–13　信息基础标准类三级分层结构图

（二）信息技术标准类

信息技术标准是为规范中医药信息化领域中需要协调统一的技术事项所制定的标准。中医药信息标准体系中的技术标准大类下分为：信息通用技术类、信息资源技术类、基础设施技术类、应用系统技术类、信息服务技术类、信息安全技术类和其他信息技术类等7个中类目，其三级分层结构，如图5–14所示。

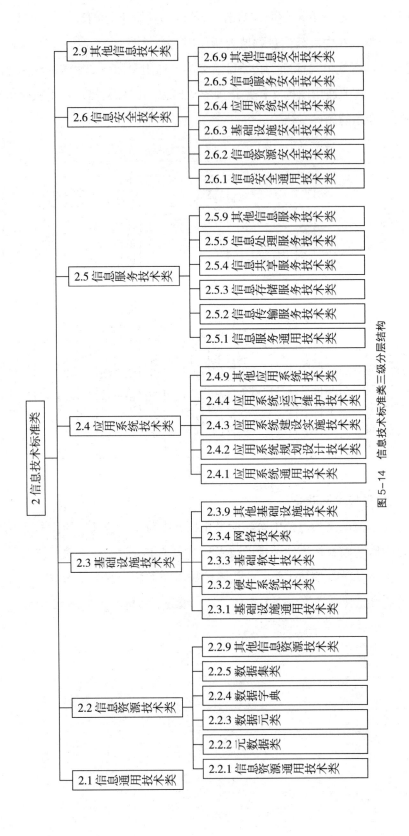

图 5-14 信息技术标准类三级分层结构

中医药信息标准编制要求与方法

122

1. 信息通用技术类 指包括信息资源、基础设施、应用系统、信息安全等中医药信息标准通用的共性标准，在中医药信息技术标准类中具有通用性。

2. 信息资源技术类 指按照特定目的和规则采集、加工和创造的信息数据的集合。从信息资源的采集、分类、目录、存储和服务等环节入手，其类目下分为：信息资源通用技术、元数据、数据元、数据字典、数据集和其他信息资源技术等6个小类目。

3. 基础设施技术类 适用于基础设施和网络建设，为信息传输、交换和资源共享提供技术支撑。其类目下分为：基础设施通用技术、硬件系统技术、基础软件技术、网络技术和其他基础设施技术等5个小类目。

4. 应用系统技术类 主要包括中医药行业管理信息系统、业务系统及相应子系统建设所需的技术标准。其类目下分为：应用系统通用技术、应用系统规划设计技术、应用系统建设实施技术、应用系统运行维护技术和其他应用系统技术等5个小类目。

5. 信息服务技术类 主要包括中医药信息交换共享与信息服务的相关技术标准。其类目下分为：信息服务通用技术、信息传输服务技术、信息存储服务技术、信息共享服务技术、信息处理服务技术和其他信息服务技术等6个小类目。

6. 信息安全技术类 保障中医药信息化建设安全运行、确保信息和系统的保密性、完整性和可用性，为中医药信息化建设提供网络安全方面所需的标准和规范。其类目下分为：信息安全通用技术、信息资源安全技术、基础设施安全技术、应用系统安全技术、信息服务安全技术和其他信息安全技术等6个小类目。

（三）信息管理标准类

信息管理标准是对中医药信息化领域中需要协调统一的管理事项所制定的标准，也就是规范中医药信息化建设的管理，为管理机构行使其管理职能所指定的具有特定管理功能的信息标准。中医药信息标准体系中管理标准大类下分为：信息通用管理类、信息资源管理类、基础设施管理类、应用系统管理类、信息服务管理类、信息安全管理类、信息资质管理类和其他信息管理类等8个中类目，其三级分层结构，如图5-15所示。

1. 信息通用管理类 指在中医药信息管理标准类中具有通用性的标准，主要包括信息资质、基础设施、应用系统、信息安全、信息化工程、文档与服务管理等中医药信息管理标准共性标准。

2. 信息资源管理类 主要包括信息资源通用管理、信息资源建设管理、信息资源利用管理和其他信息资源管理等4个小类目。

3. 基础设施管理类 主要包括基础设施通用管理、基础设施建设实施管理、基础设施评估监督管理、基础设施运行维护管理和其他基础设施管理等 5 个小类目。

4. 应用系统管理类　主要包括应用系统通用管理、应用系统建设实施管理、应用系统评估监督管理、应用系统运行维护管理和其他应用系统管理等 5 个小类目。

5. 信息服务管理类　主要包括信息服务通用管理、信息传输服务管理、信息存储服务管理、信息共享服务管理、信息处理服务管理和其他信息服务管理等 6 个小类目。

6. 信息安全管理类　主要包括信息安全通用管理、信息资源安全管理、基础设施安全管理、应用系统安全管理、信息服务安全管理和其他信息安全管理等 6 个小类目。

7. 信息资质管理类　主要包括信息资质通用管理、信息机构资质管理、信息人员资质管理、信息技术资质管理和其他信息资质管理等 5 个小类目。

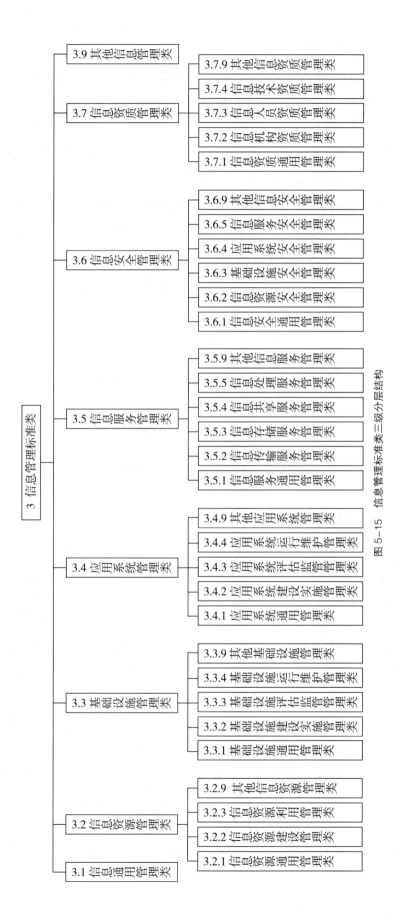

图 5-15 信息管理标准类三级分层结构

（四）信息工作标准类

信息工作标准是对中医药信息化领域中需要协调统一的工作事项所制定的标准，一般由中医药机构（企业）自行制定岗位职责和工作定额等内部规范性文件，包括单位内部的工作制度和规章等，主要是单位内部管理的依据和正常工作的保障。依据国家标准化有关规定不将工作标准纳入行业认证管理范畴，但为保证中医药信息化标准体系的完整性，将工作标准分类类目列入中医药信息工作标准分类体系之中，但其标准目录不纳入中医药信息标准体系明细表。其类目下分为：信息通用工作类、信息机构工作类、信息岗位工作类和其他信息工作类等 4 个中类目。其二级分层结构，如图 5-16 所示。

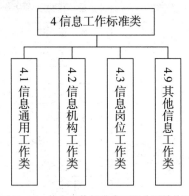

图 5-16　信息工作标准类二级分层结构图

四、中医药信息标准体系明细表

标准体系表用以表达标准体系的构思、设想、整体规划，是表达标准体系概念的模型。标准体系表是标准体系层次结构和标准之间关系的一种表达方式，是编制标准制修订计划的重要依据之一，是一定范围内包括现有、在研和预计制定标准的蓝图，用以规划和指导行业标准化的建设。在信息化标准体系技术参考模型和逻辑模型研究的基础上，构建了中医药信息标准体系三维空间结构，并有效地转化成中医药信息标准体系。中医药信息标准体系明细表是中医药信息标准体系表的重要组成部分，在三维模型中将各维的节点相互组合加以分析，就可在中医药标准数据库和相关标准库中查找和筛选出需要的标准，之后按中医药信息标准体系结构纳入并分层整理归类，就得到所需要的标准明细表。

中医药信息标准体系明细表结合实际工作情况对各类标准的纳入范围和原则进行明确，主要是中医药信息化建设现行的、正在制定的和应予制定的信息标准目录。标准收录范围包括国家中医药管理局已经发布实施、正在制定和应予制定的信息标准，以及中医药信息化建设必须遵循的相关标准和规范性文件等。

（一）信息基础标准明细表

表 5-1 中医药信息基础标准明细表

序号	标准体系表编号	标准名称	标准编号	宜定级别	实施日期	备注
		1.1 标准化通则类				
1	1.1.1.0.001	中医药信息标准体系表（试行）	国中医办发〔2013〕41号			
2	1.1.1.0.002	中医药卫生经济信息标准体系表	T/CIATCM 008—2019		2019-05-01	
		1.2 名词术语类				
3	1.2.2.0.001	中医基础理论术语	GB/T 20348—2006		2006-10-01	
4	1.2.2.0.002	中医临床诊疗术语 疾病部分	GB/T 16751.1—1997		1997-10-01	
5	1.2.2.0.003	中医临床诊疗术语 第2部分：证候	GB/T 16751.2—2021		2021-11-26	
6	1.2.2.0.004	中医临床诊疗术语 治法部分	GB/T 16751.3—1997		1997-10-01	
7	1.2.2.0.005	中医药信息化常用术语	T/CIATCM 001—2019		2019-05-01	
8	1.2.2.0.006	腧穴名称与定位	GB/T 12346—2006		2006-12-01	
9	1.2.2.0.007	耳穴名称与定位	GB/T 13734—2008		2008-07-01	
10	1.2.2.0.008	中医病证术语属性描述基本模型	T/CIATCM 021—2019		2019-05-01	
		1.3 分类与代码类				
11	1.3.2.0.001	中医病证分类与代码	GB/T 15657—2021		2021-10-11	
12	1.3.2.0.002	全国主要产品分类与代码 第1部分：可运输产品（中药部分）	GB/T 7635.1—2002		2003-04-01	
13	1.3.2.0.003	中药编码规则及编码	GB/T 31774—2015		2015-12-01	
14	1.3.2.0.004	中医舌象诊断信息分类与代码	T/CIATCM 010—2019		2019-05-01	
15	1.3.2.0.005	中医脉象诊断信息分类与代码	T/CIATCM 011—2019		2019-05-01	
16	1.3.2.0.006	中医临床基本症状信息分类与代码	T/CIATCM 020—2019		2019-05-01	

序号	标准体系表编号	标准名称	标准编号	宜定级别	实施日期	备注
17	1.3.2.0.007	中医特色治疗项目信息分类与代码	T/CIATCM 022—2019		2019-05-01	
18	1.3.2.0.008	临床中药基本信息分类与代码	T/CIATCM 024—2019		2019-05-01	
19	1.3.2.0.009	中医医院管理信息基本数据集分类	T/CIATCM 089—2020		2020-10-15	
		1.4 计量单位类				
		1.5 图标类				
		1.9 其他信息基础类				

（二）信息技术标准明细表

表 5-2 中医药信息技术标准明细表

序号	标准体系表编号	标准名称	标准编号	宜定级别	实施日期	备注
		2.1 信息通用技术类				
1	2.1.0.0.002	中医医疗信息标准特征性描述框架	T/CIATCM 037—2019		2019-05-01	
		2.2 信息资源技术类				
2	2.2.3.1.002	中医药信息数据元目录	T/CIATCM 002—2019		2019-05-01	
3	2.2.3.1.003	中医药综合统计信息数据元目录	T/CIATCM 004—2019		2019-05-01	
4	2.2.3.1.004	中医医院护理管理信息数据元目录	T/CIATCM 026—2019		2019-05-01	
5	2.2.3.1.005	中医医院资源管理信息数据元目录	T/CIATCM 033—2019		2019-05-01	
6	2.2.3.1.006	基层医疗卫生机构中医诊疗区（中医馆）健康信息平台信息数据元目录	T/CIATCM 046—2019		2019-05-01	
7	2.2.3.2.001	中医药信息数据元值域代码	T/CIATCM 003—2019		2019-05-01	

序号	标准体系表编号	标准名称	标准编号	宜定级别	实施日期	备注
8	2.2.3.2.002	中医药综合统计信息数据元值域代码	T/CIATCM 005—2019		2019-05-01	
9	2.2.3.2.003	中医医院护理管理信息数据元值域代码	T/CIATCM 027—2019		2019-05-01	
10	2.2.3.2.004	基层医疗卫生机构中医诊疗区（中医馆）健康信息平台信息数据元值域代码	T/CIATCM 047—2019		2019-05-01	
11	2.2.3.2.005	中医医院经济管理绩效考评信息数据元目录	T/CIATCM 059—2020		2020-10-15	
12	2.2.3.2.006	中医医院经济管理绩效考评信息数据元值域代码	T/CIATCM 060—2020		2020-10-15	
13	2.2.3.2.007	中医临床路径信息数据元目录	T/CIATCM 071—2020		2020-10-15	
14	2.2.3.2.008	中医临床路径信息数据元值域代码	T/CIATCM 072—2020		2020-10-15	
15	2.2.3.2.009	中医医院医疗质量控制信息数据元目录	T/CIATCM 077—2020		2020-10-15	
16	2.2.3.2.010	中医医院医疗质量控制信息数据元值域代码	T/CIATCM 078—2020		2020-10-15	
17	2.2.3.2.011	中医医院协同办公信息数据元目录	T/CIATCM 084—2020		2020-10-15	
18	2.2.3.2.012	中医医院协同办公信息数据元值域代码	T/CIATCM 085—2020		2020-10-15	
19	2.2.3.2.013	中医医院资源管理信息数据元值域代码	T/CIATCM 087—2020		2020-10-15	

序号	标准体系表编号	标准名称	标准编号	宜定级别	实施日期	备注
20	2.2.5.0.001	中医药综合统计信息基本数据集	T/CIATCM 006—2019		2019-05-01	
21	2.2.5.0.002	中医电子病历基本数据集	T/CIATCM 013—2019		2019-05-01	
22	2.2.5.0.003	推拿科电子病历基本数据集	T/CIATCM 014—2019		2019-05-01	
23	2.2.5.0.004	骨伤科电子病历基本数据集	T/CIATCM 015—2019		2019-05-01	
24	2.2.5.0.005	针灸科电子病历基本数据集	T/CIATCM 016—2019		2019-05-01	
25	2.2.5.0.006	中药煎药管理与质量控制信息基本数据集	T/CIATCM 023—2019		2019-05-01	
26	2.2.5.0.007	中医临床护理信息基本数据集 第1部分：护理评估记录	T/CIATCM 030.1—2019		2019-05-01	
27	2.2.5.0.008	中医临床护理信息基本数据集 第2部分：护理记录	T/CIATCM 030.2—2019		2019-05-01	
28	2.2.5.0.009	中医临床护理信息基本数据集 第3部分：ICU护理记录	T/CIATCM 030.3—2019		2019-05-01	
29	2.2.5.0.010	中医临床护理信息基本数据集 第4部分：NICU护理记录	T/CIATCM 030.4—2019		2019-05-01	
30	2.2.5.0.011	中医临床护理信息基本数据集 第5部分：急诊护理记录	T/CIATCM 030.5—2019		2019-05-01	
31	2.2.5.0.012	中医临床护理信息基本数据集 第6部分：产科护理记录	T/CIATCM 030.6—2019		2019-05-01	

序号	标准体系表编号	标准名称	标准编号	宜定级别	实施日期	备注
32	2.2.5.0.013	中医临床护理信息基本数据集 第7部分：血液净化护理记录	T/CIATCM 030.7—2019		2019-05-01	
33	2.2.5.0.014	中医临床护理信息基本数据集 第8部分：手术室护理记录	T/CIATCM 030.8—2019		2019-05-01	
34	2.2.5.0.015	中医临床护理信息基本数据集 第9部分：消毒供应中心记录	T/CIATCM 030.9—2019		2019-05-01	
35	2.2.5.0.017	中医医院护理管理信息基本数据集 第3部分：护理业务资源管理	T/CIATCM 028.3—2019		2019-05-01	
36	2.2.5.0.018	中医医院护理管理信息基本数据集 第2部分：护理财力与物力资源管理	T/CIATCM 028.2—2019		2019-05-01	
37	2.2.5.0.019	中医医院护理管理信息基本数据集 第1部分：护理人力资源管理	T/CIATCM 028.1—2019		2019-05-01	
38	2.2.5.0.020	中医药部门公共卫生服务补助资金项目管理信息基本数据集 第3部分：绩效考核管理	T/CIATCM 009.3—2019		2019-05-01	
39	2.2.5.0.021	中医药部门公共卫生服务补助资金项目管理信息基本数据集 第2部分：预算执行动态监控管理	T/CIATCM 009.2—2019		2019-05-01	

序号	标准体系表编号	标准名称	标准编号	宜定级别	实施日期	备注
40	2.2.5.0.022	中医药部门公共卫生服务补助资金项目管理信息基本数据集 第1部分：预算精细化管理	T/CIATCM 009.1—2019		2019-05-01	
41	2.2.5.0.023	中医医院协同办公信息基本数据集	T/CIATCM 031—2019		2019-05-01	
42	2.2.5.0.024	中医医院资源管理信息基本数据集 第1部分：人力资源管理	T/CIATCM 034.1—2019		2019-05-01	
43	2.2.5.0.025	中医医院资源管理信息基本数据集 第2部分：财力资源管理	T/CIATCM 034.2—2019		2019-05-01	
44	2.2.5.0.026	中医医院资源管理信息基本数据集 第3部分：物力资源管理	T/CIATCM 034.3—2019		2019-05-01	
45	2.2.5.0.027	中医医院资源管理信息基本数据集 第4部分：综合管理	T/CIATCM 034.4—2019		2019-05-01	
46	2.2.5.0.028	中医医院伦理审查信息基本数据集	T/CIATCM 036—2019		2019-05-01	
47	2.2.5.0.029	基层医疗卫生机构中医诊疗区（中医馆）电子病历基本数据集	T/CIATCM 041—2019		2019-05-01	
48	2.2.5.0.030	基层医疗卫生机构中医诊疗区（中医馆）知识库信息基本数据集	T/CIATCM 045—2019		2019-05-01	

中医药信息标准编制要求与方法

序号	标准体系表编号	标准名称	标准编号	宜定级别	实施日期	备注
49	2.2.5.0.031	基层医疗卫生机构中医诊疗区（中医馆）基本医疗管理信息基本数据集	T/CIATCM 049—2019		2019-05-01	
50	2.2.5.0.032	基层医疗卫生机构中医诊疗区（中医馆）治未病信息基本数据集	T/CIATCM 051—2019		2019-05-01	
51	2.2.5.0.033	基层医疗卫生机构中医诊疗区（中医馆）远程会诊信息基本数据集	T/CIATCM 053—2019		2019-05-01	
52	2.2.5.0.034	中医医院皮肤科电子病历基本数据集	T/CIATCM 064—2020		2020-10-15	
53	2.2.5.0.035	中医医院心血管科电子病历基本数据集	T/CIATCM 065—2020		2020-10-15	
54	2.2.5.0.036	中医医院急诊科电子病历基本数据集	T/CIATCM 066—2020		2020-10-15	
55	2.2.5.0.037	中医外科（疮疡血管外科）电子病历基本数据集	T/CIATCM 068—2020		2020-10-15	
56	2.2.5.0.038	中医临床路径信息基本数据集	T/CIATCM 073—2020		2020-10-15	
57	2.2.5.0.039	中医医院医技检查项目信息基本数据集	T/CIATCM 082—2020		2020-10-15	
58	2.2.5.0.040	中医医院临床药事管理信息基本数据集	T/CIATCM 088—2020		2020-10-15	

序号	标准体系表编号	标准名称	标准编号	宜定级别	实施日期	备注
59	2.2.5.0.041	基层医疗卫生机构中医诊疗区（中医馆）业务监管信息基本数据集				在研
60	2.2.5.0.042	基层医疗卫生机构中医诊疗区（中医馆）辅助开方信息基本数据集				在研
61	2.2.5.0.043	基层医疗卫生机构中医诊疗区（中医馆）信息管理信息基本数据集				在研
62	2.2.5.0.044	基层医疗卫生机构中医诊疗区（中医馆）养生保健信息基本数据集				在研
		2.3 基础设施技术类				
		2.4 应用系统技术类				
63	2.4.2.0.001	中医医院信息系统基本功能规范	国中医药办发〔2011〕46号		2011-10-12	
64	2.4.2.0.002	电子病历基本架构与数据标准（试行）	卫办发〔2009〕130号		2009-12-31	
65	2.4.3.0.001	电子病历系统功能规范（试行）	国中医药发〔2011〕4号		2011-10-12	
66	2.4.3.0.002	中医药综合统计网络直报信息系统基本功能规范	T/CIATCM 007—2019		2019-05-01	
67	2.4.3.0.003	治未病管理信息系统基本功能规范	T/CIATCM 017—2019		2019-05-01	
68	2.4.3.0.004	中医医院移动医疗系统基本功能规范	T/CIATCM 018—2019		2019-05-01	

序号	标准体系表编号	标准名称	标准编号	宜定级别	实施日期	备注
69	2.4.3.0.005	中医临床路径信息系统基本功能规范	T/CIATCM 019—2019		2019-05-01	
70	2.4.3.0.006	中医医院资源管理信息系统基本功能规范	T/CIATCM 035—2019		2019-05-01	
71	2.4.3.0.007	中医医院科研管理信息系统基本功能规范	T/CIATCM 038—2019		2019-05-01	
72	2.4.3.0.008	中医医院教学管理信息系统基本功能规范	T/CIATCM 039—2019		2019-05-01	
73	2.4.3.0.009	基层医疗卫生机构中医诊疗区（中医馆）电子病历系统基本功能规范	T/CIATCM 040—2019		2019-05-01	
74	2.4.3.0.010	基层医疗卫生机构中医诊疗区（中医馆）知识库信息系统基本功能规范	T/CIATCM 042—2019		2019-05-01	
75	2.4.3.0.011	基层医疗卫生机构中医诊疗区（中医馆）基本医疗管理信息系统基本功能规范	T/CIATCM 044—2019		2019-05-01	
76	2.4.3.0.012	基层医疗卫生机构中医诊疗区（中医馆）治未病信息系统基本功能规范	T/CIATCM 048—2019		2019-05-01	
77	2.4.3.0.013	基层医疗卫生机构中医诊疗区（中医馆）远程会诊信息系统基本功能规范	T/CIATCM 050—2019		2019-05-01	

序号	标准体系表编号	标准名称	标准编号	宜定级别	实施日期	备注
78	2.4.3.0.014	基层医疗卫生机构中医诊疗区（中医馆）远程教育信息系统基本功能规范	T/CIATCM 052—2019		2019-05-01	
79	2.4.3.0.015	基层医疗卫生机构中医诊疗区（中医馆）电子病历共享文档规范	T/CIATCM 055—2019		2019-05-01	
80	2.4.3.0.016	基层医疗卫生机构中医诊疗区（中医馆）辅助开方共享文档规范				在研
81	2.4.3.0.017	基层医疗卫生机构中医诊疗区（中医馆）信息管理共享文档规范				在研
82	2.4.3.0.018	基层医疗卫生机构中医诊疗区（中医馆）信息管理共享文档规范				在研
83	2.4.3.0.016	中医药部门公共卫生服务补助资金项目管理信息系统基本功能规范	T/CIATCM 061—2020		2020-10-15	
84	2.4.3.0.017	中医医院成本核算管理信息系统基本功能规范	T/CIATCM 062—2020		2020-10-15	
85	2.4.3.0.018	中医医院康复科信息系统基本功能规范	T/CIATCM 069—2020		2020-10-15	
86	2.4.3.0.019	中医术语编码与术语服务平台基本功能规范	T/CIATCM 075—2020		2020-10-15	
87	2.4.3.0.020	中医临床护理信息系统基本功能规范	T/CIATCM 081—2020		2020-10-15	

序号	标准体系表编号	标准名称	标准编号	宜定级别	实施日期	备注
88	2.4.3.0.021	中医医院协同办公系统基本功能规范	T/CIATCM 083—2020		2020-10-15	
89	2.4.3.0.022	中医类别执业医师定期考核管理信息系统功能规范	T/CIATCM 090—2020		2020-10-15	
90	2.4.3.0.023	基层医疗卫生机构中医诊疗区（中医馆）业务监管基本功能规范				在研
91	2.4.3.0.024	基层医疗卫生机构中医诊疗区（中医馆）知识库基本功能规范				在研
92	2.4.3.0.025	基层医疗卫生机构中医诊疗区（中医馆）信息管理基本功能规范				在研
93	2.4.3.0.026	基层医疗卫生机构中医诊疗区（中医馆）养生保健基本功能规范				在研
94	2.4.3.0.027	基层医疗卫生机构中医诊疗区（中医馆）辅助开方基本功能规范				在研
		2.5　信息服务技术类				
95	2.5.4.0.001	中医医院综合统计网络直报接口技术规范	T/CIATCM 063—2020		2020-10-15	
96	2.5.4.0.002	基层医疗卫生机构中医诊疗区（中医馆）数据接口技术规范	T/CIATCM 094—2020		2020-10-15	

序号	标准体系表编号	标准名称	标准编号	宜定级别	实施日期	备注
97	2.5.4.0.003	基层医疗卫生机构中医诊疗区（中医馆）互联互通接口规范				在研
		2.6 信息安全技术类				
		2.9 其他信息技术类				

（三）信息管理标准明细表

表 5–3 中医药信息管理标准明细表

序号	标准体系表编号	标准名称	标准编号	宜定级别	实施日期	备注
		3.1 信息通用管理类				
1	3.1.0.0.001	中医医院信息化建设基本规范	国中医药办发〔2011〕46 号		2011–10–12	
2	3.1.0.0.002	中医皮肤科结构化电子病历模板规范	T/CIATCM 067—2020		2020–10–15	
		3.2 信息资源管理类				
		3.3 基础设施管理类				
		3.4 应用系统管理类				
3	3.4.2.0.001	中医电子病历系统建设指南	T/CIATCM 012—2019		2019–05–01	
4	3.4.2.0.002	中药煎药管理与质量控制系统建设指南	T/CIATCM 025—2019		2019–05–01	
5	3.4.2.0.003	中医医院护理管理信息系统建设指南	T/CIATCM 029—2019		2019–05–01	
6	3.4.2.0.004	中医医院协同办公系统建设指南	T/CIATCM 032—2019		2019–05–01	
7	3.4.2.0.005	基层医疗卫生机构中医诊疗区（中医馆）健康信息平台终端建设指南	T/CIATCM 043—2019		2019–05–01	
8	3.4.2.0.006	基层医疗卫生机构中医诊疗区（中医馆）远程教育信息系统建设指南	T/CIATCM 054—2019		2019–05–01	

序号	标准体系表编号	标准名称	标准编号	宜定级别	实施日期	备注
9	3.4.2.0.007	省级中医药数据中心建设指南	T/CIATCM 056—2019		2019-05-01	
10	3.4.2.0.008	省级中医药数据中心管理规范	T/CIATCM 057—2019		2019-05-01	
11	3.4.2.0.009	基层医疗卫生机构中医诊疗区（中医馆）安全管理规范				在研
12	3.4.2.0.010	中医医院临床数据检索系统建设指南	T/CIATCM 076—2020		2020-10-15	
13	3.4.2.0.011	临床中药合理应用信息系统建设指南	T/CIATCM 080—2020		2020-10-15	
14	3.4.2.0.012	中医医院资源管理信息系统建设指南	T/CIATCM 086—2020		2020-10-15	
15	3.4.2.0.013	基层医疗卫生机构中医诊疗区（中医馆）电子病历系统建设指南	T/CIATCM 091—2020		2020-10-15	
16	3.4.2.0.014	基层医疗卫生机构中医诊疗区（中医馆）远程会诊系统建设指南	T/CIATCM 093—2020		2020-10-15	
		3.5　信息服务管理类				
17	3.5.3.0.001	中医住院电子病历数据质量控制标准	T/CIATCM 079—2020		2020-10-15	
18	3.5.4.0.001	名老中医典型病案共享数据库建设指南	T/CIATCM 070—2020		2020-10-15	
19	3.5.4.0.002	中医流派传承数据库建设指南	T/CIATCM 074—2020		2020-10-15	
20	3.5.4.0.003	基层医疗卫生机构中医诊疗区（中医馆）治未病信息共享文档规范	T/CIATCM 092—2020		2020-10-15	
		3.6　信息安全管理类				
		3.7　信息资质管理类				
		3.9　其他信息管理类				

第五章　中医药信息标准体系

139

（四）信息工作标准明细表

表 5–4　中医药信息工作标准明细表

序号	标准体系表编号	标准名称	标准编号	宜定级别	实施日期	备注
		4.1　信息通用工作类				
		4.2　信息机构工作类				
		4.3　信息岗位工作类				
		4.9　其他信息工作类				

　　中医药信息标准明细表共收录标准目录 136 项，其中中医药信息基础标准 19 项、中医药信息技术标准 97 项、中医药信息管理标准 20 项。按标准类目统计结果列表如表 5–5 所示。

表 5–5　中医药信息标准明细统计表

类目名称	标准分类	数量	占本类（比例%）	占总数（比例%）
基础标准类	标准化通则类	2	10.53	1.47
	名词术语类	8	42.11	5.88
	分类与代码类	9	47.37	6.62
	计量单位类	0	0	0
	图标类	0	0	0
	其他基础标准类	0	0	0
	小计	19	100	13.97
技术标准类	信息通用技术类	1	1.69	0.74
	信息资源技术类	61	69.49	44.85
	基础设施技术类	0	0	0
	应用系统技术类	32	28.81	23.53
	信息服务技术类	3	0	2.21
	信息安全技术类	0	0	0
	其他信息技术类	0	0	0
	小计	97	100	71.32
管理标准类	信息通用管理类	2	11.11	1.47
	信息资源管理类	0	0	0.00
	基础设施管理类	0	0	0.00
	应用系统管理类	14	88.89	10.29
	信息服务管理类	4	0	2.94
	信息安全管理类	0	0	0
	信息资质管理类	0	0	0
	其他信息管理类	0	0	0
	小计	20	100	14.71
合计		136		

中医药信息标准编制要求与方法

第六章　中医药信息标准编制

　　标准是一种特定形式的技术文件。为适应我国经济社会快速发展的需要，根据 ISO/IEC 导则的有关要求和我国标准化工作，2020 年 3 月 31 日，国家市场监督管理总局、国家标准化管理委员会发布了《标准化工作导则 第 1 部分：标准化文件的结构和起草规则》（GB/T 1.1—2020），2020 年 10 月 1 日实施，确立了标准化文件的结构及其起草的总体原则和要求，并规定了标准化文件名称、层次、要素的编写和表述规则及文件的编排格式，适用于国家、行业和地方标准化文件的起草，团体标准、企业标准等其他标准化文件的起草可参照使用。

　　标准起草者对标准技术内容选择和表述原则是否准确把握，直接影响标准编制质量，关系到标准的贯彻实施。只有熟练掌握各类标准的起草规则和方法，才能编制好标准。中医药信息标准的编制也不例外，要明确标准化的对象，运用好标准编制的方法和规则，掌握标准的结构、规范性技术要素等。本章主要阐述中医药信息标准化对象的确定、编写中医药信息标准的原则和方法，阐明标准结构、中医药信息标准编制要素等。

第一节　中医药信息标准化对象

　　中医药信息标准化对象决定着制定的中医药信息标准名称、范围及技术要素的选择，所以说中医药信息标准制定工作的第一项任务就是确定标准化对象，随之标准名称的主体要素（标准所涉及的对象）、主要框架也基本可以确定。

一、标准化对象的定义

　　《标准化工作指南 第 1 部分：标准化和相关活动的通用术语》（GB/T 20000.1—2014）对标准化对象的定义为"标准化对象是指需要标准化的主题"。

也就是说，在众多的"主题"中，只有"需要"标准化的，才能成为标准化对象。可以看出"需要"是标准化对象定义中的核心，也是确定标准化对象的关键。标准化对象可以是材料、元件、设备、系统、接口，也可以是协议、程序、功能、方法或活动。标准化也可以围绕对象的某一个特定方面进行，如针对"电子设备机柜"这一标准化对象的"尺寸"和"分类标记"分别进行标准化。一组相关的标准化对象被称为"标准化领域"，比如卫生、中医药、量和单位等。标准按照标准化对象可以划分为产品标准（规定产品需要满足的要求以保证其适用性的标准）、过程标准（规定过程需要满足的要求以保证其适用性的标准）和服务标准（规定服务需要满足的要求以保证其适用性的标准），其中产品标准可进一步分为原材料标准、零部件/元器件标准、制成品标准和系统标准等。

二、中医药信息标准化对象的确定

中医药信息标准化对象的确定应做好以下四个方面的工作：

（一）分析中医药信息标准化需求

"需要"是确定中医药信息标准化对象的关键所在。在制定中医药信息标准之前，必须弄清楚中医药信息领域哪些对象需要标准化，从中医药信息化建设与发展的各相关方（如中医药主管部门、中医医疗机构、中医药高等院校、中医药科研机构、医护人员、信息中心、患者、IT企业、互联网企业等），研究分析中医药信息标准化需求，进一步明确中医药信息标准化对象。第一，弄清楚中医药信息标准化项目的目的和用途，如制定中医药信息标准的目的是否满足中医药传承创新发展业务需要，是否能够有效规范中医药业务应用，是否能够促进中医药信息资源共享交换、互联互通，是否能够保证中医药业务信息系统的兼容性等。第二，弄清楚实施拟制定的中医药信息标准的可行性，拟制定的中医药信息标准实施后，是否有利于规范中医药业务应用？是促进还是限制IT企业、互联网企业等竞争或新技术的发展？是增加还是减少使用者的选择？是否有益于增强中医药行业网络安全？是有益于还是不利于提升中医医疗服务能力和水平？是否有益于推进中医药传承创新发展？第三，弄清楚制定中医药信息标准的适时性，也就是是否在合适的时间做了正确的事情，目前是否为制定该项信息标准的恰当时间？是否已经充分评估了信息技术在该领域范围应用的预期发展？是否能够按照预定时间完成中医药信息标准的编制？

（二）考察是否具备标准的特点

标准是指为了在一定的范围内获得最佳秩序，经协商一致制定并由公认机构批准，共同使用和重复使用的一种规范性文件。"共同使用"和"重复使用"是标准需要具备的两个特点，所以确定中医药信息标准化对象应考察是否具备"共同使用"和"重复使用"这两个重要特点。如组织某一次性中医药行业大型活动的文件，具备"共同使用"特点但不具备"重复使用"的特点，不适宜作为标准制定和发布；如制定"中医电子病历"相关信息标准，标准化对象是中医电子病历，在中医医院中建立中医电子病历系统，被中医医院所有医护人员共同使用，并且重复使用，因此可以作为标准化对象。

（三）了解拟制定中医药信息标准所属领域的技术发展状况

掌握拟制定的中医药信息标准所属领域的技术发展动向，尤其是新技术、新工艺、新发明、新应用，为确定中医药信息标准化对象做好充分的技术准备。中医药信息标准的制定还应指导和适应信息技术的未来发展，具有相应的可扩展性。如计划制定中医药信息安全标准，必须了解和掌握当前国家对网络安全的新要求、新标准，云计算、大数据、物联网、移动互联网、人工智能、区块链等新兴信息技术的发展，以及对网络信息安全带来的风险和影响。

（四）做好与现有标准与文件的协调

做好拟制定的中医药信息标准与现行有关标准化文件、法律法规或其他文件的关系，判断是否需要在技术、管理上进行协调。如起草中医电子病历基本数据集标准，应符合已经发布的数据元、数据集编制规则，以及相关的数据元目录及值域代码等；在确定信息数据元，应考虑采用已经发布的卫生行业标准电子病历基本数据集的相关信息数据元；在中医医疗方面，应符合已经发布的国家标准《中医病证分类与代码》（GB/T 15657—2021）、《中医临床诊疗术语》（GB/T 16751）、中医医疗服务规范性文件等。如果现有标准能够满足需要，就不必开展新的标准制定项目；如果只需要在现有标准基础上进行修改完善，则对现有标准进行修订。

第二节　中医药信息标准编写原则和方法

一、中医药信息标准编写目标

制定标准最直接的目标就是编制出清楚、明确且无歧义的条款，并且通过这些条款的使用促进贸易、交流和技术合作。编制出的中医药信息标准应内容完整、表述清楚和准确、充分考虑最新技术水平、为未来技术发展提供框架、能被未参加标准编制的专业人员所理解且易于应用。所以在起草标准时，充分考虑最新技术水平和当前市场情况，认真分析所涉及领域的标准化需求，在准确把握标准化对象、标准使用者和标准编制目的的基础上，明确标准的类别、功能类型，选择和确定规范性要素，合理设置和编写层级和要素，准确表达技术内容。

内容完整："范围"这一章所规定的界限内标准内容按照需要力求完整，划清标准所适用的界限，在这个界限内应将所需要的内容在一项标准内规定完整，不应只规定其中一部分内容。也就是制定的中医药信息标准要遵循"按照需要"原则，需要什么、规定什么，需要多少、规定多少。

表述清楚和准确：标准的条文应用词准确、条理清楚、逻辑严谨。中医药信息标准文本的表述要有很强的逻辑性，用词不可模棱两可，防止不同的使用者从不同角度对标准技术内容产生不同的理解，也需要让使用标准人员能够读懂看明白会使用。

考虑最新技术：制定标准时，所规定的各项内容都应在充分考虑技术发展的最新水平之后确定。需要注意的，充分考虑最新技术水平并不是要求标准中所规定的各种指标或要求都是最新的、最高的，但所规定的内容应是在对最新技术发展水平进行充分考虑、研究论证之后确定。在中医药信息标准编制过程中，一定要注重云计算、大数据、物联网、移动互联网、人工智能、区块链、5G等新兴信息技术对中医药领域的影响和应用需求。

为未来技术发展提供框架：起草中医药信息标准时，不仅要考虑当前"最新技术水平"，还需为未来信息技术发展、中医医疗技术进步等提供框架、留有余地。在当今信息技术快速发展的时代，信息标准经过一段时间实施后，有些信息技术就有可能落后、过时，采用标准规定就阻碍了技术的发展。

易于理解应用：中医药信息标准中的内容要使相应的专业人员能够理解和易于应用，要使未参加标准编制的专业人员能够很好地理解标准中规定的条款，易于应用到相应场景。在满足对标准技术内容的完整和准确表达的前提下，标准的语言和表达形式应尽可能简单、明了、易懂，注意避免使用口语化的措辞，以保证标准使用者易于理解标准的内容。

二、中医药信息标准编写原则

在起草中医药信息标准之前，需要清楚地认识制定标准所需要遵循的基本原则。《标准化工作导则 第1部分：标准化文件的结构和起草规则》（GB/T 1.1—2020）提出了编写标准化文件的原则，也是制定中医药信息标准时所需要遵循的基本原则。

（一）编制成整体或分为部分的原则

通常情况，针对一个标准化对象宜编制成一个无须细分的整体标准，在特殊情况下可编制成分为若干部分的标准。在起草标准之前需要考虑是否编制为一个整体还是分为部分，若分为若干部分需要确立分为部分的原因，以及分为部分后各部分之间的关系，确定分为部分的预期每个部分的名称和范围。

通常，适用于范围广泛的通用标准化对象的内容宜编制成一个整体标准，适用于范围较窄的标准化对象的通用内容宜编制成分为若干部分标准的通用部分，适用于范围单一的标准化对象的具体内容不宜编制成一个整体标准或分为若干部分标准的某个部分，仅适于编写成标准中的相关要素。如对于试验方法，若适用于广泛的产品，宜编制成试验标准；若适用于某类产品，宜编制成若干部分的试验方法；若适用于某产品的具体特性测试，宜编写成产品标准中的"试验方法"要素。

（二）规范性要素的选择原则

1. 标准化对象原则　起草标准时需要考虑标准化对象或领域的相关内容，确认拟标准化的是产品/系统、过程或服务，还是与某领域相关的内容；是完整的标准化对象，还是标准化对象的某个方面，从而确保规范性要素中的内容与标准化对象或领域紧密相关。标准化对象决定着起草标准的对象类别，直接影响标准的规范性要素的构成及其技术内容的选取。标准化对象的确定见本章第一节。

2. 标准使用者原则　起草标准时需要考虑其使用者，以便确认标准针对的是哪方面的使用者，是哪些使用对象。这些使用对象关注的是结果还是过程，从而保证规范性要素的内容是特定使用者所需要的，让制修订的标准真正能够落地实施。标准使用者不同，标准的类别可能不同，可能是规范标准，也可能是规程标准或试验标准，这些标准类别的规范性要素的构成及其内容也就不同。

3. 目的导向原则　起草标准时需要考虑编制目的，以确认的编制目的为导向，分析标准化对象，确定标准类别，识别出拟标准化的内容或特性，从而确保标准的规范性要素中的内容是为了实现编制目的而选取的。编制目的决定着标准的目的类别。编制目的不同，规范性要素中需要标准化的内容或特性也就不同；编制目的越多，选取的内容或特性相应也就越多。如果编制目的是促进相互理解，形成标准的目的类别为基础标准。如果编制目的是保证可用性、互换性、兼容性相互配合或品种控制，形成标准的目的类别为技术标准；如果编制目的是保障健康、安全，保护环境，形成标准的目的类别为卫生标准、安全标准、环保标准。

（三）标准的表述原则

1. 一致性原则　一致性是对标准编写及表达方式的最基本要求。一致性对于帮助使用者理解标准的内容非常重要，对于使用自动文本处理技术及计算机辅助翻译也同等重要。在每项标准、一项标准的不同部分或系列标准内，其结构及要素的表述宜保持一致。相同的条款宜使用相同的用语和措辞来表达，类似的条款宜使用类似的用语和措辞来表达；同一个概念宜使用同一个术语，对于已定义的概念应避免使用同义词。如基层医疗卫生机构中医诊疗区（中医馆）健康信息平台系列标准制定时，宜统一基层医疗卫生机构、基层医疗卫生机构中医诊疗区（中医馆）健康信息平台等术语的定义。

相似内容的要素如标题和编号宜尽可能相同，便于理解。系列标准的每项标准、一项标准的不同部分，其章、条、段、表、图和附录的排列顺序应尽可能相同。如系列标准的一项标准中"设计程序"设在第4章，其他部分标准中的"设计程序"也尽可能设在第4章。

在编制标准时，以对应的国际文件为基础的标准应尽可能与国际文件保持一致，并按照国家标准《标准化工作指南 第2部分：采用国际标准》（GB/T 20000.2—2009）的规定，确定与相应国际文件的一致性程度，即等同、修改或非等效。

2. 协调性原则　协调性主要是针对标准之间，目的为了达到所有标准的整体协调，避免重复和不必要的差异。标准是成体系的技术文件，各有关标准之间存在着广泛的内在联系，标准之间只有相互协调、相辅相成，才能充分发挥标准系统的功能，获得良好的系统效应，推进事业健康可持续发展。在制定标准过程中，应做好普通协调、特殊协调和本领域协调三个方面。

普通协调：针对一个标准化对象的规定宜尽可能集中在一个标准中，通用的内容宜规定在一个标准中，形成通用标准或通用部分，如中医药信息数据元编制规则等技术内容宜规定在一个标准中。任何一项中医药信息标准都应该遵循现有基础通用标准的有关条款，做到与标准化原理和方法、标准化术语、术语的原则和方法、量、单位、符号、代号和缩略语、参考文献的标引、技术制图和简图、技术文件编制、图形符号标准相协调。

特殊协调：针对特定领域的标准需要进行的协调。中医药信息标准编写过程中应遵守涉及信息资源、统计方法、环境条件和有关试验、安全、电磁兼容、符合性和质量、网络安全等现行基础标准的有关条款。

本领域协调：标准的起草宜遵守基础标准和领域内通用标准的规定，注重与同一领域的标准协调，注意采用已经发布的标准中的规定。如在101项中医药信息标准研究与制定项目中，中医馆业务领域的信息标准需要进行统一协调，保证相互之间不冲突、不矛盾。

3. 适用性原则　标准中的条款和内容宜便于直接使用，且易于被其他的标准或文件所引用。

便于直接使用：标准只有最终被使用才能发挥其真正的价值和作用。在制定中医药信息标准时应充分考虑到标准中的条款和内容是否适合直接使用，每个条款是否可操作、可实现。如标准第 2 章"规范性引用文件"，极大地方便标准的使用者了解和掌握该标准引用的标准或文件。

便于被引用：如果标准中的段有可能被其他标准所引用，则应考虑改为条。实际上，GB/T 1.1—2020 规定的标准编写规则中的层次设置、编号等条款就是为了便于被引用而制定的。

4. 规范性原则　起草标准时要遵守与标准制定有关的基础标准及相关法律法规。中医药信息标准起草之前应按照 GB/T 1.1—2020 有关标准结构的规定，确定标准的预计结构和内在联系。如某标准分为多个部分，则应预先确定各个部分的名称。编制标准过程中还应遵守《标准化工作指南》（GB/T 20000）、《标准编写规则》（GB/T 20001）、《标准中特定内容的编写》（GB/T 20002）等系列标准。

三、中医药信息标准编写方法

（一）自主研制标准

自主研制标准是中医药信息标准制定的主要形式和方法。虽然部分中医药信息标准的一些内容可能涉及或参考一些国际标准，但不是以翻译国际标准文本为基础形成，仍需要使用自主研制标准的方法。

中医药信息标准的制定首先初步界定标准所涉及的范围，在已经确定标准编制对象、明确标准名称的基础上，进一步充分论证、研究和明确标准化对象的边界、标准的使用对象，明确好标准化对象是产品、过程还是服务，确认好标准化对象所在的具体领域，同时要弄清楚标准使用对象是制造者、经销商、使用者还是开发人员、运维人员，是中医药主管部门还是中医医疗机构、中医药高等院校、科研院所等，让标准编写组的每一位成员都清楚知道将要编写的中医药信息标准是一个什么样的标准、用于做什么，从而草拟出标准名称和标准的范围。之后还需要进一步讨论并确定制定标准的目的，根据标准所规范的标准化对象、标准使用对象，以及制定标准的目的，确定所要制定的中医药信息标准的类型。标准的类型不同，其技术内容会不同，标准中使用的条款类型及标准章条的设置也会不同。不同类型的标准有着不同的核心技术要素。如中医药信息数据元目录、中医药信息数据元值域代码、中医电子病历基本数据集标准之间的技术内容、章与条设置均不相同，其规范性要求也是有所区别和不同的。

中医药信息标准的规范性要素确定后，可以安排和规划好标准的结构，着手编写和起草标准文本。编写标准时，规范性要素的编写在前，资料性要素的编写在后。如果编写标准中规范性引用了其他文件，在第2章"规范性引用文件"需要将规范性引用的文件以清单形式列出，方便标准使用者使用。如果需要设置规范性附录，则进行附录的编写。如果有些内容适合用图、表或公式表述，则应编写相应的内容；如果需要对规范性内容做进一步的解释、说明，可以根据具体情况编写注、示例、脚注、图注、表注等，如果需要解释、说明的内容较多，有必要将相关内容编写在附录中。规范性要素编写完成后，再编写资料性要素，根据需要可以编写引言，然后编写必备要素前言。如果需要，进一步编写参考资料、索引和目次。最后，则需要编写必备要素封面。各要素具体如何编写，详见本章第四节。

（二）采用国际标准

《WTO/TBT 协议》附件3的F条规定"当国际标准已经存在或即将完成时，各标准化机构应以它们或其有关的部分，作为正在起草标准的基础，除非这些国际标准或其有关的部分是无效的或不适用的，例如，因为保护程度不够，或因为基本气候或地理因素，或基本技术问题等原因。"各国起草标准要以国际标准为基础，我国也不例外。

《标准化法》第八条规定"国家积极推动参与国际标准化活动，开展标准化对外合作与交流，参与制定国际标准，结合国情采用国际标准，推进中国标准与国外标准之间的转化运用。国家鼓励企业、社会团体和教育、科研机构等参与国际标准化活动。"我国加大国际标准跟踪、评估和转化力度，坚持科学、合理地积极采用国际标准，学习、引进国外先进标准，提升我国标准体系与国际先进标准的一致性程度。具体采用国际标准的原则、方法按照《采用国际标准管理办法》的有关规定。在采用国际标准时，还需关注国际标准版权，我国作为 ISO 的成员团体，将 ISO 发布的标准采用为国家标准是免费的。

编写标准应在分析研究的基础上，以译文为蓝本按照 GB/T 1.1—2020、GB/T 20000.2—2009 的规定编写我国标准。在以国际标准为基础制定我国标准时，首先要准确翻译原文，准备一份与原文一致、正确的译文；其次要结合我国国情实际，深入分析研究，重点研究国际标准在我国的适用性，必要时需要实验验证，对于在我国强制性标准中已经明确规定的内容，在我国采用的推荐性标准中，一律按照强制性标准执行；最后确定我国标准与相应国际标准的一致性程度，不同的一致性程度需要选取不同的采用国际标准的方法，国家标准与国际标准的一致性程度分为等同采用、修改采用和非等效三种，等同采用、修改采用是"采标"，而"非等效"并不是"采标"。

第三节　中医药信息标准名称和结构

构建标准的结构是起草标准首先需要做的且必不可少，就像盖一栋大楼，首先需要构思和设计这栋大楼的架构一样。标准文本是由内容和形式构成的，根据标准内容的功能，可以将标准的内容划分为相对独立的功能单元即"要素"。按照要素表述的需要，可以从形式上将标准内容划分为具有从属关系的若干"层次"。标准中发挥各自功能的"要素"和标准内容的表现形式"层次"构成了标准的结构。起草标准草案时，需要从标准的技术内容出发，合理安排标准的"要素"和"层次"，才有可能编写好具体条款，从而最终形成高质量、高水准的标准文本。

一、中医药信息标准的名称

标准名称就是标准的标题，是对标准所覆盖主题的清晰、简明的描述。任何标准都必须有标准名称，应置于封面中和正文首页的最上方（"范围"之前）。标准名称是对标准主题最集中、最简明的概括，直接表达标准化的对象，反映标准的范围，也是向标准使用者传递标准的特征，是标准使用者使用、收集和检索标准的主要依据。标准名称力求简练，能够准确地概括标准的主题，与其他标准相区别，不应涉及不必要的细节，必要的补充说明在"范围"中给出。

（一）标准名称的构成

标准名称应由几个尽可能短的元素组成，其顺序由一般到特殊。通常，所使用的元素不多于三种，即引导元素＋主体元素＋补充元素。标准名称各元素之间应空一个汉字的间隙，文字较多时可上下多行编排。标准名称英文译名各元素的第一个字母大写，其他字母小写，各元素之间用"—"连接。

1. 引导元素　表示标准所属的领域，是一个可选元素，可根据具体情况决定标准名称是否设置。如果标准名称中没有引导元素会导致主体元素所表示的标准化对象不明确时，应选择引导元素。如果标准名称的主体元素（或主体元素＋补充元素）能够确切地概括标准所要论述的对象时，应省略引导元素。如果标准有归口标准化技术委员会，在适用的情况下，可使用该技术委员会的名称作为标准名称的引导元素。

2. 主体元素　表示标准所涉及的标准化对象，是一个必备元素。每个标准的名称都应有主体元素，主体元素必不可少、不应省略。

3. 补充元素　表示上述标准化对象的特殊方面，或给出区分该标准（或该部分）与其他标准（或其他部分）的细节。对于单独的标准，补充元素是可选元素，但对于分成部分标准的各个部分，补充元素则是一个必备元素。如果标准所规定的内容仅涉及主体元素所表示的标准化对象的一个或两个方面，那么标准名称中应有补充元素，以便指出标准所涉及的具体方面。如果标准包含主体元素所表示的标准化对象的两个以上但不是全部方面，那么在标准名称中的补充元素中应由一般性的词语（如技术要求、技术规范等）来表达这些方面，无须一一列举。如果标准同时具备包含主体元素所表示对象的所有必要的方面、与该标准化对象相关的唯一现行标准两个条件，标准名称应省略补充元素。

例： GB/T 15657—1995 的标准名称为"中医病证分类与代码"，该标准名称只有主体元素，即"中医病证分类与代码"。

GB/T 19668.4—2017 的标准名称为"信息技术服务 监理 第 4 部分：信息安全监理规范"，该标准名称由引导元素、主体元素和补充元素三种共同组成，"信息技术服务"为引导元素，"监理"为主体元素，"信息安全监理规范"为补充元素。

（二）标准名称确定要点

标准名称字数虽然不多，但需要掌握其编写要点，注意以下几个方面：

1. 准确反映标准的范围　标准名称中不应涉及任何不必要的细节，宜避免出现限制标准范围的细节，出现"小帽子、大内容"的错误。但当标准仅涉及一种特定类型的产品／系统、过程或服务时，应在标准名称中反映出来。必要的内容也不应省略，避免扩大标准范围，出现"大帽子、小内容"的错误。

2. 无须描述标准类型　标准名称中不必描述作为标准或标准化指导性文件的类别。也就是说，不应包含"……标准""……国家标准""……行业标准""……团体标准"或"……标准化指导性技术文件"等词语。标准名称中表达相同概念的术语应保持一致。不同功能类型标准名称的补充元素或主体元素中应含有表示标准功能类型的词语，可以根据实际情况使用"术语""符号""分类""规范""规程""指南"等词汇。所用词语及其英文译名宜从表 6-1 中选取。

表 6-1 标准名称中表示标准功能类型的词语及其英文译名

标准功能类型	名称中的词汇	英文译名
术语标准	术语	vocabulary
符号标准	符号、图形符号、标志	symbol，graphical symbol，sign
分类标准	分类、编码	classification，coding
试验标准	试验方法、……的测定	Test method，determination of...
规范标准	规范	specification
规程标准	规程	code of practice
指南标准	指南	guidance，guidelines

3. 各元素内容的协调 标准名称各元素的用语之间不应相互重复。引导元素、主体元素、补充元素的位置有其先后顺序，不应错位颠倒。

4. 部分的名称确定要求 标准分成部分后，对于各个部分的名称有其特殊的要求。分成部分的标准的各个部分的名称应该采取两段或三段的形式，即"主体元素 + 补充元素"或"引导元素 + 主体元素 + 补充元素"，并在补充元素前标明"第 × 部分："。同一标准中的各个部分名称的引导元素和主体元素相同。补充元素前的"第 × 部分："中的"×"一定要使用阿拉伯数字。标准名称中不使用"第 × 单元"或"第 × 节"等分隔各元素。

二、中医药信息标准的层次

按照标准内容的从属关系，可以将标准划分为若干层次。标准的层次划分和设置采用部分、章、条、段和列项等形式。一项标准不一定具有所有的层次，但至少要有章、条、段三个层次。部分、章、条的编号都采用阿拉伯数字加下脚点的形式，列项如需编号，则采用拉丁字母、阿拉伯数字的编号形式。标准中的各个层次及其编号示例见表 6-2。

表 6-2 标准层次及其名称

层次	编号示例
部分	9999.1
章	5
条	5.1
条	5.1.1
段	［无编号］
列项	列项符号："——"和"·"；列项编号：a）、b）和1）、2）

（一）部分

部分构成标准的一个层次。根据所要规范的标准化对象内容，标准可以作为一个整体单独发布出版，也可以将标准化对象的不同方面分别制定成一项标准的不同部分，每个部分单独发布出版。部分的编写不仅需要遵守 GB/T 1.1—2020 的规定，还要遵守编写部分的有关要求和规定。

1. 部分的划分　部分是一项标准被分别起草、批准发布的系列标准之一，是一个标准划分出的第一层次。一项标准划分出的若干部分共同使用同一个标准顺序号，不应将部分再分成分部分。

一个标准化对象在出现以下三种情况，可能需要编制成若干部分：标准篇幅过长；使用者需求不同（如生产方、供应方、采购方、检测机构、认证机构、立法机构、管理机构等）；编制目的不同（如保证可用性，便于接口、互换、兼容或相互配合，利于品种控制，保障健康、安全，保护环境或促进资源合理利用，以及促进相互理解和交流等）。起草这些情况标准时，有必要研究论证各部分的安排，考虑是否将第 1 部分预留给诸如"总则""术语"等通用规则。

在标准的部分划分时，通常有两种方式。一是将标准化对象分为若干个特殊方面，每个部分分别涉及其中的某一方面，并且能够单独使用。如第 1 部分：术语，第 2 部分：要求，第 3 部分：试验方法，第 4 部分：安装要求。二是将标准化对象分为通用和特殊两个方面，通用方面作为标准的第 1 部分，特殊方面作为标准的其他各部分。如第 1 部分：总则，第 2 部分：位置标志，第 3 部分：导向标志。部分的划分通常是连续的，在需要按照各部分的内容分组时，可以通过部分的编号进行区分。

2. 部分的编号　一项标准的不同部分具有同一个标准顺序号，部分的编号应位于标准顺序号之后，使用阿拉伯数字从 1 开始编号。部分的编号与标准顺序号之间用下脚点相隔，如 ××××.1、××××.2。

3. 部分的名称　只能使用分段式，至少由主体元素和补充元素两段组成。部分的名称中应包含"第 × 部分："（× 应为与部分编号完全相同的阿拉伯数字），后跟补充元素。同一标准中各个部分名称的补充元素应不同，以便于区分各个部分，而引导元素（如果有）和主体元素应相同。

例：GB/T 19668.1—2014 信息技术服务　监理　第 1 部分：总则

GB/T 19668.2—2017 信息技术服务　监理　第 2 部分：基础设施工程监理规范

GB/T 19668.3—2017 信息技术服务　监理　第 3 部分：运行维护监理规范

GB/T 19668.4—2017 信息技术服务　监理　第 4 部分：信息安全监理规范

GB/T 19668.5—2018 信息技术服务　监理　第 5 部分：软件工程监理规范

GB/T 19668.6—2019信息技术服务 监理 第6部分：应用系统：数据中心工程监理规范

上面的例子是一项关于信息监理的标准，分为6个部分。该项标准的顺序号为"19668"，部分编号位于标准顺序号"19668"之后。各部分名称的引导元素为"信息技术服务"，主体元素为"监理"，补充元素均不相同，分别为"总则""基础设施工程监理规范""运行维护监理规范""信息安全监理规范""软件工程监理规范""应用系统：数据中心工程监理规范"。

需要注意的是：分成部分的标准，每个部分的前言应与单独标准的前言有所区别，每个部分的前言在开头应明确说明标准的结构，列出所有已经发布或计划发布的部分名称。

（二）章

章是标准正文划分的基本单元，是标准（无部分）或部分中划分出的第一层次。章构成了标准主体结构的基本框架。章与标准正文的要素具有一定的联系。一般可以将标准正文中的每一章看成标准的一个规范性要素（规范性引用文件除外）。除非将相关章合并形成的新的"章"会包含多个要素。

在起草章时，需要赋予标题，以及由阿拉伯数字构成的编号。每一章都应有编号，章的编号使用阿拉伯数字从1开始编写。章的编号应从"范围"一章开始，一直连续到附录之前。章的标题是必需的，每一章都应有章标题，并置于编号之后。章的标题与其编号一起单独占一行，并与其后的条文分行。

例：国家标准《中医病证分类与代码》（GB/T 15657—1995）包括5章，分别如下：

1　范围

2　术语和定义

3　术语、符号

4　编制原则

5　分类代码表

（三）条

条是章内有编号的细分层次。凡章以下有编号的层次均称为"条"，条的设置是多层次的。第一层次的条可分为第二层次的条，第二层次的条还可继续细分为第三层次的条，需要时，可以分到第五层次，但建议不要分过多层。

对于条的设置与否需要考虑以下原则：（1）内容明显不同，如果段与段之间所涉及的内容明显不同，为便于区分内容，则需要将这些内容分成彼此独立的条；（2）具有被引用的可能性，当标准的某章或条的几段内容中的某段有可能被引用时，尤其该标准内部就需要引用时，应考虑设置条，以便于通过直接引用相应的条编号即可实现准确引用；（3）同一层次中存在两个以上（含两个）的条时才可设条，如设置第 5 章时，如果没有 5.2，就不应设 5.1；（4）无标题条不应再分条，如果某一条没有标题，就不应在该条下再设下一层次的条，避免在引用该无标题条时，产生是否包含其下再分的条的困扰。

条的编号应使用阿拉伯数字加下脚点的形式表达。条的编号在其所属的章内或上一层次的条内进行，如第 5 章内条的编号：第一层次条的编号为 5.1、5.2……，第二层次条的编号为 5.1.1、5.1.2……，一直可编到第五层次，即 5.1.1.1.1.1、5.1.1.1.1.2……。

条的标题可根据标准的具体情况决定是否设置，第一层次的条宜给出标题。如果设置了标题，则应位于条的编号之后，条的标题与编号一起单独占一行，并与其后的条文分行；如果不设标题，则在条的编号后紧跟条的内容，且在该条下不应再设下一层次的条。虽然条标题的设置是可选择的，但在某一章或某一条中，其下一个层次上的各条有无标题应该统一。对于不同章中的条或不同条中的条，标题的设置可以不一致。如第 5 章下一层次 5.1 有标题，则 5.2、5.3 也应该有标题；若 5.1 没有标题，则 5.2、5.3 也应该没有标题；6.1、6.2 有无标题与第 5 章、5.1 是否有标题均没有关系。条编号和条标题应单独占一行，无标题条的条编号之后，空一个汉字的间隙接排条文。

对于无标题的条，可将无标题条首句中的关键术语或短语标为黑体，以标明和强调所涉及的主题。和条的标题设置一样，无标题条是否强调关键词应是统一的。这类用黑体标出的术语或短语不应该在目次中列出。

例： 国家标准《中医病证分类与代码》（GB/T 15657—1995）第 4 章 编制原则，条分别如下：

4.1　中医病证分类

4.1.1　病名分类原则

4.1.1.1　科别类目

4.1.1.2　专科系统分类目

4.1.2　证候分类原则

4.1.2.1　证候类目

4.1.2.2　证候分类目

4.1.2.3　证候细类目

4.2　中医病证分类编码

4.2.1　病名分类编码方法

4.2.2 证候分类编码方法

4.3 中医病证分类特殊代码

4.4 中医病证分类编目方法

（四）段

段是章或条内没有编号的细分层次。段不编号，这也是区分段与条的明显标志。在编写中医药信息标准时，应避免在章标题或条标题与下一层次条之间设置段（也称为"悬置段"），以避免在引用时产生混淆或指向不明。

不正确	正确
5 要求	5 要求
××××××××××× }	5.1 通用要求
×××××××××××} 悬置段	×××××××××
×××××××× }	×××××××××
5.1 ××××××	×××××××
×××××××××××××	5.2 ×××××××
5.2 ×××××××××	×××××××××
×××××××××××××	5.3 ×××××××
×××××××××××××	×××××××××
××××××××××	×××××××××××
6 试验方法	×××××××
	6 试验方法

上面左侧所示，第 5 章不仅包括所标出的"悬置段"，还包括 5.1、5.2。对于这种情况，在引用这些悬置段内容时有可能发生混淆，上面右侧给出避免混淆的方法之一，就是将左侧的悬置段进行编号并加标题，形成"5.1 通用要求"（也可以给出其他适合的标题），并且将左侧的 5.1 和 5.2 进行重新编号，依次修改为 5.2 和 5.3。避免混淆的方法还有将悬置段移到别处或删除。

标准中一些引导语在不会被引用的情况下可以处于悬置状态。如"规范性引用文件""术语和定义""符号和缩略语"章中，在具体给出规范性引用文件、术语、符号、缩略语前要有一段引导语，这些引导语是不会被引用的，所以可以允许处于悬置状态。

（五）列项

列项是"段"中的一个子层次，可以在任意段中出现。列项的应用能够起到突出并列的各项、强调各项的先后顺序的作用。列项是将段中的内容以一种独特、醒目的形式表述，由引语和被引出的并列的各项两个要素组成。列项通常是将一个包含并列成分的长句，采用分列的形式表述，也可以由并列的句子构成。具体形式有：（1）后跟句号的完整句子引出后跟句号的各项；（2）后跟冒号的文字引出后跟分号或逗号的各项。列项的最后一项均由句号结束。

值得注意的是，列项中引语是必需的，不应省略；标准中有些内容本来应该为条或段表述的，不应表述成列项；引语所引出的各项内容应该是并列的关系；引语中已经出现的词语，分列各项中不应重复出现；列项中的内容要与引语相协调，不应出现不一致情况，如引述表述为要求，分列的各项应该全部是要求，不应出现推荐的分项。引语可以是一个句子，也可以是一个句子的前半部分。列项可以进一步细分为分项，但这种细分不宜超过两个层次。

在列项的各项之前应标明列项符号或列项编号。

1. 列项符号　为破折号（——）或间隔号（·）。通常在第一层次列项的各项之前使用破折号，第二层次列项的各项之前使用间隔号。需要注意，一项标准的列项如果使用破折号，则全部使用破折号，反之则全部使用间隔号，全文应统一。如果需要将列项符号再细分成新的列项，则只能继续细分成列项符号，不可细分成列项编号。如果细分的若干分项需要识别，应将第一级列项改为字母形式的有列项编号，细分的若干分项使用数字形式标示。

2. 列项编号　为字母编号或数字编号，字母编号为后带半圆括号的小写拉丁字母，如 a）、b）等，数字编号为后带半圆括号的阿拉伯数字，如 1）、2）等。列项中的各项如果需要识别或表明先后顺序，在第一层次列项的各项之前使用字母编号。如果需要对某一项进一步细分成有编号的若干分项，则应使用数字编号在各分项之前进行标识，即 1）、2）、3）……如果细分出的若干分项不需要识别，则在各项之前使用间隔号。

在列项的各项中，为标明各项所涉及的主题，可将其中的关键术语或短语标为黑体。这类用黑体标出的术语或短语不应该在目次中列出。如果有必要列入目次，不应使用列项的形式，而应采取条的形式，并将相应的术语或短语作为条的标题。

例： 国家标准《标准化工作导则　第1部分：标准化文件的结构和起草规则》（GB/T 1.1—2020）"第6章　文件名称和结构"中"6.2.2.1 要素的分类"，列项如下：

按照功能，可以将文件内容划分为相对独立的功能单元——要素。从不同的维度，可以将要素分为不同的类别。

　　a）按照要素所起的作用，可分为：

　　·规范性要素，

　　·资料性要素。

b）按照要素存在的状态，可分为：

·必备要素，

·可选要素。

三、标准的要素

在标准制定过程中，一般情况需要将标准化对象的所有内容编制在一个单独的标准中，且作为整体进行发布。特殊情况下，针对一个标准化对象的不同方面，可以在同一个标准顺序号下将一项标准分成若干个单独的部分，每个部分都可以单独修订和发布。但无论是一项单独的标准还是标准中的各个部分，在标准内容划分上应遵循同样的原则。按照功能，可以将标准内容划分为相对独立的功能单元——要素，而要素是由条款构成的，条款可以采取不同的表述形式。

（一）要素的分类

1. 按要素所起的作用划分　根据要素在标准中所发挥的作用，可将一项标准中的要素划分为"规范性要素"和"资料性要素"两大类。

（1）规范性要素　界定标准范围或设定条款的要素。界定标准范围主要指通过对标准范围的陈述，界定标准化对象、涉及的技术内容、适用的领域和标准的使用者等。设定条款是规范性要素的主要功能，是声明符合标准而需要遵守的条款的要素。标准使用者如果遵照执行某一标准，需要研究规范性要素的内容，严格遵守、尽可能使用该标准中的所有规范性要素中所规定的内容，或者根据具体实际情况选用相应的技术内容。标准中的规范性要素通常有范围、术语和定义、符号和缩略语、分类和编码、总体原则/要求、核心技术要素等。

（2）资料性要素　给出有助于标准的理解或使用的附加信息的要素，也是介绍标准、提供标准附加信息的要素。资料性要素主要提供一些附加信息或资料，当声明采用或符合某标准时，这些要素中的内容无须遵守。虽然资料性要素不需要遵守，但在标准中发挥着其独特的功能和作用，标准使用者通过研究这些资料性要素有助于理解或使用标准。一些资料性要素起到了提高标准适用性的作用，如封面、前言等资料性要素是标准的必备要素，不可缺少。标准中的资料性要素有：位于标准正文之前的封面、目次、前言、引言；位于标准正文中的规范性引用文件；位于标准正文之后的参考文献、索引。

按照要素所起的作用对标准中的要素进行划分的目的，就是要区分在声明符合标准时，标准中的哪些要素是应遵守的，哪些要素是不必遵守的。也就是说声明符合一项标准并不需要符合标准中所有内容，只需要符合其规范性要素即可，资料性要素无须遵照执行。

2. 按要素存在的状态划分 按照要素在标准中是否必须存在来划分，可将标准中的所有要素划分为必备要素、可选要素两大类。划分的主要目的就是要明确标准中哪些要素是必须存在的，哪些要素是可以取舍的。

（1）必备要素 任何一个标准中都必须存在的要素，也就是不可缺少的要素，在任何单独的标准或单独发布标准的某一个部分都是必须存在的要素，包括封面、前言、范围、规范性引用文件、术语和定义、核心技术要素六个，其中范围、术语和定义、核心技术要素是标准的规范性要素，封面、前言、规范性引用文件是标准的资料性要素。值得注意的是，与 GB/T 1.1—2009 的必备要素有所区别（封面、前言、名称、范围），特别是标准中的"规范性引用文件、术语和定义"这两个要素不可缺少，其章编号和标题的设置是必备的，其内容的有无要根据标准的具体情况选择。

（2）可选要素 标准中不是必须存在的要素，其存在与否主要根据起草标准的具体需要而定。也就是说除封面、前言、范围、规范性引用文件、术语和定义、核心技术要素六个要素外，其他要素都是可选要素。如，在某一标准中可能具有"符号和缩略语"这一要素，而在另一个标准中，由于没有使用到符号和缩略语，所以标准中就不存在这一要素。编写标准时，对必备要素、可选要素的确定，还应遵守《标准编写规则》（GB/T 20001）不同类标准的编写规定和要求。如在《标准编写规则 第 2 部分：符号标准》（GB/T 20001.2—2015）中第 5 章规定，"符号标准的必备要素包括：封面、前言、名称、范围、符号或含有符号的标志。"那么在编写符号标准时，符号或含有符号的标志就变成了必备要素。

（二）要素的构成和表述

标准是由要素构成的，要素的内容由条款和（或）附加信息构成。规范性要素主要由条款构成，还可包括少量附加信息；资料性要素由附加信息构成。条款是标准中表达应用该标准需要遵守、符合、理解或选择的表述。附加信息是附属于条款的信息，不能独立存在。

构成要素的条款或附加信息通常的表述形式为条文。当需要使用标准自身其他位置的内容或其他标准中的内容时，可在标准中采用引用或提示的表述形式。为便于标准结构的安排和内容的理解，有些条文需要采取附录、图、表、数学公式等表述形式。表 6-3 中给出标准中要素的类别和要素的构成，给出了要素允许的表述形式。

表 6-3　标准中要素的类别、构成及表述形式

要素	要素的类别		要素的构成	要素所允许的表述形式
	必备或可选	规范性或资料性		
封面	必备	资料性	附加信息	标明文件信息
目次	可选			列表（自动生成的内容）
前言	必备			条文、注、脚注、指明附录
引言	可选			条文、图、表、数学公式、注、脚注、指明附录
范围	必备	规范性	条款、附加信息	条文、表、注、脚注
规范性引用文件 ª	必备 / 可选	资料性	附加信息	清单、注、脚注
术语和定义 ª	必备 / 可选	规范性	条款、附加信息	条文、图、数学公式、示例、注、引用、提示
符号和缩略语	可选	规范性	条款、附加信息	条文、图、表、数学公式、示例、注、脚注、引用、提示、指明附录
分类和编码 / 系统构成	可选			
总体原则和 / 或总体要求	可选			
核心技术要素	必备			
其他技术要素	可选			
参考文献	可选	资料性	附加信息	清单、脚注
索引	可选			列表（自动生成的内容）
ª 章编号和标题的设置是必备的，要素内容的有无根据具体情况进行选择。				

（三）要素的选择

规范性要素中范围、术语和定义、核心技术要素是必备要素，其他是可选要素，其中术语和定义内容的有无可根据具体情况进行选择。不同功能类型标准具有不同的核心技术要素。规范性要素中的可选要素可根据所起草标准的具体情况进行选取，或者进行合并或拆分，要素的标题也可调整，还可设置其他技术要素。

资料性要素中的封面、前言、规范性引用文件是必备要素，其他是可选要素，其中规范性引用文件内容的有无可根据具体情况进行选择。资料性要素在标准中的位置、先后顺序及标题均应与表 6-3 所呈现的相一致。

第四节　中医药信息标准要素的编写

依据《标准化工作导则 第 1 部分：标准化文件的结构和起草规则》（GB/T 1.1—2020），标准的要素分别为封面、目次、前言、引言、范围、规范性引用文件、术语和定义、符号和缩略语、分类和编码 / 系统构成、总体原则和（或）总体要求、核心技术要素、其他技术要素、参考文献、索引。

一、封面

封面这一要素是用来给出标明标准的信息，是资料性要素，也是必备要素。不管是国家标准、行业标准、地方标准，还是团体标准、企业标准，每项标准都应有封面。中医药行业标准、中国中医药信息学会团体标准封面样式在附录中列出。按照 GB/T 1.1—2020 规定，封面应标明以下必备信息。
——标准名称
——标准的层次或类别
——标准代号（如 GB、ZY）
——标准编号
——国际标准分类（ICS）号
——中国标准文献分类（CCS）号
——标准发布日期
——标准实施日期
——标准发布机构

（一）标准的层次、标志

《标准化法》规定，我国标准分为国家标准、行业标准、地方标准、团体标准和企业标准。封面上部居中位置应标示标准的层次，国家标准为"中华人民共和国国家标准"，中医药行业标准为"中华人民共和国中医药行业标准"，团体标准为"团体标准"。一般情况，封面右上角应给出标准的标志。通常为标准代号的固定字体：国家标准代号为"GB"；中医药行业标准代号为"ZY"。按照《团体标准管理规定》对封面格式的规定，团体标准没有标准的标志。

（二）标准的编号、被代替标准的编号

标准的编号由标准的发布机构进行分配，其组成为标准代号、顺序号和发布年份号三部分。标准代号由大写拉丁字母和（或）符号"/"组成，如标准代号"GB"代表强制性国家标准、"GB/T"代表推荐性国家标准、"ZY/T"代表中医药行业标准、"T/CIATCM"代表中国中医药信息学会团体标准。顺序号由阿拉伯数字组成，发布年份号由四位阿拉伯数字组成。标准代号与标准顺序号之间空半个汉字的间隙，顺序号和发布年份号之间使用一字线形式的连接号，如 GB/T ××××—××××。

编写的标准如果没有替代其他标准，被代替标准的编号可省略。如果标准代替了一个或多个标准，应在封面中标准编号的下一行给出被代替标准的编号，被代替标准的编号之前编排"代替"两字，标准编号和被代替标准的编号右端对齐。当被代替标准较多时，被代替标准编号不应超过一行，若超过一行，则可只列出其中主要被代替的一项标准的编号，并在其后写上"等"，其他被代替的标准在"前言"的"标准代替的全部或部分其他文件的说明"中介绍。多个被代替标准的编号之间用逗号隔开。

国家标准等同采用 ISO 标准和（或）IEC 标准时，标准编号为双编号，即国家标准标号与 ISO 标准和（或）IEC 标准编号排为一行，两者之间用一斜线分开。双编号在国家标准中仅用于封面、页眉、封底和版权页上。

（三）ICS 号、中国标准文献分类号和备案号

国际标准分类（ICS）号是国际标准化组织 ISO 编制的，能够通过使用这一国际统一的分类方法，便于我国标准与国际标准的交流与对比。在标准封面的左上角标明 ICS 及其分类编号，具体分类编号可在《International Classification for Standards（ICS）》（国际标准分类法）中查找。我国标准文献分类号是根据标准的层次、内容所选定的一个编号。在 ICS 号之下，应标明我国标准文献分类号，分类号的选择应符合《中国标准文献分类法》的规定。备案号不适用于国家标准，主要适用于备案管理的行业标准、地方标准和企业标准。

（四）标准名称及其英文译名

每项标准封面的居中位置都应给出标准中文名称。标准名称英文译名位置在标准中文名称之下一行列出。英文译名的编写要以标准中文名称为基础，保证原意的完整和准确。采用国际标准时，宜采用原标准的名称或英文译名。

（五）与国际标准的一致性程度标识

如果以国际标准为基础制定我国标准，标准的一致性程度为等同采用、修改采用或非等效，则应在封面上给出一致性程度标识（IDT、MOD、NEQ），并置于标准名称的英文译名之下。

（六）标准发布和实施日期、发布机构

标准的发布日期和实施日期由标准的审批发布部门在发布标准时确定，编写标准时可以用"XXXX-XX-XX 发布""XXXX-XX-XX 实施"表示。发布与实施日期应有间隔时间。目前，国家标准的发布机构为"国家市场监督管理总局"和"国家标准化管理委员会"；中医药行业标准的发布机构为"国家中医药管理局"；中国中医药信息学会团体标准的发布机构为"中国中医药信息学会"。

此外，在标准征求意见稿和送审稿的封面显著位置应写明"在提交反馈意见时，请将您知道的相关专利连同支持性文件一并附上"。

二、目次

目次这一要素是用来呈现标准的结构，是可选的资料性要素，是标准内容基本划分单位的索引，具有了解标准的结构框架、引导阅读、方便查阅标准内容等功能。目次设置与否要根据标准的具体需要来决定，如果决定设置目次，应用"目次"两字作为标题，置于封面之后。根据所形成的标准具体情况，应依次对下列内容建立目次列表：

a）前言。

b）引言。

c）章编号和标题。

d）条编号和标题（需要时列出，且只列带有标题的条）。

e）附录编号、"（规范性）"/"（资料性）"和标题。

f）附录条编号和标题（需要时列出，且只列带有标题的条）。

g）参考文献。

h）索引。

i）图编号和图题（含附录中的）（需要时列出，且只列出带有图题的图）。

j）表编号和表题（含附录中的）（需要时列出，且只列出带有表题的表）。

在编写目次时，列出上述内容后还应列出内容所在的页码，页码不加括号。需要注意的，目次中所列出的内容（包括编号、标题、页码等）均应与标准正文中完全一致；"术语和定义"一章中术语不应在目次中列出。《中医病证分类与代码》（GB/T 15657—1995）和《中药方剂编码规则及编码》（GB/T 31773—2015）这两个国家标准的目次有所区别，但均将标准内容中需要引导阅读、方便检索标题进行了索引。需要注意这两个国家标准发布时间分别在 GB/T 1.1—2009 发布的前后，其规范性表述有所区别。

三、前言

前言这一要素是用来给出诸如标准起草依据的标准、与其他文件的关系和编制、起草者的基本信息等标准自身内容之外的信息。前言是资料性要素，也是必备要素。每一项标准或标准的每一部分都应有前言，并用"前言"两字作为标题。前言应位于目次（如果有）之后，引言（如果有）之前。

（一）前言的内容

前言不同于引言，应根据具体情况依次给出以下内容：

a）标准起草所依据的标准（必备）。

b）标准与其他文件的关系。

c）标准与代替文件的关系。

d）与国际文件关系的说明。

e）有关专利的说明。

f）标准的提出信息（可省略）和归口信息（必备）。

g）标准的起草单位和主要起草人（必备）。

h）标准及其所代替或废止的文件的历次版本发布情况。

（二）前言的表述形式

1.标准起草所依据的标准　只要在起草标准时遵守了起草标准的有关规则，在前言中就需要声明符合的具体标准。我国的标准需要声明符合GB/T 1.1，具体表述为"本文件按照GB/T 1.1—2020《标准化工作导则　第1部分：标准化文件的结构和起草规则》的规定起草"，这句话是定式的，直接使用不修改。

2.标准与其他文件的关系　并不是所有标准均需要。只有说明系列标准、与相关标准情况、分为部分标准的前言才会涉及，而单独一项标准的前言一般不需要编写该内容。如果编写的中医药信息标准为系列标准或分部分标准，需要在第一项标准或标准的第1部分前言中进行说明。在分部分标准的每一个部分应列出所有已经发布的部分的名称。

例：国家标准《标准化工作导则　第1部分：标准化文件的结构和起草规则》（GB/T 1.1—2020）的前言内容：

GB/T 1《标准化工作导则》与GB/T 20000《标准化工作指南》、GB/T 20001《标准编写规则》、GB/T 20002《标准中特定内容的起草》、GB/T 20003《标准制定的特殊程序》、GB/T 20004《团体标准化》共同构成支撑标准制定工作的基础性国家标准体系。

本文件是GB/T 1《标准化工作导则》的第1部分。GB/T 1已经发布了以下部分：

——第1部分：标准化文件的结构和起草规则。

3. 标准与代替文件的关系　新标准的发布有时会代替一个或多个已有的标准，这时需要在前言中进行详细说明。（1）给出被代替、废止的所有标准的编号和名称，描述修订旧标准形成的新标准与先前版本的关系（代替还是废除先前标准），若代替多个标准应——给出代替标准编号和名称；（2）列出与前一版本相比的主要技术变化。在主要技术变化说明中，不涉及标准文本的编辑性修改和标准文本结构的变化，一般按照标准所涉及章条的前后顺序逐一陈述，通常使用"删除""增加"和"修改"三种表述，同时在括号中给出所涉及的新、旧版本的有关章条或附录等。

例： 国家标准《标准化工作导则 第1部分：标准化文件的结构和起草规则》（GB/T 1.1—2020）的前言内容：

本文件代替 GB/T 1.1—2009《标准化工作导则 第1部分：标准的结构和编写规则》，GB/T 1.1—2009 相比，除结构调整和编辑性修改外，主要技术变化如下：

a）增加了"文件的类别"一章（见第4章）。

b）将"总则"更改为"目标、原则和要求"，细分了原则，并将2009年版的有关内容更改后纳入（见第5章，2009年版的第4章、5.1.1、5.1.2.1、5.1.2.2、6.3.1.1和6.3.4）。

c）在"文件名称"中增加了表示标准功能类型的词语及其英文译名（见6.1.4.2）。

d）更改了要素的类别、构成及表述形式（见6.2.2，2009年版的5.1.3）。

e）更改了"列项"的具体形式及编写规则（见7.5，2009年版的5.2.6）。

f）更改了编写要素"前言"时不允许使用的条款类型的规定（见8.3，2009年版的6.1.3）。

g）增加了某些条件下需要设置要素"引言"的规定，以及编写"引言"时需要给出的具体背景信息（见8.4）。

h）更改了陈述"范围"所使用的条款类型和表述形式（见8.3，2009年版的6.2.2）。

i）更改了要素"规范性引用文件"的引导语（见8.6.2，2009年版的6.2.3）。

j）删除了性能原则（见2009年版的6.3.1.2）、可证实性原则（见2009年版的6.3.1.3）和针对"要求"的编写规定（见2009年版的6.3.4）。

k）更改了编写"术语条目"的一些规则，增加了详细的规定（见8.7.3，2009年版的6.3.2）。

1）增加了引出符号和 / 或缩略语清单的引导语（见 8.8.2）。

m）更改了要素"分类和编码"的编写规则（见 8.9.1、8.9.3，2009 年版的 6.3.5），增加了要素"系统构成"的编写规则（见 8.9.2、8.9.3）。

……

4. 与国际文件关系的说明　以国际文件为基础形成的标准，在前言中陈述与相应国际文件的关系。所起草的标准与国际文件存在着一致性程度为等同采用、修改采用或非等效的对应关系，应按照《标准化工作指南 第 2 部分：采用国际标准》（GB/T 20000.2）的有关规定，陈述与对应国际文件的关系。

例：国家标准《标准化工作导则 第 1 部分：标准化文件的结构和起草规则》（GB/T 1.1—2020）的前言内容：

本文件参考"ISO/IEC 导则，第 2 部分，2018，《ISO 和 IEC 文件的结构和起草的原则与规则》"起草，一致性程度为非等效。

5. 有关专利的说明　凡可能涉及专利的标准，如果标准编制过程中没有识别出标准的内容涉及专利，应在前言中用如下典型表述说明相关内容："请注意本文件的某些内容可能涉及专利。本文件的发布机构不承担识别这些专利的责任。"这句话直接使用不可修改。

例：国家标准《标准化工作导则 第 1 部分：标准化文件的结构和起草规则》（GB/T 1.1—2020）的前言内容：

请注意本文件的某些内容可能涉及专利。本文件的发布机构不承担识别这些专利的责任。

6. 提出信息或归口信息　标准的提出是提案建议起草该项标准的行业主管部门、标准化技术委员会或有关单位。这一信息的提供是可选择的，如果不需要也可省略该项信息。如果标准由全国专业标准化技术委员会提出，应在相应技术委员会名称之后给出其国内代号，并加圆括号。使用下述适用的表述形式：

"本文件由全国××××标准化技术委员会（SAC/TC×××）提出。"

"本文件由××××提出。"

标准的归口是负责标准编制、审查和维护的全国专业技术委员会或标准化技术归口单位。如果标准由全国专业标准化技术委员会归口，应在相应技术委员会名称之后给出其国内代号，并加圆括号。使用下述适用的表述形式：

"本文件由全国××××标准化技术委员会（SAC/TC×××）归口。"

"本文件由××××归口。"

如果标准的提出和归口信息相同，可将它们进行合并陈述。表述形式如下：

"本文件由全国××××标准化技术委员会（SAC/TC×××）提出并归口。"

例：国家标准《标准化工作导则 第1部分：标准化文件的结构和起草规则》（GB/T 1.1—2020）的前言内容：

本文件由全国标准化原理与方法标准化技术委员会（SAC/TC 286）提出并归口。

7. 起草单位和主要起草人　标准的起草单位就是标准的具体编写单位。标准的主要起草人的署名有利于对标准技术问题的咨询，方便标准使用者与标准起草人之间联系。使用以下表述形式：

"本文件起草单位：……。"

"本文件主要起草人：……。"

8. 标准及其所代替或废止的文件的历次版本发布情况　如果编写标准的早期版本多于一版，需要在前言中说明所代替或废止标准的历次版本情况。一个修订的新标准，均会与其历次版本存在各种各样的关系，需要在前言中准确表达标准各版本发展变化的清晰轨迹，让标准使用者可以全面了解标准的发展及变化情况，使以后标准的修订人员能够准确地掌握标准各版本发布情况。

例：国家标准《标准化工作导则 第1部分：标准化文件的结构和起草规则》（GB/T 1.1—2020）的前言内容：

本文件及其所代替文件的历次版本发布情况为：

——1981年首次发布为GB 1.1—1981，1987年第一次修订，1993年第二次修订；

——2000年第三次修订时，并入了GB/T 1.2—1996《标准化工作导则 第1单元：标准的起草与表述规则 第2部分：标准出版印刷的规定》的内容（GB/T 1.2—1996的历次版本发布情况为：GB 1—1958、GB 1—1970、GB 1—1973、GB 1.2—1981、GB 1.2—1988）；

——2009年第四次修订时，并入了GB/T 1.2—2002《标准化工作导则 第2部分：标准中规范性技术要素内容的确定方法》的内容（GB/T 1.2—2002代替的文件及历次版本发布情况为:GB 1.3—1987《标准化工作导则 产品标准编写规定》、GB/T 1.3—1997；GB 1.7—1988《标准化工作导则 产品包装标准的编写规定》）；

——本次为第五次修订。

前言内容中标准起草所依据的标准、提出信息和归口信息、起草单位和主要起草人这三个为必备内容，其他项目没有需要说明的内容，可不进行相应描述。如，国家标准《中药编码规则及编码》（GB/T 31774—2015），该标准不是系列标准，也不是分部分标准，是新制定的单独标准，也没有采用国际标准，与其他标准或文件没有什么关系，也没有需要说明的专利情况，在前言直接陈述。

"本标准按照 GB/T 1.1—2020 给出的规则起草。

本标准由国家中医药管理局提出并归口。

本标准起草单位：×××、×××。

本标准主要起草人：×××、×××。"

（三）前言的表述注意

在编写标准前言时，应注意区分哪些内容需要编写在前言中，哪些内容不应该编写在前言中。一般来说，主要依据为 GB/T 1.1 的规定和标准发布机构的规定。前言不应给出章编号且不分条。编写前言时，需要注意以下几个方面：

1.不应包含"要求" 在前言中，不应包含要求、指示、推荐或允许型条款，不应编写需要在标准规范性技术要素中规定的内容，所以不应含有"应""不应"等助动词及其等效表述。如果在标准中需要指出配合使用的标准和要求，不应在前言中进行规定，应在标准的规范性技术要素中规定。前言中也不应使用图、表或数学公式等表述形式。

2.不应给出"范围"内容 前言不应和标准的规范性必备要素"范围"一章的内容相混淆，在前言中不应出现"本文件规定了……""本文件适用于……"等标准化对象和适用界限。

3.不应阐述编制标准的意义或标准技术内容 这些内容一般在标准编制说明或引言中阐述，不应出现在前言中。在标准编制说明中一般会介绍标准所涉及领域的国内外有关情况、有关技术发展、标准的制定对促进技术进步等具有重要意义、产品在国家经济发展中的作用等，如果确需在标准中介绍，可以在引言中介绍编制标准的原因或相关技术内容，不应出现在前言中。

4.不应介绍标准的立项或编制过程 这些内容在标准编制说明中进行编写，不应出现在前言中。

四、引言

引言是一个可选的资料性要素，主要用来说明与标准自身内容的相关信息。如果需要设置引言，应用"引言"两字作为标题，并将其置于前言之后，或者说置于标准正文之前。引言是对"前言"中有关内容的特殊补充，不应包含要求型条款。在引言中，通常给出编制该标准的原因、编制目的、分为部分的原因及各部分之间关系等。例如，为什么要编制或修订该标准（包括编制或修订标准的原因、目的和意义等）？标准的总体技术是什么？技术背景如何？采用国际标准时，应将国际标准的引言直接转化国内标准的引言。

引言不应给出章编号。当引言的内容需要分条时，应仅对条编号，编为 0.1、

0.2 等。根据实际情况，引言中的条可选择设置标题和不设置标题。引言中如果有图、表、公式或脚注等，均应使用阿拉伯数字从 1 开始编号。

分为部分标准的每个部分，或者标准的某些内容涉及了专利，均应设置引言。如果在编制过程中已经识别出标准的某些内容涉及专利，则根据具体情况在引言中应给出以下内容：

"本文件的发布机构提请注意，声明符合本文件时，可能涉及到……［条］……与……［内容］……相关的专利的使用。

本文件的发布机构对于该专利的真实性、有效性和范围无任何立场。

该专利持有人已向本文件的发布机构保证，他愿意同任何申请人在合理且无歧视的条款和条件下，就专利授权许可进行谈判。该专利持有人的声明已在本文件的发布机构备案。相关信息可以通过以下联系方式获得：

专利持有人姓名：……

地址：……

请注意除上述专利外，本文件的某些内容仍可能涉及专利。本文件的发布机构不承担识别专利的责任。"

如果需要给出有关专利的内容较多时，可将相关内容以附录形式展现。

例： 国家标准《标准化工作导则 第 1 部分：标准化文件的结构和起草规则》（GB/T 1.1—2020）的引言内容：

标准化是为了建立最佳秩序、促进共同效益而开展的制定并应用标准的活动。为了保证标准化活动有序开展，促进标准化目标和效益的实现，对标准化活动本身确立规则已经成为国内外各类标准化机构开展标准化活动的首要任务。在这方面，我国已经建立了支撑标准制定工作的基础性国家标准体系。在该标准体系中，GB/T 1《标准化工作导则》是指导我国标准化活动的基础性和通用性的标准。GB/T 1 旨在确立普遍适用于标准化文件起草、制定和组织工作的准则，拟由三个部分构成。

——第 1 部分：标准化文件的结构和起草规则。目的在于确立适用于起草各类标准化文件需要遵守的总体原则和相关规则。

——第 2 部分：标准化文件的制定程序。目的在于为标准化文件的制定工作确立可操作、可追溯可证实的程序。

——第 3 部分：标准化技术组织。目的在于为使标准化技术组织能够被各相关方广泛参与而确立组织的层次结构、规定组织的管理和运行要求。

标准化活动的工作之一是为建立完善的技术规则而起草高质量的标准化文件。为了做好这项工作，我国在 1958 年就发布了有关标准出版印刷规定的国家标准，1981 年以来先后发布了五个版本的 GB/T 1.1，规定了标准的结构和起草规则。GB/T 1.1—2009 发布实施已十余年，这期间标准化的作用受到越来越广泛的重视，与标准起草有关的标准化理论研究和实践及国际规则都发生了变化。

对各类标准化对象进行标准化，首先需要的是确立条款，也就是确定文件的规范性要素；其次是编制标准化文件。本次对 GB/T 1.1 的修订，重点考虑了起草标准化文件的总体原则和要求，以及如何选择文件的规范性要素，明确了不同功能类型标准的核心技术要素，并进一步清晰地规定了文件要素的编写和表述。

五、范围

范围是一个必备的规范性要素。每一项标准都必须有范围，应置于每项标准正文的起始位置，也就是标准正文的"第 1 章"。范围应明确界定标准化对象和所覆盖的各个方面，指明标准或其特定部分的适用界限。必要时，可指出标准不适用的界限。

（一）范围的内容

范围是标准文本中区别于其他技术文件的重要标志。其内容分为两个部分，一部分阐述标准中"有什么"，一部分阐述标准能"有什么用"。

在编写"有什么"的内容时，应明确标准化对象，说明对"什么"制定标准，用简洁的语言对标准的主要内容做出提要式说明，做到前后照应。标准名称中有的内容，在范围中一定要有，但不能仅仅为标准名称的简单重复，应该对标准名称进一步补充和细化；标准名称中写不下的内容，在范围中一定要补全。范围之后的规范性要素，要按照章的顺序将章的标题恰当地、有机地、高度概括地组织到"有什么"中去。通常，范围中第一段用于陈述标准中"有什么"，只有在特别需要时补充陈述"没有什么"的内容。

在编写"有什么用"时，需要说明标准本身有什么用，而不是描写标准所描述的标准化对象能有什么用，也就是要在范围中说明标准所覆盖的各方面，阐明标准的适用性或标准的适用领域，由此指明标准的适用界限。通常，范围中的第二段用于陈述标准"有什么用"，只有在特别需要时，才补充陈述"没有什么用"的内容（标准所不适用的界限）。

如果标准分成若干个部分，每个部分的范围只应界定各自部分的标准化对象和所覆盖的各个方面。

（二）范围的表述

范围的内容应表述为一系列事实的陈述，使用陈述型条款，不应包含要求、指示、推荐和允许型条款。换句话说，就是任何针对标准化对象的技术要求不应在"范围"一章中规定，应在标准的技术内容中予以规定。范围编写应该简洁、完整，要高度提炼所要表达的内容，要能涵盖"标准内容的范围"及"标准适用的界限"两个方面的内容，不应缺项，必要时可指出"标准不适用的界限"。在范围中不应陈述可在引言中给出的背景信息。

范围中关于标准化对象的陈述应使用下列适当的表述形式：

"本文件规定了……的要求 / 特性 / 尺寸 / 指示"。

"本文件确立了……的程序 / 体系 / 系统 / 总体原则"。

"本文件描述了……的方法 / 路径"。

"本文件提供了……的指导 / 指南 / 建议"。

"本文件给出了……的信息 / 说明"。

"本文件界定了……的术语 / 符号 / 界限"。

标准适用界限的陈述一般另起一段，如有必要在给出适用界限陈述后，还可给出标准不适用范围，应使用下列适当的表述形式：

"本文件适用于……"。

"本文件不适用于……"。

例：国家标准《中医病证分类与代码》（GB/T 15657—1995）的范围描述如下：

本标准规定了中医病证的分类与代码。

本标准适用于中医医疗、卫生统计、中医病案管理、科研、教学、出版及国内外学术交流。

六、规范性引用文件

规范性引用文件是规范性要素，用来列出标准中规范性引用文件，由引导语和标准清单构成。规范性引用文件这一要素设置为标准正文的第 2 章，且不可分条，章编号和标题的设置是必备的，要素内容的有无根据具体情况进行选择。换句话说，在任何情况下都需要有"2 规范性引用文件"这一编号和标题，即使不存在规范性引用文件也必须有这一编号和标题。

"规范性引用文件"一章列举了该标准规范性引用的标准，这些标准或其中的条款构成了标准整体不可分割的组成部分。也就是说，在使用该标准时，要想符合本标准，除了要遵守标准本身的规范性内容外，还要遵守标准中规范性引用的其他文件或文件中的条款。如果只是为该标准提供了一些参考的信息或资料，这些文件属于资料性引用文件，不应列入规范性引用文件，如果需要可以列入参考文献一章。

（一）引导语

规范性引用文件的引导语直接使用"下列文件中的内容通过文中的规范性引用而构成本文件必不可少的条款。其中，注日期的引用文件，仅该日期对应的版本适用于本文件；不注日期的引用文件，其最新版本（包括所有的修改单）适用于本文件"，不可修改。

这段引导语适用于所有文件，包括标准、标准化指导技术文件、分部分发布出版的标准的某个部分。具有以下几层含义：通过本标准文中的规范性引用，所列文件中的内容成为本标准的条款，缺少了这些文件，该标准就不能顺利、无障碍使用；对于注日期引用的文件，只有该日期对应的版本才适用于引用的标准；对于不注日期的引用文件，如果最新版本包含所引用的内容，最新版本适用；如果最新版本未包含所引用的内容，包含了所引用内容的最后版本适用。

如果不存在规范性引用文件，应在"2 规范性引用文件"下给出说明"本文件没有规范性引用文件"，直接使用不可修改。

（二）清单表述

引导语之后，需要列出标准中规范性引用的所有文件。

1. 列出注日期的引用文件　对于标准中注日期的引用文件，应在规范性引用文件清单中给出文件的年号或版本及完整的名称；对于引用的标准给出标准的编号和名称，即标准代号、顺序号和年号及完整的标准名称。

例：国家标准《中药方剂编码规则及编码》（GB/T 31773—2015）规范性引用文件清单中列出注日期的引用文件：

GB/T 7635.1—2002 全国主要产品分类与代码 第 1 部分：可运输产品

2. 列出不注日期的引用文件　当引用的是完整的标准或标准的某个部分，并且其将来发生变化（如被修订）也能够被接收时，则在标准名称的后面不注日期。对于标准中不注日期的引用文件，不应在规范性引用文件清单中给出标准的年号或版本号，但必须给出标准的代号、顺序号及完整名称。

例：国家标准《中药编码规则及编码》（GB/T 31774—2015）规范性引用文件清单中列出不注日期的引用文件：

GB/T 7027 信息分类和编码的基本原则与方法

3. 列出标准的所有部分　在标准中引用了某个分为多个部分发布出版标准的所有部分（即整个标准），而不是引用其中的某个部分，如果是不注日期引用列出所有部分，需要在标准顺序号之后标明"（所有部分）"及其标准名称中的相同部分（引导元素（如果有）和主体元素），即"标准代号、顺序号"和"（所有部分）"，以及标准名称中的"引导元素（如果有）和主体元素"。

如果是注日期引用列出，当所有部分为同一年发布时，需要在规范性引用文件清单中给出标准代号、顺序号及第1部分的编号、"～"连接号、顺序号及最后部分的编号、年号及其标准名称中的相同部分（引导要素（如果有）和主体要素）；当所有部分不是同一年发布的，需要按照列出注日期引用文件的方式分别列出每个部分。

4. 列出引用国际文件、国外其他出版物　规范性引用文件清单中列出国际文件、国外其他出版物，需要给出"文件编号"或"文件代号、顺序号"，以及"原文名称的中文译名"，并在其后的圆括号中给出原文名称。

5. 列出其他文件　规范性引用文件中需要列出标准之外的其他引用标准和信息资源，如印刷的、电子的或其他方式的，应遵循《信息与文献　参考文献著录规则》（GB/T 7714—2015）确定的相关规则。

（三）排列顺序

规范性引用文件清单中各引用文件的顺序排列具有严格的规定，具体先后排列顺序如下：

1. 国家标准化文件，

2. 行业标准化文件，

3. 本行政区域的地方标准化文件（仅适用于地方标准化文件的起草），

4. 团体标准化文件（需符合规定的限制条件），

5. ISO、ISO/IEC 或 IEC 标准化文件，

6. 其他机构或组织的标准化文件（需符合规定的限制条件），

7. 其他文献。

国家标准、ISO 或 IEC 标准按标准顺序号排列；行业标准、地方标准、团体标准、其他国际标准化文件先按标准代号的拉丁字母和（或）阿拉伯数字的顺序排列，再按标准顺序号排列。

（四）编写注意事项

编写标准时，应将规范性引用文件作为标准本身的条款对待，高度重视规范性引用文件的编写，使引用更加准确和规范。《标准化工作指南　第3部分：引用文件》（GB/T 20000.3—2014）规定了标准中引用文件的要求。

1. 在编写标准之前及编写标准的过程中，要注意收集、查找和检索有关资料。一旦与标准有关的内容已经在其他文件中做出规定的，考虑采取引用方式，充分利用已有成果。

2. 在决定引用某个标准后，要核对引用标准的版本，实时关注被引用标准的版本状态，准确核实标准的年号，充分处理好被引用标准的版本有效性，不应引

用已被代替或废止的标准。需要引用一项标准存在新旧两个版本，应引用最新版本，不准许引用标准的早期版本。

3. 不应引用法律、行政法规、规章和其他政策性文件，以及不能公开获得（任何使用者能够免费获得，或在合理和无歧视的商业条款下能够获得）的文件。

4. 引用其他正式发布的标准化文件或其他文献，需要经过正在编制标准的归口标准化技术委员会或审查会议确认待引用的文件符合下列条件：

——具有广泛可接受性和权威性；

——发布者、出版者（知道时）或作者已经同意该文件被引用，并且，当函索时，能从作者或出版者那里得到这些文件；

——发布者、出版者（知道时）或作者已经同意，将他们修订该文件的打算及修订所涉及的要点及时通知相关文件的归口标准化技术委员会；

——该文件在公平、合理和无歧视的商业条款下可获得；

——该文件中所涉及的专利能够按照 GB/T 20003.1 的要求获得许可声明。

5. 国家标准和行业标准可以引用国家标准和行业标准，不宜引用地方标准和企业标准；地方标准可以引用国家标准、行业标准、本行政区域地方标准，不宜引用企业标准和其他行政区域地方标准；团体标准可以引用国家标准、行业标准；企业标准可以引用国家标准、行业标准、本行政区域地方标准、团体标准及本企业的标准。

6. 规范性引用文件不宜引用仅适合在合同中引用的索赔、担保、费用类文件，含有专利或限制竞争的专用设计方案或只属于某个企业所有而其他参与竞争的企业不宜获得的文件。

七、术语和定义

术语和定义是规范性要素，用来界定为理解标准中某些术语所必需的定义，由引导语和术语条目构成。术语和定义这一要素应设置为标准正文的第 3 章，章编号和标题的设置是必备的，要素内容的有无根据具体情况进行选择。换句话说，在任何情况下都需要有"3 术语和定义"这一编号和标题，即使没有需要界定的术语和定义也必须有这一编号和标题。术语和定义一般不分条，为了表示概念的分类可以细分为条，每条应给出标题。

此节介绍的"术语和定义"是作为非术语标准的一章，术语标准是指除了界定与术语有关内容外，没有其他规范性要素的标准，这种专门的术语标准中的术语通常提供给其他标准使用，应按照《标准编写规则 第 1 部分：术语》（GB/T 20001.1—2001）有关规定进行编写。

（一）术语选择

术语和定义是将标准中使用到的不易理解的术语一一列出并进行定义，便于标准使用者理解标准、使用标准。编写"术语和定义"时，应该查找术语在其他标准中是否已经建立并定义。如果已经建立，宜引用已标准化的术语及其定义，不必重复定义；如果标准中使用了属于标准范围所限定的领域之外的术语，可在标准条文中说明其含义，不宜在"术语和定义"一章中给出该术语及其定义。

在"术语和定义"一章中选择定义的术语时，需要注意到以下几个方面：

1.列出界定的术语应同时符合多次使用的术语、专业的使用者在不同语境中理解不一致的术语、尚无定义或需要改写已有定义的术语、属于标准范围所限定的领域内的术语四个条件，即：①标准中应仅定义至少使用两次以上，并在其范围限定和规范性内容中使用的概念。不应对资料性内容使用的术语进行定义，如"注"中使用的术语不应在"术语和定义"中进行定义，如果需要定义，可以在注中随文解释。②标准中应对不是一看就明白或者众所周知，或者在不同的语境中有不同解释的术语进行定义。如果不对术语进行定义，其含义会引起标准使用人的误解或产生歧义，或者不被标准使用人所理解。③标准中应仅列出现行术语标准中没有进行定义过，或者现行标准已有定义但该定义不适用于正在起草的标准，以避免重复或对同一概念给出不同的解释和定义。现行术语标准中已经定义过的术语，如果适用于正在起草的标准，则应该直接引用相应的定义，不需要重新进行定义；如果不完全适用于正在起草的标准，则可以在起草的标准中对现行术语定义进行改写，同时应在改写的定义后面加"注："标明来源，提示定义已经被改写。④标准中应仅定义标准所覆盖的范围和限定的领域中的术语，也就是说，如果术语所涉及的领域不属于标准范围所限定的领域则不必在"术语和定义"中给出定义。

2.如果标准中使用了标准的范围所限定的领域之外的术语，可在条文的注中说明其含义，不宜界定其他领域的术语和定义。

3.术语和定义中宜尽可能界定表示一般概念的术语，而不界定表示具体概念的组合术语。如，当具体概念"云计算基础设施"等同于"云计算"和"基础设施"两个一般概念之和时，分别定义术语"云计算"和"基础设施"即可，不必定义"云计算基础设施"。

4.对于通用词典中的通用技术术语，只有用于特定含义时，才应对其下定义。避免给商品名、俗称、品牌名下定义。

（二）引导语

术语和定义的表述形式：引导语＋术语条目（清单）。在给出具体的术语和定义之前应该使用一段引导语。根据不同情况选择不同的引导语，主要有三种不同的引导语使用方式。

1.标准中仅仅列举出界定的术语和定义时，引导语应使用"下列术语和定义适用于本文件"。

2.仅仅其他文件界定的术语和定义被本标准所使用时，引导语应使用"……界定的术语和定义适用于本文件"。

3.除了标准中界定的术语和定义外，其他文件界定的术语和定义也适用时，引导语应使用"……界定的及下列术语和定义适用于本文件"。

需要特别注意的是，如果没有需要界定的术语和定义，应在"3 术语和定义"这一编号和标题下给出这样的说明："本文件没有需要界定的术语和定义。"

（三）术语条目

1.术语条目内容　每个术语条目应至少包括四项必备内容，即条目编号、术语、英文对应词、定义。可根据需要增加符号、概念的其他表述方式（如图、数学公式等）、示例、注、来源等其他内容。术语条目不应编排成表的形式，任何内容不准许插入脚注。术语条目包含的具体内容，应按照以下顺序依次给出：

（1）条目编号

（2）术语

（3）英文对应词

（4）符号

（5）定义

（6）概念的其他表述方式（如图、数学公式等）

（7）示例

（8）注

（9）来源

2.条目编号　术语宜按照概念层级进行分类和编排，属于一般概念的术语和定义宜安排在最前面，如果无法或无须分类可按术语的汉语拼音字母顺序编排。术语分类的结果和排列顺序应由术语的条目编号来明确，应给每个术语一个条目编号，只有一个术语条目也应编号。术语的条目编号不是条编号，应在章编号或条编号之后使用下脚点加阿拉伯数字的形式。在排版格式上，条目编号单独占一行。

3.术语　术语应该简洁、单名单义、易于派生，要注意其稳定性。对于使用频率高、范围广、约定俗成的术语，没有特别原因，即使有不理想之处，最好不要轻易改写和变动，避免引起误解或歧义。

4. 英文对应词　除了专用名词外，英文对应词全部使用小写字母，名词为单数，动词为原形。

5. 定义　在对术语下定义时，要使用简明和通俗易懂的语言来进行表述，准确、适度、简明、不可循环，能够紧扣概念的外延，不可过宽、也不可过窄。定义的表述宜能在上下文中代替其术语。定义宜采取内涵定义的形式，其结构为："定义＝用于区分所定义的概念同其他并列概念间的区别特征＋上位概念。"

定义中如果包含了其所在标准的术语条目中已定义的术语，可在该术语之后的括号中给出对应的条目编号，以便提示参看相应的术语条目。

定义应使用陈述型条款，既不应包含要求型条款，也不应将其写成要求的形式。同时还要注意，撰写定义时不要在定义中重复术语，不用"它""该""这个"等代词开头，不使用"指""是""是指""表示""称为"等词语，不应包含附加信息，附加信息应以示例或注的形式给出。

6. 附加内容

（1）符号　应置于术语之后另起一行。量和单位符号应符合《有关量、单位和符号的一般原则》（GB/T 3101—1993）、GB/T 3102（所有部分）的规定，量的符号用斜体、单位的符号用正体。如果符号来自国际权威组织，宜在该符号后同一行的方括号中标出该组织名称或缩略语。

（2）图　定义需要辅以图形，在定义之后给出。

（3）数学公式　定义的辅助形式，可在定义之后另起一行列出数学公式。

（4）示例　置于定义之后、注之前，独占一行。

（5）注　置于示例之后，独占一行。注给出补充术语条目内容的附加信息。

（6）来源　如果确有必要抄录其他标准中的少量术语条目，应在抄录的术语条目之下准确地标明来源。当需要改写所抄录的术语条目中的定义时，应在标明来源处予以指明（具体方法为：在方括号中写明"来源：文件编号，条目编号，有修改"）。

例：（1）国家标准《中药编码规则及编码》（GB/T 31774—2015）术语和定义章节描述：

下列术语和定义适用于本文件。

3.1

中药 Chinese medicines

在中医药理论和临床经验指导下用于防治和医疗保健的药物，包括中药材、饮片、中药配方颗粒和中成药。

……

3.4

中药配方颗粒 granule forms of individual medicinals for prescriptions

传统单位中药饮片经提取或粉碎成细粉等现代化制药技术加工制成的颗粒剂。

注：中药配方颗粒可直接用于中药临床的处方调配，患者按处方规定剂量直接冲服，是中药汤剂现代化、标准化的一种尝试，被称为是一种新型"饮片"。

（2）国家标准《标准化工作导则 第1部分：标准化文件的结构和起草规则》（GB/T 1.1—2020）的术语和定义章节描述：

3.3.3

指示 instruction

表达需要履行的行动的条款（3.3.1）。

［来源：GB/T 20000.1—2014，9.3，有修改］

八、符号和缩略语

符号和缩略语是可选的规范性要素，用来给出为理解标准所必需的、标准中使用符号和缩略语的说明或定义，由引导语和带有说明符号和（或）缩略语清单构成，需要先有引导语，再给出清单。"符号""缩略语"或它们的组合章只给出该标准中所使用的符号或缩略语，并且这些符号或缩略语一定会被使用到，在标准的条文中没有使用到的符号或缩略语，不应在标准中出现"符号""缩略语"或它们的组合章。

编写标准时，如果需要设置"符号""缩略语"或它们的组合章，宜作为标准正文的第4章。如果为了反映技术准则，符号需要以特定次序列出，那么该要素可以细分为条，每条应给出标题。根据编写标准的需求，可以将术语和定义、符号、缩略语放在一个复合标题之下。缩略语指由外文词组构成的短语的缩写形式。

（一）引导语

根据列出的符号、缩略语的具体情况，符号和（或）缩略语清单应由适当的引导语来引出。

如果"符号和缩略语"要素仅列出符号，引导语使用"下列符号适用于本文件"。

如果"符号和缩略语"要素仅列出缩略语，引导语使用"下列缩略语适用于本文件"。

如果"符号和缩略语"要素列出符号和缩略语，引导语使用"下列符号和缩略语适用于本文件"。

（二）清单

符号和缩略语的说明或定义宜使用陈述型条款，不应包含要求和推荐型条款。符号或缩略语的含义写在符号或缩略语之后。解释符号或缩略语含义的文字回行时与上行含义的第一个字对齐。缩略语后应给出中文解释，也可同时给出全拼的外文。如果不设立"缩略语"章，在编写标准条文出现缩略语或需要使用缩略时，用括号说明。

与术语不同，符号或缩略语的字母顺序是一个有序的编排，不需要另外编号，按照上述的字母顺序编排即可（除为了反映技术准则需要以特定次序列出，进行分条）。无论"符号和缩略"章是否分条，清单中的符号和缩略语之前均不给出序号，且宜按以下规则以字母顺序列出：

1. 大写拉丁字母置于小写拉丁字母之前（A、a、B、b 等）。

2. 无角标的字母置于有角标的字母之前，有字母角标的字母置于有数字角标的字母之前（B、b、C、C_m、C_2、c、d、d_{ext}、d_{int}、d_1 等）。

3. 希腊字母置于拉丁字母之后（A、α、B、β 等）。

4. 其他特殊符号（@、# 等）置于最后。

例：国家标准《信息安全技术 网络安全等级保护基本要求》（GB/T 22239—2019）缩略语章节描述：

4 缩略语

下列缩略语适用于本文件。

AP：无线访问接入点（Wireless Access Point）

DCS：集散控制系统（Distributed Control System）

九、分类和编码

分类和编码是可选的规范性要素，此节主要介绍的"分类与编码"是作为非分类标准的要素。分类和编码这一要素是用来给出针对标准化对象的划分，以及对分类结果的命名或编码，以方便在标准核心技术要素中针对不同标准化对象的细分类别做出规定。也就是说，当我们需要对产品、过程或服务中的某个标准化对象进行区分，就需要设置"分类"章标题。

分类和编码/系统构成通常使用陈述型条款。根据编写标准的需要，该要素可与规范标准、规程标准或指南标准中的核心技术要素的有关内容合并，在一个复合标题下形成相关内容。"分类和编码"这一要素可以没有分类依据或分类方法，但一定有分类结果，即需要分出类目和项目，并给予命名或分配代码。"分类和编码"这一要素通常涉及"分类和命名""编码和代码"内容。分类和编码方法应符合 GB/T 7027、GB/T 20001.3 的规定。

（一）分类和命名

编写标准过程中，如果涉及分类需要先确定分类的原则和方法（如线分类法、面分类法、混合分类法等），明确清楚分类的依据、方法等，分类后进行命名或编码。如果编写标准所涉及的领域中已经存在分类标准，分类标准给出分类方法，则无须规定分类方法，直接利用已有分类标准分类方法进行分类即可；如果分类标准在分类方法的基础上还给出了分类结果，则可直接引用该分类标准的分类结果。

线分类法是将分类对象按照所选定的若干个属性或特征逐次地分成相应若干个层级的类目或项目，并排成一个有层次的、逐渐展开的分类体系，通常用于划分层级类目或项目的分类对象。在这个分类体系中，被划分的类目称为上位类，划分出的类目称为下位类，上位类与下位类类目之间存在着隶属关系或整体与部分的关系。由一个类目直接划分出来的下一级各类目，彼此称为同位类，同位类类目之间存在着并列关系，类目之间不交叉、不重复，并只对应于一个上位类。线分类法分类应从上位到下位依次进行，不宜有空层或加层，上位类类目划分成若干个下位类类目时应按同一属性来划分，上位类划分出的下位类类目的总范围应与该上位类类目范围相等。如身份证号码的前六位行政区域代码就是按照线分类法进行分类后编码的。

面分类法是将所选定的分类对象的若干属性或特征视为若干个独立的"面"，每个"面"中又可以分成彼此独立的若干个项目，通常用于划分非层级类目或项目的分类对象，划分出的各个类目或项目之间是序列关系或主题关系。序列关系主要有空间关系、时间关系、因果关系、发展关系；主题关系主要有前提——结论关系、形式——内容关系、结构——功能关系、行为——动机（目的）关系。使用时，可以根据需要将这些"面"中的类目组合在一起，形成一个复合类目。不同"面"内的类目不应相互交叉，也不能重复出现；每个"面"有严格的固定位置，"面"的选择及位置的确定，根据编写标准的实际需求而定。如 18 位身份证号码，前六位是行政区域代码，中间八位是出生年月日。

混合分类法是将线分类法和面分类法组合使用，以其中一种分类法为主，另一种做补充的信息分类方法。线分类法与面分类法两种分类方法的优缺点见表6-4。

表 6-4　分类方法的优缺点比较

分类方法	优点	缺点
线分类法	层次性好，能较好地反映类目之间的逻辑关系；实用方便，既符合手工处理信息的传统习惯，又便于计算机处理	结构弹性较差，分类结构一经确定，不易改动；效率低下，当分类层次较多时，代码位数较长，影响数据处理速度
面分类法	具有较大弹性，一个"面"内类目的改变，不会影响到其他的"面"；适应性强，可根据需要组成任何类目，同时也便于及时处理信息；易于添加和修改类目	不能充分利用容量，可组配的类目很多，但有时实际应用的类目不多；难于手工处理信息

分类的命名有类目名称和项目名称，类目名称是对划分出的每个层次的层级统称，如可用"……门""……目""……种""……类""……型""……式""……级"等作为类目名称；项目名称是对每个层级内具体个体的命名，具有唯一性，通常包含上位类的类目名称。项目名称的命名规则应保持一致，宜选用现行标准中界定的术语，如果现行标准不存在这样的术语，应使用规范化词语命名。

（二）编码和代码

对分类的结果进行编码，应指明编码方法及表示编码结果的字符。编码应充分考虑所划分出的各类目的先后次序或关系，以及各类目所划分出的具体项目的先后次序或关系，或者已经确定的分类体系中类目的先后次序或关系。根据分类的方法，通常采用层次编码方法、并置编码方法、组合编码方法三种编码方法进行编码。

应用线分类法进行分类的，通常采用层次编码方法进行编码。层次编码是以编码对象集合中的层级分类为基础，将编码对象编码成为连续且递增的组（类）。每个层级上特性必须互不相容，位于较高层级上的每一个组（类）都包含并且只能包含它下面较低层级全部的组（类），在实际应用中既有固定格式也有可变格式，由于固定格式更容易处理，其使用频率最高。较低层级的层次码实际上是较高层级代码段和较低层级代码段的复合代码，也就是说较低层级的层次码包含较高层级的层次码。层次码的一般结构见图 6-1。

应用面分类法进行分类的，通常采用并置编码方法或组合编码方法进行编码。并置码是由一段代码段组成的复合代码，这些代码段提供了描绘编码对象的特性，而且这些特性之间是相互独立的。并置码的编码表达式可以是顺序码、缩写码、无须码的任意类型组合。

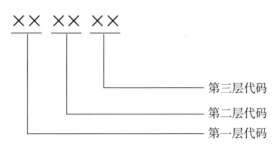

图 6-1 层次码的一般结构

应用混合分类法进行分类的，通常采用组合编码方法进行编码。组合码和并置码比较类似，由一些代码段组成的复合代码，但这些代码提供了编码对象的不同特性，且这些特性相互依赖并且通常具有层次关联。如 18 位身份证号码共分为4 段，第一个代码段 6 位标识公民的空间特性（行政区划代码，这个代码又是层次码，前两位代码即第一层标识省、自治区、直辖市、特别行政区，中间两位代码即第二层表示市、地区、自治州、盟、直辖市所辖市辖区/县汇总码、省（自治区）直辖县级行政区划汇总码，最后两位即第三层表示县、自治县、县级市、旗、自治旗、市辖区、林区、特区），第二个代码段 8 位标识公民的时间特性（8位出生日期），第三个代码段 3 位为顺序号（依赖于前两个代码段所限定的范围，奇数表示男性，偶数表示女性），第四个代码段 1 位为校验码（依赖于前三个代码段赋值后的校验计算结果）。层次编码方法、并置编码方法、组合编码方法三种编码方法的优缺点比较见表 6-5。

表 6-5 编码方法的优缺点比较

分类方法	优点	缺点
层次编码方法	易于编码对象的分类或分组；能在较高的层级上汇总；代码值可以解释	限制了理论容量的利用，缺乏弹性；需要随代码层级的顺序从最高层级向下赋予代码值或解释代码值；复杂性，取决于层级数目，并导致要重新介绍已经应用于较高层级上的特性
并置编码方法	以代码值中表现出一个或多个特性为基础，容易对编码对象进行分组；容量与每个特性可能带有的值的数量相联系；代码值可以解释	因需要含有大量的特征，可能导致每个代码值有许多字符；难以适应新特性的要求
组合编码方法	代码值容易赋予；有助于配置和维护代码值；能够在相当程度上解释代码值；有助于确认代码值	理论容量不能充分利用

编码应指明所采用的编码方法，给出编码位数或编码结构、每个码位所代表的含义，以及每个码位上所使用的代码字符。适宜时，可给出编码结构图。每个

码位上所使用的代码位数可根据需要设定。采用层次编码方法时，同一层次上的代码位数应等长。采用顺序码时，代码应等长，如用 001～999，而不用 1～999。

代码宜全部使用阿拉伯数字或全部使用拉丁字母。如果使用拉丁字母、阿拉伯数字混用的形式，拉丁字母或阿拉伯数字宜在特殊位置（如首位或末位），不宜在随机的位置。代码字符不应是语法表达或数学运算中可能用到的字符，如问号（？）、冒号（：）、加号（+）等，也不应是形相近的字符，如字母"I"和数字"1"、字母"O"和数字"0"等。各层次的代码之间可使用空格、"–"等分隔，方便读写，例如"153275"可写成"153 275"或"153–275"。

十、总体原则和总体要求

总体原则和（或）总体要求是可选的规范性要素。总体原则这一要素用来规定为达到编制目的需要依据的方向性的总框架或准则，标准中随后各要素中的条款或者需要符合或者具体落实这些原则，从而实现标准编制目的。总体要求这一要素用来规定涉及整体标准或随后多个要素均需要规定的要求。

标准中如果涉及了总体原则 / 总则 / 原则，或总体要求的内容，宜设置总体原则 / 总则 / 原则，或总体要求。总体原则 / 总则 / 原则应使用陈述或推荐型条款，不应包含要求型条款。总体要求应使用要求型条款。

十一、核心技术要素

核心技术要素是可选的规范性要素，是术语标准、符号标准、分类标准、试验标准、规范标准、规程标准、指南标准各种功能类型标准的标志性要素，是表达标准特定功能的要素。标准的功能类型不同，核心技术要素也就会不同，表达核心要素使用的条款类型也会不同。各种功能类型标准的核心技术要素的具体编写应遵守 GB/T 20001（所有部分）的规定。各种功能类型标准所具有的核心技术要素及所使用的条款类型应符合表 6-6 的规定。

表 6-6　各种功能类型标准的核心技术要素及所使用的条款类型

标准功能类型	核心技术要素	使用的条款类型	遵守的标准
术语标准	术语条目	界定术语的定义使用陈述型条款	标准编写规则 第 1 部分：术语（GB/T 20001.1—2001）
符号标准	符号（标志）及其含义	界定符号或标志的含义使用陈述型条款	标准编写规则 第 2 部分：符号标准（GB/T 20001.2—2015）
分类标准	分类和（或）编码	陈述、要求型条款	标准编写规则 第 3 部分：分类标准（GB/T 20001.3—2015）

标准功能类型	核心技术要素	使用的条款类型	遵守的标准
试验标准	试验步骤 试验数据处理	指示、要求型条款 陈述、指示型条款	标准编写规则 第4部分：试验方法标准（GB/T 20001.4—2015）
规范标准	要求 证实方法	要求型条款 指示、陈述型条款	标准编写规则 第5部分：规范标准（GB/T 20001.5—2017）
规程标准	程序确立 程序指示 追溯（证实）方法	陈述型条款 指示、要求型条款 指示、陈述型条款	标准编写规则 第6部分：规程标准（GB/T 20001.6—2017）
指南标准	需考虑的因素	推荐、陈述型条款	标准编写规则 第7部分：指南标准（GB/T 20001.7—2017）

（一）术语标准

术语标准的核心技术要素是"术语条目"，界定术语的定义使用陈述型条款，具体标准的编写遵守《标准编写规则 第1部分：术语》（GB/T 20001.1—2001）的规定。

术语标准的核心技术要素"术语条目"，要给出需要界定的某领域或学科中使用概念的定义，通常形成某领域的概念体系。术语标准中的术语条目最好按照概念层级进行分类编排。术语和概念之间应一一对应，即一个术语只表示一个概念，一个概念只由一个术语来表示，避免出现异义、多义和同义现象。如果存在同义词，建议只选择一个作为首选术语，在定义后可加"又称"，将其同义词一一列出。

术语条目中至少包括术语条目编号、表达概念的首选术语、首选术语的英文对应词、概念的定义四个必备内容，在此基础上根据需要还可增加术语的注音、缩写形式、完整形式、符号、专业领域、条目来源、非首选术语及其状态标识（许用的、拒用的和被取代的）、概念的其他表述形式（公式、图等）、参照的相关条目、术语惯用法示例、注、其他语种的对应词等各种附加信息。

术语标准中应在标准范围所限定的领域内定义概念，也就是说术语标准中不应定义不是标准所涉及的领域中的概念。对概念的定义尽量选择内涵定义，即给出概念所反映的客体的全部本质特征，通常概念的定义采用下述优选结构：定义＝上位概念＋用于区分所定义概念同其他并列概念间的区别特征。术语定义应遵循准确性、适度性、简明性、正确使用否定形式、避免使用循环定义、遵从汉语语言习惯、正确使用注释和插图等原则。定义不应采用"用于描述……的术语"或"表示……的术语"的说明性形式，术语也不必在定义中重复，不可采用"[术语］是……"的形式，或"［术语］意指……"的形式，应直接表述概念，一般不应以专指性词语开始，例如"这个""该"等。量的定义的表达应符合《有关量、单位和符号的一般原则》（GB/T 3101—1993）的规定。术语条目如只用单一语种表述定义，应采用通栏编排；双语种或多语种对照时（包括定义的对照），应采用双栏或多栏对应编排，栏与栏之间用划线或空格隔开，同一条目的不同语种对齐编排。

（二）符号标准

符号标准的核心技术要素为"符号（标志）及其含义"，界定符号或标志的含义使用陈述型条款，具体标准的编写遵守《标准编写规则 第2部分：符号标准》（GB/T 20001.2—2015）的规定。

符号标准的核心技术要素"符号（标志）及其含义"，要给出需要特定领域或学科使用的符号（包括文字符号、图形符号及含有符号的标志）的表现形式及其含义或名称，如必要还可给出相应的说明。"符号（标志）及其含义"宜以表的形式列出，以便清晰地表述它们之间的关系。表中通常包括编号栏、符号栏、名称栏、说明栏等，使用时可根据实际情况调整表头内容，编号栏可调整为序号栏，符号栏可调整为图形标志栏，名称栏可调整为含义栏，说明栏可省略（如果所有符号或标志的名称或含义已经十分明确，又没有其他需要说明的内容）。当现行标准中有适用的符号，应采用引用的方式，而不宜摘录具体的符号，当引用其他标准具体的符号时，应给出所引用标准的编号，并在标准编号后加圆括号给出符号在被引用标准中的符号；当广泛引用其他标准中的符号且需要注日期时，应给出所引用标准的编号；当广泛引用其他标准中的符号且不需要注日期时，应给出所引标准的代号和顺序号。

（三）分类标准

分类标准的核心技术要素为"分类"或"编码"。也就是说根据具体情况，在特定的分类标准中至少包括"分类"和"编码"两个要素中的一个，使用陈述、要求型条款，具体标准的编写遵守《标准编写规则 第3部分：分类标准》（GB/T 20001.3—2015）的规定。

1.分类 通常给出分类方法，指明针对分类对象划分出多少"层次"（线分类法）或"层面"（面分类法），指出上位类、下位类之间的层级关系，或"面"之间彼此独立的非层级关系。分类方法应符合《信息分类和编码的基本原则与方法》（GB/T 7027—2002）的规定。线分类法、面分类法、混合分类法详细内容见本节"九、分类和编码（一）分类和命名"。

2.编码 如果需要对分类的结果进行编码，应指明所采用的编码方法，给出编码位数或编码结构、每个码位所代表的含义，以及每个码位上所使用的代码字符。适宜时，可给出编码结构图，充分展示所采用的编码方法。采用层级编码方法，编码结构图中的码位基于所划分出的类目之间的层级关系排列；采用并置编码方法，编码结构图中的码位根据实际需要排列；采用组合编码方法，编码结构图中的码位根据实际需要，以及类目之间的关系排序。在给出编码方法后，如果需要对具体类目或项目名称进行编码，则要给出具体的代码或代码表，一般由代码栏、类目和（或）项目名称栏、说明栏组成。如无须进行说明，可省略说明栏。编码的基本方法（如代码类型、代码特征、代码表现形式、代码设计等）应符合《信息分类和编码的基本原则与方法》（GB/T 7027—2002）的规定。层级编码方法、并置编码方法、组合编码方法详细内容见本节"九、分类和编码（二）编码和代码"。

（四）试验标准

试验标准的核心技术要素包括"试验步骤"和"试验数据处理"。"试验步骤"使用指示、要求型条款，"试验数据处理"使用陈述、指示型条款，具体标准的编写遵守《标准编写规则 第4部分：试验方法标准》（GB/T 20001.4—2015）的规定。

1.试验步骤 包括试验前的准备工作和试验中的实施步骤。需要进行多少个操作或系列操作，"试验步骤"就可分为多少条。"试验步骤"中可包括预试验或验证试验、空白试验、比对试验、平行试验等。如果试验的步骤很多，可将条进一步细分，逐条给出规定的试验步骤，包括必不可少的预操作在内。试验步骤中的操作或系列操作应按照逻辑次序分组，使用祈使句准确地陈述试验需要的每一步操作，在适当的条或段中以容易阅读的形式陈述有关的试验步骤，便于理解和应用。当给出备选步骤时，应阐明与主选步骤的相互关系，即哪个是优选步骤，哪个是仲裁步骤。如果试验步骤中可能存在危险（例如，爆炸、着火或中毒），且需要采取专门防护措施，则应在"试验步骤"的开头用黑体字标出警示的内容，并写明专门的防护措施。

2.试验数据处理 应列出试验所要录取的各项数据，并给出试验结果的表示方法或结果计算方法，具体说明表示结果所使用的单位、计算公式、公式中使用的物理量符号的含义、表示量的单位、计算结果表示到小数点后的位数或有效位数五个方面内容。

（五）规范标准

规范标准的核心技术要素包括"要求"和"证实方法"。"要求"使用要求型条款，"证实方法"使用指示、陈述型条款，具体标准的编写遵守《标准编写规则

第 5 部分：规范标准》（GB/T 20001.5—2017）的规定。

1. 要求　应通过直接或引用的方式规定以下内容：①保证产品 / 过程 / 服务适用性的所有特性；②特性值；③适宜时，描述证实方法。

当标准化对象为系统时，规范标准中的要素"要求"应通过直接或引用的方式规定以下内容：①保证完整的、已安装的系统适用性的所有特性，根据具体情况，还可包括系统各构成要素（或子系统）的特性；②特性值；③适宜时，描述证实方法。规范标准中要求的表述需要遵守性能 / 效能原则，即由反映产品性能、过程或服务效能的具体特性及特性值来表述，以便给技术发展留有最大的自由度。不宜对设计特性、描述特性或相关过程规定要求。

产品规范标准通常针对使用性能、理化性能、生物学 / 病理学 / 毒理学性能、人类工效学性能、环境适应性等产品性能要求进行规定。产品规范标准通常不对产品结构规定相应要求，为了便于产品的互换性、兼容性、相互配合或者为了保证安全的情况下，才可对产品结构、尺寸等提出要求。产品规范标准通常不对材料规定相应要求，为了保证产品性能和安全时，可对材料提出要求或指定产品所用的材料。产品规范标准通常不对生产过程、工艺等规定相应要求，为了保证产品性能和安全，不得不限定生产过程、工艺时，可在附录中对其进行相应规定。

过程规范标准通常规定反映过程效能的具体特性及特性值，而不应对履行过程的具体行为指示。当无法确定反映过程效能的特性，或者当过程效能的实现确需活动内容加以保证时，可对活动内容或与活动内容有关的特性进行规定；或者当过程运行的控制条件对于达到预期效果十分重要，需要控制条件加以保证时，可规定与过程运作的控制条件有关的特性，例如温度、湿度、水分、杂质等。根据实际需要，过程规范标准可在规定要求之前，陈述执行某个过程所经历的程序、阶段或步骤。

服务规范标准应首先选择规定服务提供者与服务对象接触界面的要求。通常，针对服务效果、宜人性、响应性、普适性等类别的服务效能规定相应要求。当无法确定反映服务效能的特性时，或服务效能的实现确需服务内容加以保证时，服务规范标准可规定与服务内容有关的特性，如服务内容构成、辅助服务提供的文件或材料等；或服务效能的实现确需服务环境加以保证时，服务规范标准可规定与服务环境有关的特性。通常服务规范标准不对组织机构、人员资质或提供服务所使用的物品、设备等规定要求。除非选择不出拟标准化的特性或内容的特殊情况，当没有适用的标准时，可在附录中进行适当规定。

2. 证实方法　针对"要求"中的每项要求都应描述对应的证实方法，在规范标准中可以作为单独的章，也可并入要求中，也可作为标准的规范性附录。

证实方法通常包括测量和试验方法、信息化方法、主观评价方法及其他证实方法。产品规范标准通常考虑编写测量方法或试验方法所描述的证实方法；过程规范标准和服务规范标准通常考虑编写信息化方法、主观评价方法及其他证实方法所描述的证实方法。

编写测量和试验方法应包括用于证实产品、过程或服务是否满足要求，以及保证结果再现性的所有条款，通常应包含测量/试验步骤、数据处理（包括计算方法、结果的表述），其内容应按照 GB/T 20001.4 给出的有关规则编写。编写信息化方法、主观评价方法及其他证实方法，应描述实施该特定证实方法的主体、实施频率（或持续时间、起始时间、实施时间）及扫描上传、观察、记录、确认、评价的内容，以及相应的计算方法等。

（六）规程标准

规程标准的核心技术要素包括"程序确立""程序指示"和"追溯/证实方法"。过程标准的标准化对象为过程。"程序确立"使用陈述型条款，"程序指示"使用指示、要求型条款，"追溯/证实方法"使用指示、陈述型条款，具体标准的编写遵守《标准编写规则 第6部分：规程标准》（GB/T 20001.6—2017）的规定。

1. 程序确立　用来清晰描述标准涉及的程序，应按照通常的逻辑次序确立标准中所针对的具体程序的构成。根据具体情况，程序可划分为步骤，也可先将程序细分为阶段，再进一步细分为步骤。该要素通过陈述型条款、流程图的方式来确立标准中所针对的具体程序的构成，可以单独使用，也可以综合运用。根据具体情况，程序确立的内容可并入要素"程序指示"，并位于"程序指示"的起始部分。

2. 程序指示　应包括履行阶段/步骤的行为指示、转化条件/结束条件。使用指示型条款表述对履行阶段/步骤的行为指示，按照通常的程序逻辑次序进行编排具体的行为指示。在每个阶段/步骤中宜以带编号的列项形式编排，更好地展现阶段/步骤的先后顺序。转化条件和结束条件应使用要求型条款表述，当一个阶段/步骤存在多个可供选择的后续阶段/步骤时，要素"程序指示"应规定针对每个后续阶段/步骤的转换条件，并保证这些转换条件是合理、可区分的；如果给出的是程序的某个阶段或不需要规定转换条件，应规定程序的结束条件。规程标准中要求型条款用"只准许……"文字表述的典型句式。如果在行为指示中可能存在危险，且需要采取专门措施，应在"程序指示"开头用黑体字标出警示内容，并写明专门的防护措施。

3. 追溯/证实方法　针对"程序指示"中规定的行为指示应描述在关键节点对应的追溯方法，针对转换条件/结束条件应描述满足这些条件对应的证实方法。

其中，追溯方法可以是过程（现场）记录／标记、录音、录像等，证实方法可以是对比、证明文件、测量和试验方法等。追溯／证实方法在规程标准中可以并入"程序指示"中，也可以作为单独的章，也可以作为标准的规范性附录。当作为单独章时，应按照其具有对应关系的行为指示、转换条件、结束条件的先后次序进行编写。

编写测量和试验方法，应包括试验步骤、数据处理（包括计算方法、结果表达）等。编写过程（现场）记录／标记、录音、录像、对比、证明文件追溯／证实方法，应描述该特定证实方法的主体、实施频率（或持续时间、起始时间、实施时间）、地点，以及观察、记录、标记、录制、对比、证明材料的内容等。

（七）指南标准

指南标准的核心技术要素是"需考虑的因素"，使用推荐、陈述型条款。具体标准的编写遵守《标准编写规则 第7部分：指南标准》（GB/T 20001.7—2017）的规定。

根据具体情况，可灵活编写指南标准的核心技术要素标题，可改为"需考虑的内容""需考虑的要点"等。根据标准的技术内容，指南标准可分为试验方法类、特性类和程序类等类别。指南标准类别不同、所涉及的主题的不同，"需考虑的因素"的具体结构和内容也会不同。

试验方法类指南标准中要素"需考虑的因素"根据所涉及的主题选择和确定，一般包括试验原理、材料、试验条件、仪器设备、试验步骤、试验数据处理、试验报告等。在"需考虑的因素"中，可以提供方法性质、选择原则、选择框架和需考虑的要点等，从而提供指导或在指导的基础上提供建议；也可针对具体"需考虑的因素"推荐系列选择及选择的原则，供标准使用者选取。这类指南标准不应包括具体的原理、条件和步骤。

特性类指南标准中要素"需考虑的因素"的具体结构和内容与所涉及的主题有关，根据具体情况可考虑"特性选择""特性值选取"两个方面。可通过给出选择特性或特性值的要素框架、确定原则和需要考虑的要点等，提供方向性的指导或在指导的基础上提供建议；也可针对特性值推荐供选择的系列数据，或一定范围的数据，供使用者选取；还可给出大量的具有技术内容的资料、文件、发展模式案例等信息，供标准使用者在特性选择、特性值选取时参考。这类指南标准不应规定要求，也不应描述证实方法。

程序类指南标准中要素"需考虑的因素"的具体结构和内容应能够表明该活动的规律，根据具体情况可考虑"程序确立""程序指示"两个方面。可给出指导程序确立或程序指示的原则、方法和需要考虑的要点等，从而提供指导或在指导的基础上提供建议；也可针对程序指示推荐供选择的系列行为指示、转换条件／结束条件，并给出选择的原则，供标准使用者选取。这类指南标准不应规定具体的履行程序的指示和条件，也不应描述证实方法。

十二、其他技术要素

其他技术要素是可选的规范性要素。在编写标准时，可根据具体实际情况，决定是否设置其他技术要求，例如试验条件、仪器设备、取样、标志、标签和包装、标准化项目标记、计算方法等。如果涉及有关标准化项目标记内容，应符合标准化项目标记的规范性规定。

十三、参考文献

参考文献是可选的资料性要素，用来列出标准中资料性引用的文件清单，以及其他信息资源清单，例如起草标准时参考过的文件，以供标准使用者参阅。参考文献应设置在最后一个附录之后。标准中有资料性引用的文件，应设置"参考文献"这一要素，需要注意的是不应将参考文献编写成资料性附录，清单中应列出该标准引用的每个文件。"参考文献"要素不应分条，列出的清单可以通过描述性的标题进行分组，标题不应编号。

（一）可列出的文献

1. 标准条文中提及的文件。

2. 标准条文中的注、图注、表注中提及的文件。

3. 标准中资料性附录提及的文件。

4. 标准中示例所使用或提及的文件。

5. 标准中"术语和定义"一章中在定义后的方括号中标出的术语和定义所出自的文件。

6. 摘抄形式引用时，在方括号中标出的摘抄内容所出自的文件。

7. 标准起草过程中依据或参考的文件。

8. 不应列入规范性引用文件的文件。

（二）列出表述方式

文献清单中每个参考文件或信息资源前应在方括号中给出序号。参考文献的格式应该按照《信息与文献 参考文献著录规则》（GB/T 7714—2015）的规定进行列出。清单中所列内容及其排列顺序及在线文献的列出方式均应符合"规范性引用文件"的"文件清单"的相关规定（本节"六、规范性引用文件"），其中如果列出国际标准和其他国际文献，无须将原文翻译，直接给出原文即可。

例：国家标准《信息安全技术 网络安全等级保护基本要求》（GB/T 22239—2019）参考文献章节描述如下：

［1］GB/T 18336.1—2015 信息技术 安全技术 信息技术安全评估准则 第 1 部分：简介和一般模型

［2］GB/T 22080—2016 信息技术 安全技术 信息安全管理体系 要求

［3］GB/T 22081—2016 信息技术 安全技术 信息安全控制实践指南

［4］NIST Special Publication 800–53 Security and Privacy Controls for Federal Information Systems and Organizations

十四、索引

索引为可选的资料性要素，用来给出通过关键词检索标准内容的途径，以一个新的角度方便标准使用者。如果需要设置索引，应该使用"索引"两个字作为标题，并将其作为标准的最后一个要素。建立索引的目的是为标准使用者提供一个不同于目次的检索标准内容的途径，方便标准的使用和实施。一般术语标准编写索引，符号标准最好编写索引，其他标准为了增加标准的适用性需要设置索引时，也可以设置索引。

索引由索引项形成的索引列表构成，一般以标准中的"关键词"作为索引对象，以关键词的汉语拼音字母顺序作为索引顺序，并给出标准中的规范性要素中对应的章、条、附录编号和（或）图、表的编号。如果需要索引的关键词较多，可在汉语拼音首字母相同的关键词之前，标出汉语拼音的首字母。可根据索引中关键词的长短将索引编排成单栏或双栏。注意的是，编写索引时，索引的顺序不应和章条次序或编号次序相一致。

例：中医药信息团体标准《中医药综合统计信息数据元目录》（T/CIATCM 004—2019）索引描述如下：

T/CIATCM 004—2019

索 引
阿拉伯数字

120 急救网络覆盖标志	DE08.10.A15.00

A

ABO 血型代码	DE04.50.001.00
按中医临床路径管理的出院人数	DE08.10.B09.00

B

病案号	DE01.00.004.00
病案质控日期	DE09.00.E51.00
病案质量代码	DE09.00.103.00
部级临床重点专科数	DE08.10.A17.00

部级中医药重点专科数	DE08.10.A18.00
病理号	DE01.00.005.00
病理诊断代码	DE05.01.A01.00
病理诊断结果	DE04.01.A02.00
病区数	DE08.10.A32.00

第五节 中医药信息标准要素的表述

在编制中医药信息标准时，除本章前四节要求外，在编写过程中还应做到内容要正确，文字要表达得准确、简明、通俗易懂，并做到与国家法律法规、有关标准协调一致，编写方法必须规范化。虽然不同类别的中医药信息标准编写方法不相同，但都必须遵循正确、准确、协调一致、统一等基本原则，否则就不能保证中医药信息标准的编写质量。注意要素的表述规范化，包括条文、注、脚注、示例、图、表等。还应注意全称、简称、商品名、数和数值量和单位、数学公式等的表述方法。

一、条款

条款是在标准中表达应用该标准时需要遵守、符合、理解和选择的表述。标准的规范性要素主要由条款构成，还包括少量附加信息。条款是标准内容的表述方式，不同类型条款的组合构成标准中的各类要素。条款可分为要求型条款、指示型条款、推荐型条款、允许型条款、陈述型条款五种类型。条款可包含在规范性要素的条文，图表脚注、图与图题之间的段或表内的段中。条款类型的表述应使得标准使用者在声明其产品 / 系统、过程或服务符合标准时，能够清晰地识别出需要满足的要求或执行的指示，并能够将这些要求或指示与其他可选择的条款（例如推荐、允许或陈述）区分开来。

每种类型的条款有其独特的表述形式。在编制标准过程中，不同类型的条款通过不同的能愿动词或句子语气来表述。

（一）要求型条款

要求型条款是表达如果声明符合标准需要满足的客观可证实的准则，并且不允许存在偏差的条款。要求型条款应使用能愿动词"应""不应"来表示需要满足的要求。例如，GB/T 1.1—2020 中规定"任何文件均应有文件名称，并应置于封面中和正文首页最上方"，"前言不应给出章编号且不可分条"。这两个例子中的"应""不应"都表示需要满足的要求。如果起草标准时，标准名称没有放在封面中或放在正文首页最上方，或者标准前言给出了章编号，则这个起草的标准没有符合 GB/T 1.1—2020 的规定。在起草标准过程中，不使用"必须"替代"应"，以避免将标准的要求与外部约束相混淆；不使用"不可""不得""禁止"代替"不应"来表示禁止；不应使用如"应足够坚固""应较为便捷"等定性的要求。

（二）指示型条款

指示型条款是表达需要履行的行动的条款，通常使用祈使句进行表达，例如"开启服务器"。这种指示是声明符合标准时，标准使用者需要完成的行动步骤或需要履行的行动。指示型条款通常在试验标准、规程标准中使用，表示直接的指示，如需要履行的行动、采取的步骤等。

（三）推荐型条款

推荐型条款是表达建议或指导的条款。推荐型条款应使用能愿动词"宜""不宜"来表示推荐或指导，一方面表达原则性或方向性的指导；另一方面表示具体建议。其中，肯定形式用来表达建议的可能选择或认为特别适合的行动步骤，无须提及或排除其他可能性；否定形式用来表达某种可能选择或行动步骤不是首选的但也不是禁止的。例如，GB/T 1.1—2020 中规定"如果需要设置符号或缩略语，宜作为文件的第 4 章"，表示在是否作为文件的第 4 章的两种可能性中，如果需要设置，特别建议将符号或缩略语作为文件的第 4 章，但没有提及不作为文件的第 4 章这种选择，不排除这种可能性。编写标准的实际中可将符号和缩略语要素并入"术语和定义"。

（四）允许型条款

允许型条款是表达同意或许可（或有条件）去做某事的条款。允许型条款使用能愿动词"可"或"不必"来表达。不使用"能""可能"代替"可"，"可"是标准表达的允许，而"能"指主、客观原因导致的能力，"可能"指主、客观原因导致的可能性。例如，GB/T 1.1—2020 中规定"为了便于检索可在关键词的汉语拼音首字母相同的索引项之上标出相应的字母"，表明为了便于在索引中进行检索，标准"允许"在索引关键词的汉语拼音首字母相同的索引之上标出字母。又如 GB/T 1.1—2020 附录 B 中"每个文件不必都含有标记体系"，表明不是每个标准都要含有标记体系，也就是说标准中可以不包含有标记体系这一项内容。

（五）陈述型条款

陈述型条款是阐述事实或表达信息的条款，可以使用能愿动词或陈述句来表述。编写标准中应使用陈述句来表述一般性陈述，即陈述事实，标准中的陈述句

中医药信息标准编制要求与方法

典型表述用词有"是""为""由""给出"等。例如，GB/T 1.1—2020 中"章是文件层次划分的基本单元""再下方为附录标题""文件名称由尽可能短的几种元素组成""封面这一要素用来给出标明文件的信息"，这些陈述句都是陈述某种事实，以便于相互理解。

陈述型条款使用能愿动词"能"或"不能"表示需要去做或完成指定事项的才能、适应性或特性等能力。不使用"可""可能"代替"能"。例如，"在空载的情况下，机车的速度能达到 200km/h"，陈述机车在达到速度方面所具有的特性能力。GB/T 1.1—2020 中"如果在特殊情况下不能避免使用商品名或商标，应指明其性质"，这里的"不能"陈述了不具有不使用商品名或商标的能力。

陈述型条款使用能愿动词"可能"或"不可能"表示预期的或可想到的物质、生理或因果关系导致的结果。不使用"可""能"代替"可能"。例如，GB/T 1.1—2020 在列项的一个示例提到"仪器中的振动可能产生于转动部件的不平衡……"，陈述仪器中振动可想到的引起的因果关系的结果。GB/T 1.1—2020 中"如果图不可能使用线图来表示，可使用图片和其他媒介。"陈述了图的用法在"不可能"的情况下可使用其他形式。

在编写标准过程中，上述五种不同类型的条款是通过使用不同的能愿动词或句子语气类型来表达的。在使用标准时，也可以通过不同的能愿动词或句子语气区分出标准中的条款是哪种类型的款。在编写标准时，条款类型的表述应使用规定的能愿动词或句子语气类型，只有在特殊情况下由于语言的原因不能使用规定给出的能愿动词时，才可使用对应的等效表述。各类型条款使用的能愿动词及其等效表述示例，见表 6-7。

表 6-7　各类型条款使用的能愿词及其等效表述示例

条款	能愿动词	在特殊情况下使用的等效表述	功能	示例
要求	应	应该 只准许	表达要求型条款，表示声明符合标准需要满足的要求	中药分类编码规则应符合 GB/T 7027 的要求（引自：GB/T 31774—2015 中药编码规则及编码）
	不应	不应该 不准许		不得欺诈、诱骗、强迫个人信息主体提供其个人信息（引自：GB/T 35273—2017 信息安全技术　个人信息安全规范）

条款	能愿动词	在特殊情况下使用的等效表述	功能	示例
推荐	宜	推荐 建议	表达推荐型条款，表示在几种可能性中推荐特别适合的一种，不提及也不排除其他可能性，或表示某个行动步骤是首选的但未必是所要求的，或（以否定形式）表示不赞成但也不禁止某种可能性或行动步骤	二维条码宜采用GB/T 21049、GB/T 18284等具有国家标准及国际标准的二维条码码制印刷（引自：GB/T 31775—2015 中药在供应链管理中的编码与表示）
	不宜	不推荐 不建议		表示通用公共设施信息的图形标志，不宜带辅助文字（引自：GB/T 15566.6—2007 公共信息导向系统 设置原则与要求 第6部分：医疗场所）
允许	可	可以 允许	表达允许型条款，表示在标准的界限内所允许的行动步骤	留有足够的扩展空间，可依据实际情况对分类进行类目补充（引自：GB/T 31773—2015 中药方剂编码规则及编码）
	不必	可以不 无须		每个文件不必都含有标记体系（引自：GB/T 1.1—2020 标准化工作导则 第1部分：标准化文件的结构和起草规则）
陈述——能力	能	能够	表达陈述型条款，表示由材料的、生理的或某种原因导致的能力	支持对采集对象的姓名、身份信息等进行管理，并能实现设备收集的个人健康数据和采集对象之间的关联（引自：GB/T 37733.1—2019 传感器网络 个人健康状态远程监测 第1部分：总体技术要求）
	不能	不能够		由于各种原因导致言语障碍，不能进行正常的言语交往活动（引自：GB/T 2261.3—2003 个人基本信息分类与代码 第3部分：健康状况代码）
陈述——可能性	可能	有可能	表达陈述型条款，表示由材料的、生理的或某种原因导致的可能性	术语和定义中宜尽可能界定表示一般概念的术语（引自：GB/T 1.1—2020 标准化工作导则 第1部分：标准化文件的结构和起草规则）
	不可能	没有可能		

　　为便于中医药信息标准编写人员更加深入地了解和掌握这五种能愿动词的用法，以下给出在同一个句子里，使用不同的能愿动词所产生的不同结果。

　　目次应自动生成：表示一种要求，只有自动生成目次，才认为符合标准。

目次宜自动生成：表示一种建议，目次最好自动生成。

目次可自动生成：表示一种允许，标准许可自动生成目次。

目次能自动生成：陈述一种事实，一种客观的能力，目次能够自动生成。

目次可能自动生成：表达一种可能性，目次有可能被自动生成。

二、附加信息

附加信息是附属于标准条款的信息，不能独立存在。附加信息的表述形式包括示例、注、条文脚注、图脚注、表脚注，以及"规范性引用文件"和"参考文献"中的文件清单和信息资源清单、"目次"中的目次列表和"索引"中的索引列表等。资料性内容由附加信息构成，规范性要素的资料性内容通常是对规范性内容的进一步解释或说明，包括示例、注、脚注等；资料性要素全部为资料性内容，不同的资料性要素的内容表示形式有所不同，主要包括注、脚注、清单或列表等。除了图脚注和表脚注外，其他附加信息表述为对事实的陈述，不应包含要求或指示型条款，也不应包含推荐或允许型条款。

（一）示例

示例通常存在于规范性要素中，通过具体的例子帮助更好地理解或使用标准，也就是说给出对理解或使用标准起辅助作用的信息，一般通过举出具体的例子来进一步解释标准中的内容。

示例宜置于所涉及的章或条之下，不宜单独设章或条，其编号编写规则：当每个章、条或术语条目中只有一个示例时，在示例的具体内容之前应标明"示例："；当每个章、条或术语条目中有多个示例时，宜标明示例编号，在同一章（未分条）、条或术语条目中示例编号均从"示例1"开始编写，即"示例1："示例2："示例3："等。如果示例较多或所占篇幅较大，尤其是作为示例的多个图或多个表，宜以"……示例"为标题形成资料性附录，这种情况下不宜将每个示例、每个图或每个表均各自编为单独的附录。如果给出的示例与编排格式有关或者易于与文中的条款相混淆，可将示例内容置于线框内。

通常在标准中用"例如"两字引出例子。例如的内容通常较少，多数情况下用文字形式来表达。例如，GB/T 1.1—2020中，图编号由"图"和从1开始的阿拉伯数字组成，例如"图1""图2"等。

（二）注

注只给出有助于理解或使用标准的说明，可以存在于规范性要素或资料性要素中。在编写标准时，如果需要对章、条、术语、图、表中的内容进一步解释和说明的，或者提供一些附加信息，可以使用"注"。

1.注的位置 根据所处的位置，可分为条文中的"注"、术语条目中的"注"、图中的"注"、表中的"注"。条文中的"注"宜置于所涉及的章、条或段之下；术语条目中的"注"应置于示例（如果有）之后；图中的"注"应置于图题和图脚注（如果有）之上；表中的"注"应置于表内下方、表脚注之上。

2.注的编号规则 如果每个章、条、术语条目、图或表中只有一个注时，在注的第一行内容之前应标明"注："；如果有多个注时，应标明注编号，在同一章（未分条）或条、术语条目、图或表中注编号均从"注1："开始，即"注1："注2："等。

（三）脚注

脚注只给出针对条文、图中的某个细节、表中某个词、句子、数字或符号等特定内容的附加说明。通过脚注在标准中所处的位置可分为条文脚注、图脚注和表脚注。条文脚注属于资料性内容，不应包含要求或对于标准的应用是必不可少的任何信息。与条文脚注不同，由于图、表自身特点，图脚注、表脚注除给出附加信息之外，可包含要求型条款，针对图、表中特定的内容规定要求，规定要求的图脚注、表脚注属于规范性内容。因此，编写脚注相关内容时，应使用适当的能愿动词或句子语气类型，以明确区分不同的条款类型。

条文脚注宜尽可能少使用，使用时应置于相关页面左下方的细实线之下。条文脚注编号应从"前言"开始、全文连续，使用后带半圆括号的阿拉伯数字从1开始编写，即1）、2）、3）等。在条文中需注释的文字、符号之后应插入与脚注编号相同的上标形式的数字[1)]、[2)]、[3)]等标明脚注。特殊情况下，为了避免与上标数字混淆，可用一个或多个星号，即[*]、[**]、[***]代替条文脚注的数字编号。

图脚注、表脚注的编写规则与条文脚注不同。图脚注应置于图题之上，并紧跟图中的注。表脚注应置于表内的最下方，并紧跟表中的注。与条文脚注编号不同的是，图脚注、表脚注的编号应均使用上标形式的小写拉丁字母从"a"开始编写，即[a]、[b]、[c]等。在图或表中需注释的位置应插入与图表脚注编号相同的上标形式的小写拉丁字母标明脚注。每个图或表中的脚注应单独编号。

（四）清单和列表

清单包括"规范性引用文件"和"参考文献"中的文件清单和信息资源清单等，主要特点为除了给出文件和信息资源的清单外不包含其他内容。"规范性引用文件"中仅给出标准中引用的规范性文件清单，"参考文献"中仅给出标准中资料性引用或标准编制过程中参考的文件清单。具体编写要求见相应章节内容。

列表包括"目次"中的目次列表和"索引"中的索引列表等。在目次中，通过提供标准的要素、条、图、表的标题列表，帮助标准使用者快速了解标准的结构、检索标准的内容。在索引中，通过提供关键词列表，帮助标准使用者在标准中快速检索需要的内容。

三、通用内容

标准中某章／条的通用内容宜作为该章／条中最前面的一条。根据具体的内容，可用"通用要求""通则""概述"作为条标题。通常不设置"概述"，除非确有必要设置才会设置该标题及其内容。

通用要求用来规定某章／条中涉及多条的要求，均应使用要求型条款；通则用来规定与某章／条的共性内容相关的或涉及条的内容，使用的条款中应至少包含要求型条款，还可包含其他类型的条款；概述用来给出与某章／条内容有关的陈述或说明，应使用陈述型条款，不应包含要求、指示或推荐型条款。

四、条文

条文是条或段表述标准要素内容所用的文字和（或）文字符号，是标准最常用、最直接的表述形式，简单来说就是用文字表述。标准中使用的汉字应为规范汉字，使用的标点符号应符合《标点符号用法》（GB/T 15834—2011）的规定。

（一）常用词

GB/T 1.1—2020 规定了"遵守""符合""尽可能""尽量""考虑""避免""慎重""通常""一般""原则上"等常用词的用法。

"遵守"用于在实现符合性过程中涉及的人员或组织采取的行动的条款，即需要人做到的用"遵守"，例如，条款类型的表述应遵守附录 C 的规定。"符合"用于规定产品／系统、过程或服务特性符合标准或其要求的条款，即需要物达到的用"符合"，例如，不同功能类型标准应符合 GB/T 20001 相应部分的规定。

"尽可能""尽量""考虑""优先考虑""充分考虑"及"避免""慎重"等词语不应该与"应"一起使用表示要求，建议与"宜"一起使用表示推荐。

"通常""一般""原则上"不应该与"应""不应"一起使用表示要求，可与"宜""不宜"一起使用表示推荐。

可使用"……情况下应……""只有／仅在……时，才应……""根据……情况，应……""除非……特殊情况，不应……"等来表示有前提条件的要求，前提条件应是清楚、明确的。例如，只有文件中多次使用并需要说明某符号或缩略语时，才应列出该符号或缩略语；根据所形成文件的具体情况，应依次对下列内容建立目次列表。

（二）全称、简称和缩略语

标准中使用组织机构的全称和简称（或外文缩写）应与这些组织机构所使用的全称和简称（或外文缩写）相同，不可随意编造。

简称的给出应采取主动原则，对于有使用简称需求的词语或短语，主动提出统一的简称供标准使用者使用。如果在标准中某个词语或短语需要使用简称，在正文中第一次出现该词语或短语时，应在其后的圆括号中给出简称，以后则应使用该简称。

如果标准中未给出缩略语清单，但需要使用拉丁字母组成的缩略语，在标准的正文中第一次出现时，应给出缩略语对应的中文词语或解释，在其后的圆括号中给出缩略语，以后则应使用该缩略语。仅仅在标准中随后需要多次使用某缩略语时，才应规定并使用该缩略语。缩略语宜由大写的拉丁字母组成，每个字母后面没有下脚点（例如：DNA）。宜慎重使用由拉丁字母组成的缩略语，只有在不引起混淆的情况下才可使用。

（三）数和数值

标准中数字的用法应符合《出版物上数字用法》（GB/T 15835）的规定。表示物理量的数值，应使用后跟法定计量单位符号的阿拉伯数字。表示以小数形式写作的数和数值的乘积、向量积和笛卡尔积应使用符号（×），而不应使用圆点。表示向量的无向积和类似的情况应使用符号居中圆点（·），该居中圆点也可以用于表示标量的乘积及组合单位。

根据特性的用途可规定极限值，也就是最大值和（或）最小值。通常一个特性规定一个极限值，但有多个广泛使用的类型或等级时，则需要规定多个极限值。根据特性的用途，特别是品种控制和某些接口的用途，可选择多个数值或数系。适用时，数值或数系应按照《优先数和优先数系》（GB/T 321—2005）、《优先数和优先数系的应用指南》（GB/T 19763—2005）和《优先数和优先数化整值系列的选用指南》（GB/T 19764—2005）给出的优先数系，或者按照模数制或其他决定性因素进行选择。当对一个拟定的数系进行标准化时，应检查是否有现成的被广泛接受的数系。采用优先数系时，宜注意非整数有时可能带来不便或要求不必要的高精度。这时，需要对非整数进行修约。宜避免由于同一标准中同时包含了精确值和修约值，而导致不同的标准使用者选择不同的值。

（四）量、单位及符号

在编写标准时，应使用《有关量、单位和符号的一般原则》（GB/T 3101—1993）、GB/T 3102（所有部分）规定的法定计量单位，从《有关量、单位和符号的一般原则》（GB/T 3101—1993）、GB/T 3102（所有部分）、《变化量的符号和单位》（GB/T 14559—1993）和 ISO 80000（所有部分）和 IEC 80000（所有部分）、IEC 60027（所有部分）中选择量的符号。表示量值时，应写出其单位。度、分和秒（平面角）的单位符号应紧跟数值后。

五、附录

附录是标准不可分割的部分，用来承接和安置不便在标准正文、前言或引言中表述的内容，是对正文、前言、引言的补充或附加，其设置可以使标准的结构更加平衡，避免某一章或条篇幅过长。附录的内容源自正文、前言或引言中的内容。当标准规范性要素的某些内容过长或属于附加条款时，可以将一些细节或附加条款移出，形成规范性附录。当标准中的示例、信息说明或数据等过多时，可以将其移出，形成资料性附录。附录中不准许设置"范围""规范性引用文件""术语和定义"等内容。

（一）附录的使用

1. 起草标准时，如果某些内容与其他相关章或条相比较，篇幅较大，影响标准结构的整体平衡，为合理安排标准的整体结构，可以考虑将这些篇幅较大的内容编写在一个"附录"中，标准正文中仅保留主要技术内容。还可以将标准正文中涉及某项内容的部分规定编写在"附录"中，用"附录"来进一步补充或细化标准中某些条款。

2. 有些内容不是正在起草的标准的主要技术内容，而是附加的但又必须涉及的内容，为突出标准的主要技术内容，保持标准行文的流畅，可以将这些内容安排在规范性附录中。

3. 为方便标准使用者对标准中部分技术内容的进一步理解，或者为方便标准使用者更好地使用和实施标准，常在标准中给出示例或一些资料性的信息，由于需要占据较多的篇幅，不宜作为标准条文中的注，这些信息可以编为资料性附录，并将相关内容编写在附录中。

4. 只要表述的是标准正文的附加条款，如 GB/T 1.1—2020 中关于"文件中与专利有关的事项的编写与表述"属于附加条款，无论内容多寡，是否影响标准结构的平衡，都需要使用规范性附录，将相关内容编写在附录中。

5. 在修改采用国际标准形成我国标准时，如果在前言中需要说明的技术性差异或文本结构变化等内容较多，为避免前言的篇幅过大，需要使用资料性附录，将相应的内容移到附录中。

（二）附录的分类

附录按其性质划分，可以分为规范性附录和资料性附录。

1. 规范性附录 给出标准正文的补充或附加条款，附录的内容是构成标准整体内容不可分割的一部分。也就是说，规范性附录在标准中的作用与标准正文相同，标准使用者在声明符合该标准时，规范性附录中的这些条款也应遵守。补充条款是对标准正文中某些技术内容进一步补充或细化的条款；附加条款是标准中要用到的，但不属于标准涉及的主要技术内容的条款，往往在特定情况下才会用到。任何标准中，由要求型条款或指示型条款指明的附录属于规范性附录，如GB/T 1.1—2020中"条款类型的表述应遵守附录C的规定"。在规范标准中，由"按"或"按照"指明试验方法的附录属于规范性附录。在指南标准中，由推荐型条款指明的附录属于规范性附录。

在编写中医药信息标准时，如果从标准的结构（标准中一些技术内容的全部，目的为合理安排标准的结构）、规范的内容本身（标准中某些技术内容的补充和细化、标准中用到的附加技术内容）等考虑，认为某些内容不适合放在标准正文，但又是标准使用者声明符合标准所应遵守的条款，应设置"规范性附录"，并将这些技术内容编写在相应附录中。

2. 资料性附录 给出有助于理解或使用标准的附加信息，不能有规范性要求，不应有要声明符合标准而应遵守的条款。资料性附录提供的是附加信息，不应包含要求，但在某些情况下，资料性附录也可以包含可选要求。资料性附录通常提供标准中重要规定的依据和对专门技术问题的介绍，标准中某些条款进一步解释或说明的资料性信息，正确使用标准的说明、示例，与采用的国际标准的详细技术性差异或文本结构变化等信息。

（三）附录的格式

编写标准时，应明确每一个附录的性质，方便标准使用者在使用标准时快速区别哪个附录或哪几个附录应遵守。附录的规范性或资料性的作用应在目次中和附录编号下方标明，并且在将正文、前言或引言的内容移到附录之处还应通过使用适合的表述形式予以指明，同时提及该附录的编号。

附录应位于标准正文之后，参考文献之前。附录的顺序取决于其被移作附录之前所处位置的前后顺序。每个附录都应有一个附录编号，附录编号由文字"附录"及随后表明附录顺序的大写拉丁字母组成，字母从"A"开始，例如"附录A""附录B""附录C"等。即使只有一个附录也应标明为"附录A"。每个附录的前三行是附录的标识，第一行是附录的编号，如"附录A"；第二行，应注明附录的性质，即"（规范性）"或"（资料性）"；第三行是附录的标题，每个附录都应设置标题，用于标明附录规定或陈述的具体内容。

附录可分为条，条还可以细分。每个附录中条、图、表和数学公式的编号均应重新从 1 开始，在阿拉伯数字编号前加上表明附录顺序的大写拉丁字母，字母后跟下脚点，例如附录 A 中的条用 "A.1" "A.1.1" "A.1.2" …… "A.2" "A.3" 等表示，附录 B 中的图用 "图 B.1" "图 B.2" "图 B.3" 等表示，附录 C 中的表用 "表 C.1" "表 C.2" "表 C.3" 等表示。当附录中只有一幅图或一张表时，也应该对其进行编号，如在附录 B 中，这时编号应为 "图 B.1" "表 B.1"。

例： 国家标准《中药编码规则及编码》（GB/T 31774—2015）的附录。

附录 A

（规范性）

中药第 4 至 9 层代码一览表

植物类中药第 4 层代码符合 GB/T 14467 的规定，见表 A.1.

表 A.1 植物类科属来源代码

六、图

图是标准内容的图形化表述形式，是条款的一种特殊表达形式。当用图呈现比使用文字更便于对相关内容的理解时，宜使用图。如果图不可能使用线图来表示，可使用图片和其他媒介。也就是说，在用文字说明问题较困难或者用图能够更加简明、直观、清晰地表达标准的技术内容时，最好使用图。每幅图在条文中均应明确提及，在标准中通常用图来反映需要规定的结构、型式、形状、工艺流程、业务流程、工作程序或组织结构、功能结构等。在将标准内容图形化之处应通过使用适合的能愿动词或句子语气类型指明该图所表示的条款类型，并同时提及该图的图编号。由于分图会使标准的编排和管理变得复杂，因此在标准编写中宜避免使用分图的形式。

每幅图均应有编号。图的编号由 "图" 和从 1 开始的阿拉伯数字组成，例如 "图 1" "图 2" 等。只有一幅图时，仍应将编号标为 "图 1"。图的编号从引言开始一直连续到附录之前，并与章、条和表的编号无关。每幅图宜有图题，即图的名称，标准中的图有无图题应统一。

如果某幅图需要转页接排，在随后接排该图的各页上应重复图的编号，后接图题（可选）和 "（续）" 或 "（第 # 页 / 共 * 页）"，其中 # 为该图当前的页面序数，* 为该图所占页面的总数，均使用阿拉伯数字。续图均应重复 "关于单位的陈述"。例如：

图 3（第 2 页 / 共 3 页）

图中的注、图的脚注的编写方法在本节 "二、附加信息" 注和脚注分别对其进行了描述，在此不再累述。

七、表

表是标准内容的表格化表述形式。当用表呈现比使用文字便于对相关内容的理解时，宜使用表。也就是说，用文字说明问题较困难或者用表能够更加简明、直观地表达标准的技术内容时，最好使用表。在使用表时，通常表的表述形式越简单越好，创建几个表格比试图将太多内容整合成为一个表格更好。每个表在条文中均应明确提及，标准内容表格化之处应通过使用适合的能愿动词或句子语气类型指明该表所表示的条款类型，并同时提及该表的表编号。不准许将表再细分为分表（例如将"表2"分为"表2a"和"表2b"），也不准许表中套表或表中含有带表头的子表。

标准中表的构成至少包括表（含表头）和编号，还可能包含表题、表注、表的脚注、表内的段、关于单位的陈述等。每个表均应有编号。表的编号由"表"和从1开始的阿拉伯数字组成，例如"表1""表2"等。只有一个表时，仍应给出编号"表1"。表的编号从引言开始一直连续到附录之前，并与章、条和图的编号无关。每个表宜有表题，标准中的表有无表题应统一。

每个表应有表头，表头通常位于表的上方，特殊情况下出于表述的需要，也可位于表的左侧边栏。表中各栏/行使用的单位不完全相同时，宜将单位符号置于相应的表头中量的名称之下。适用时表头中可用量和单位的符号表示，需要时可在指明表的条文中或在表中的注中对相应的符号予以解释。如果表中的所有量的单位均相同，应在表的右上方用一句适当的关于单位的陈述（例如"单位为毫米"）代替各栏中的单位符号。表头中不准许使用斜线。

如果某个表需要转页接排，则随后接排该表的各页上应重复表的编号，后接表题（可选）和"（续）"或"（第#页/共*页）"，其中#为该表当前的页面序数，*为该表所占页面的总数，均使用阿拉伯数字。续表均应重复表头和"关于单位的陈述"。

附录中的表编号在本节"五、附录"中的"（三）附录的格式"中进行了描述，表中的注、表的脚注的编写方法在本节"二、附加信息"注和脚注分别对其进行了描述，在此不再累述。表的表述形式示例如下：

表 × 表题

单位为毫米

类型	长度	内圆直径	外圆直径
××××	××××	××××	××××
段（可包含要求型条款） 注 1：表中的注的内容 注 2：表中的注的内容			
^a 表脚注的内容			

八、引用和提示

在编写标准的具体内容时，经常会遇到需要编写的内容已经包含在现行有效的其他标准中，并且这些内容对于正在编写的标准适用，也时常会遇到需要编写的内容在自身标准的其他条款中，这时，我们通常采取提及相应的标准编号和（或）标准内容编号，引用、提示而不抄录所需要的内容，可以避免重复造成标准间、标准内部的不协调、篇幅过大及抄录错误等。

（一）引用标准自身与具体内容

在编写标准过程中，如果需要称呼标准自身时，应使用"本文件……"表述形式，此处的本文件可以指标准、标准的某个部分、标准化指导性技术文件。如果分为部分的标准中的某个部分，需要称呼其所在标准的所有部分时，应使用"GB/T ××××"表述形式。

凡是需要提及标准具体内容，无论是自身标准还是其他标准，均不应提及页码，而应提及标准具体内容的编号，例如章或条表述为"第 4 章""5.2""9.3.3b""A.1"；附录表述为"附录 A"；图或表表述为"图 1""表 2"；数学公式表述为"公式（3）""10.1 中的公式（5）"。

（二）引用其他标准

按照引用的作用可划分为规范性引用和资料性引用；按照引用的确定性可划分为注日期引用和不注日期引用。另外还有标明来源等其他引用形式。

1. 规范性或资料性引用

（1）规范性引用　指标准中引用了某标准的内容后，这些内容构成了引用它的标准中必不可少的条款。在不同的标准中，构成必不可少的条款的表述形式也有所不同。下面列出的是不同标准规范性引用的具体表述形式：

①任何标准中，由要求型或指示型条款提及的标准。

②规范标准中，由"按"或"按照"提及试验方法类标准。

③指南标准中，由推荐型条款提及的标准。

④任何标准中，在"术语和定义"中由引导语提及的标准。

标准中所有规范性引用的标准，无论是注日期，还是不注日期，均应在第2章"规范性引用文件"中列出。

（2）资料性引用　指标准引用了某标准内容后，这些内容并不构成引用它的标准中必不可少的条款。在标准中，除规范性引用的表述形式外，其他引用方式都属于资料性引用。所有资料性引用的标准和文件，均应在要素"参考文献"中列出。

如果确有必要，可资料性提及法律法规，或者可通过包含"必须"的陈述，指出由法律要求形成的对标准使用者的约束或义务（外部约束）。表述外部约束时提及的法律法规并不是标准自身规定的条款，属于资料性引用的文件，通常宜与标准的条款分条表述。

2. 注日期与不注日期引用

（1）注日期引用　是在引用时指明了引用标准的发布年份号，也就是应指明年份，具体表述时应提及标准编号（包括标准代号、顺序号和发布年份号），意味着被引用的标准的指定版本适用，该版本以后被修订的版本，甚至修改单（不包括勘误的内容）中的内容均不适用。凡不能确定是否能够接受被引用标准将来的所有变化，或者提及了被引用标准中的具体章、条、图、表或附录的编号，均应注日期。当引用同一个日历年发布不止一个版本的文件时，应指明年份和月份；当引用了文件具体内容时应提及内容编号。例如：

"……按 GB/T ××××—2011 描述的……"（注日期引用其他标准）

"……履行 GB/T ××××—2011 第 5 章确立的程序……"（注日期引用其他标准中具体的章）

"……按照 GB/T ××××—2011 中 5.1 规定的……"（注日期引用其他标准中具体的条）

"……遵守 GB/T ××××—2011 中 5.1 第二段规定的……"（注日期引用其他标准中具体的段）

"……符号 GB/T ××××—2011 中 5.1 列项的第二项规定的……"（注日期引用其他标准中具体的列项）

"……使用 GB/T ××××—2011 表 1 中界定的符号……"（注日期引用其他标准中具体的表）

（2）不注日期引用　是引用时不指明所引标准的发布年份号，也就是具体表述不应指明年份，只应提及"标准代号和顺序号"，当引用一个标准的所有部分时，应在标准顺序号之后标明"（所有部分）"。凡是不注日期引用，意味着引用标准的最新版本（包括所有的修改单）。在编写标准时，如果引用其他标准，一般情况下不使用不注日期的引用方式。只有能够接受所引用内容将来的所有变化（尤其对于规范性引用），并且引用了完整的文件，或者未提及被引用标准具体内容的编号，才可不注日期。如果不注日期引用术语需要引用被引用标准的具体内容，但未提及具体内容编号的情况，可在脚注中提及所涉及的现行标准的章、条、图、表或附录的编号。

3. 标明来源 特殊情况下，如果确有必要抄录其他标准中的少量内容，应在抄录的内容之下或者之后准确地标明来源，具体方法为：在方括号中写明"来源：标准编号，章 / 条编号或条目编号"。例如，GB/T 1.1—2020 的"第 3 章 术语与定义"中标准化文件的定义下就标明了其引用的来源，即［来源：GB/T 20000.1—2014，5.2］。

4. 被引用文件的限定条件 允许规范性引用正式发布的标准或其他文献，只要经过正在编制标准的归口标准化技术委员会或审查会议确认待引用的标准或文献符合下列条件：

——具有广泛可接受性和权威性。

——发布者、出版者（知道时）或作者已经同意该文件被引用，并且，当函索时，能从作者或出版者那里得到这些文件。

——发布者、出版者（知道时）或作者已经同意，将他们修订该文件的打算及修订所涉及的要点及时通知相关文件的归口标准化技术委员会。

——该文件在公平、合理和无歧视的商业条款下可获得。

——该文件中所涉及的专利能够按照 GB/T 20003.1 的要求获得许可声明。

起草标准时不应引用不能公开获得的文件、被代替或废止的文件，不应规范性引用法律、行政法规、规章和其他政策性文件，也不应普遍性要求符合法规或政策性文件的条款。诸如"……应符合国家有关法律法规"的表述是不正确的。

（三）提示标准自身的具体内容

在提示标准自身的具体内容时，可分为规范性提示和资料性提示。

需要提示标准使用者遵守、履行或符合标准自身的具体条款时，应使用适当的能愿动词或句子语气类型提及标准具体内容的编号。这类提示属于规范性提示。

需要提示标准使用者参看、查看标准自身的具体内容时，应使用"见"提及标准具体内容的编号，不应使用诸如"见上文""见下文"等形式。这类提示属于资料性提示。

九、数学公式

数学公式是标准内容的一种表述形式，当需要使用符号表示量之间关系时宜使用数学公式。公式应以正确的数学形式表示，通常使用量关系式表示，变量应由字母符号来代表。除非已经在"符号和缩略语"中列出，否则应在数学公式后用"式中："引出对字母符号含义的解释。一个标准中同一个符号不应既表示一个物理量，又表示其对应的数值。一个标准中同一个符号不宜代表不同的量，可用下标区分表示相关概念的符号。在条文中宜避免使用多于一行的表示形式，在数学公式中宜避免使用多于一个层次的上标或下标符号，并避免使用多于两行的表示形式。

如果需要引用或提示，应使用带圆括号从 1 开始的阿拉伯数字对数学公式编号，公式与编号之间用"……"连接，如下面的例子。数学公式编号应从引言开始一直连续到附录之前，并与章、条、图和表的编号无关。不准许将数学公式进一步细分，例如将公式"（2）"分为"（2a）"和"（2b）"等。

$$x^2 + y^2 < z^2 \cdots\cdots\cdots\cdots\cdots\cdots\cdots\cdots\cdots\cdots (1)$$

十、商品名和商标的使用

编写标准时，应给出产品的正确名称或描述，不应给出产品的商品名（品牌名）或商标。特定产品的专用商品名或商标，即使是通常使用的也宜尽可能避免。如果在特殊情况下不能避免使用商品名或商标，则应指明其性质，例如用注册商标符号 R 注明。

如果适用某标准的产品目前只有一种，在该标准的条文中可以给出该产品的商品名或商标，但应附上具有如下内容的脚注："×）……［产品的商品名或商标］……是由……［供应商］……提供的产品的［商品名或商标］。给出这一信息是为了方便本标准的使用者，并不表示对该产品的认可。如果其他产品具有相同的效果，则可以使用这些等效产品。"

如果由于产品特性难以详细描述，而有必要给出适用某标准的市售产品的一个或多个实例，在给出这些商品名或商标时应附上具有如下内容的脚注："×）……［产品（或多个产品）的商品名（或多个商品名）或商标（或多个商标）］……是适合的市售产品的实例（或多个实例）。给出这一信息是为了方便本标准的使用者，并不表示对这一（这些）产品的认可。"

在公平竞争的市场经济条件下，上述两个脚注是十分必要的，可以避免不必要的麻烦，也为标准的使用和实施创造良好的环境和条件。

第六节　中医药信息标准编制技术要求

依据国家中医药管理局《中医药信息标准体系表》（国中医药办发〔2013〕41号）的信息标准分类原则，中医药信息标准可划分为基础标准、技术标准、管理标准和工作标准四大类。其中基础标准是中医药信息化建设中具有基础性、指导性，适用于各类信息标准的标准，如通则导则、名词术语、分类代码、计量单位等标准；技术标准则是中医药信息化建设中的技术事项的统一规范，如通用技术、数据资源、应用系统等标准；管理标准则是中医药信息化建设中的管理事项的统一规范，如人员资质、机构资质、技术准入、建设管理、服务规范等标准；工作标准主要包括岗位责任、工作定额等工作制度类标准，这一类标准仅适用于单位内部工作管理。不同类别的信息标准适用对象和应用领域不同，在中医药信息标准编制时其技术要求有所不同。

一、信息基础标准类编制技术要求

（一）名词术语标准

中医药信息名词术语标准编写时，应符合《术语工作　原则与方法》（GB/T 10112—2019）、《标准编写规则　第1部分：术语》（GB/T 20001.1—2001）的规定。同时，还需要满足以下编制技术要求：

——基于所属专业领域的概念体系进行分类，层次清晰，反映中医药行业和专业特点。

——术语定义描述应简洁清晰、语义准确、易理解。

——术语定义中不应包括作用、意义和其他非定义描述内容。

——在术语定义中可简要描述分类内容，如某系统包括几个功能模块等。

——在术语定义结尾处可加"又称"，描述同义词。

（二）分类与代码标准

中医药信息分类与代码标准编写时，应符合《标准编写规则　第3部分：分类标准》（GB/T 20001.3—2015）、《信息分类和编码的基本原则与方法》（GB/T 7027—2002）的规定。同时还需要满足以下编制技术要求：

——信息分类应以信息所属专业领域的理论为指导，以其概念体系框架为据进行分类。

——分类代码以汉语拼音首字母、阿拉伯数字进行单独或混合编码，当使用汉语拼音字母作为代码宜采用大写字母。字母 I 和数字 1、字母 O 和数字 0 容易混淆，故汉语拼音字母 I、O 均不参与编码。

——分类代码由主码和辅助码共同组成，主码码位是定长，编码时应当保持等长，不足应以"0"补位。如一位码长的代码应以"1"开始顺编，并以"9"表示"其他"，二位码长的代码应以"01"开始顺序编码，并以"99"表示"其他"，余类推。主码以"."作为与辅助码的分隔符，辅助码可根据需要由 0–N 个独立的要素并列编码，其码位不是等长的。

——在分类代码表中，每一层级均以"其他***"项结束，其中"***"是本层级的名称，如"其他中药剂型""其他舌象色泽"等。

二、信息技术标准类编制技术要求

（一）数据元标准

中医药信息数据元目录及值域代码类标准编写时，应遵照《数据元和交换格式 信息交换 日期和时间表示法》（GB/T 7408—2005）、《卫生信息数据元标准化规则》（WS/T 303—2009）、《卫生信息数据元目录》（WS 363—2011）、《卫生信息数据元值域代码》（WS 364—2011）、《中医药信息数据元目录》（T/CIATCM 002—2019）、《中医药信息数据元值域代码》（T/CIATCM 003—2019）的基本原则与方法。同时还需要满足以下编制技术要求：

——数据元标准编制应基于《卫生信息数据元目录》（WS 363—2011）、《卫生信息数据元值域代码》（WS 364—2011）、《中医药信息数据元目录》（T/CIATCM 002—2019）、《中医药信息数据元值域代码》（T/CIATCM 003—2019）进行编制，在其他中医药信息数据元标准编制时原则上不重复纳入已定义的卫生信息数据元和中医药信息数据元。为保证标准的体系完整性，必须纳入时，应完整采纳已规范的数据元信息，不做任何修改。

——数据元名称与定义不应出现同名异义、异名同义，以及词义不符的数据元名称与定义。

——数据元标识符应按《卫生信息数据元目录》（WS 363—2011）、《中医药信息数据元目录》（T/CIATCM 002—2019）中数据元标识符编制规则统一编制，确保其唯一性。

——数据元的数据类型、标识格式和允许值，应按照《卫生信息数据元标准化规则》（WS/T 303—2009）编制，确保它们的准确匹配和一致性。

（二）数据集标准

中医药信息数据集标准编写时，应遵循《卫生信息数据集元数据规范》（WS/T 305—2009）、《卫生信息数据集分类与编码规则》（WS/T 306—2009）、《卫生信息基本数据集编制规范》（WS 370—2012）。同时还需要满足以下编制技术要求：

——应基于相应业务应用信息系统功能规范的具体功能进行编制，与业务应用信息系统功能相匹配，满足业务应用信息系统规范化建设需求。

——数据集主题应与业务应用信息系统功能分类与层级相一致。

——应为业务应用信息系统功能中所涉及的数据元的集合。

——数据集标识符应按照中医药信息数据集标识符编制规范要求统一编码，具有唯一性、简洁性和区段性。

——摘要应简明扼要地叙述数据集基本内容。

——数据集中的数据元信息应按照数据元标准进行规范。

（三）功能规范标准

中医药信息系统功能规范标准编写时，应满足以下编制技术要求：

——应符合业务应用信息系统建设指南的目标定位和业务需求分析的要求。

——应包括功能结构图及说明、通用功能、系统管理功能、业务功能、接口功能、标准化要求、系统安全要求等内容。

——应体现中医药特色，注重中医药特色功能的规范。

——功能描述应完整准确、简洁干练、通俗易懂。

——应具有普遍性、适用性、一致性、可扩展性、兼容性和适当的前瞻性。

——用于指导业务应用信息系统建设的规划与设计。

——仅描述和规定业务应用信息系统的基本功能、推荐功能等，不涉及实现各项功能的技术和方式。

三、信息管理标准类编制技术要求

建设指南是业务应用信息系统建设、运行、管理和服务事项的统一规范，中医药业务应用信息系统建设指南编制技术要求主要包括以下内容：

——应明确业务应用信息系统建设管理的总体原则和方向，提出技术实现的要求和方法，不考虑具体硬件和软件选择，保证建设单位根据具体情况灵活设计，满足整体性、互联互通和资源共享的要求。

——建设指南包括所涉及的软件、硬件、信息服务、通信技术、系统集成、解决方案等。

——应以业务应用信息系统所涉及的业务域的管理定位和目标要求为依据，

完成管理体系的顶层设计，规范管理体系框架，并以此为纲，简要描述业务流程和信息管理需求。

——在需求分析的基础上，提出业务应用信息系统功能基本要求，简要说明信息系统功能并指出"详见系统功能规范"。

——文字描述要求完整准确、简洁干练，层次分明、通俗易懂。

——可作为业务应用信息系统建设、评估、验收的基本依据，用以宏观指导业务应用信息系统建设。

第七章 中医药信息标准制修订程序

在中医药信息标准制修订过程中，每一位标准编制起草人员特别是项目负责人必须遵循严格的制定程序与规定，标准的结构、内容、要素必须符合 GB/T 1.1—2020 的有关规定，第六章已对其详细描述。目前中医药信息标准主要包括中医药信息国家标准、中医药信息行业标准和中医药信息团体标准。本章主要对其制修订程序进行阐述。

第一节 中医药信息行业标准制修订程序

中医药信息国家标准、行业标准的制修订程序基本一致，区别主要在于立项和批准阶段的部门不同，国家标准的立项和批准由国家标准化管理委员会确定，行业标准由国家中医药管理局做出是否立项和发布的决定，中医药信息行业标准发布后，报国家标准化管理委员会备案。本节主要介绍中医药行业标准的制修订程序。

一、中医药信息行业标准制定的主体

中医药信息行业标准制定的主体主要包括：国家中医药管理局、中医药标准化管理协调委员会、中医药标准化专家技术委员会、全国性中医药行业组织、地方中医药主管部门、工作组等。中医药信息国家标准制定的主体与中医药行业标准在部分主体上相同，如国家中医药管理局、工作组，其他均有所区别，主要为国家标准化管理委员会、国家中医药管理局、国家中医药管理局中医药标准化专家技术委员会、国家中医药管理局标准化办公室、全国中医药各专业标准化技术委员会。

二、中医药信息行业标准制定程序的阶段划分

中医药信息行业标准制修订程序的阶段划分应符合《国家标准制定程序的阶段划分及代码》（GB/T 16733—1997）的规定，划分为预阶段、立项阶段、起草阶段、征求意见阶段、审查阶段、批准阶段、出版阶段、复审阶段和废止阶段。见表7-1。

中医药信息行业标准制定程序分为A、B、C三类。A类为常规程序。B类和C类为快速程序（Fast-Track Procedure，FTP），FTP适用于已有成熟标准建议稿的项目，FTP可在常规程序的基础上省略部分阶段工作。B类程序是省略起草工作组讨论稿，将标准建议稿作为工作组讨论稿的最终稿报送专家技术委员会。拟采用C程序的项目，在提交项目提案和报送项目建议书时将"采用C程序的论证报告"作为附件一起提交，报告中详细论证可省略起草工作组讨论稿和征求意见稿的原因和可行性。

表7-1 中医药行业标准制修订程序阶段及相应代码

阶段代码	阶段名称	阶段任务	阶段成果	完成周期月	WTO对应阶段	ISO/IEC对应阶段	对应条文
00	预阶段	提出新工作项目建议	PW1			00	3.1
10	立项阶段	提出新工作项目	NP	3	I	10	3.2
20	起草阶段	提出标准草案征求意见稿	WD	10	II	20	3.3
30	征求意见阶段	提出标准草案送审稿	CD	5	III	30	3.4
40	审查阶段	提出标准草案报批稿	DS	5	III	40	3.5
50	批准阶段	提供标准出版稿	FDS	8	IV	50	3.6
60	出版阶段	提供标准出版物	GB，GB/T GB/Z	3	IV	60	3.7
90	复审阶段	提供标准出版物	确认，修改，修订	60	V	90	3.8
95	废止阶段		废止			95	3.9

三、中医药信息行业标准制修订程序及要求

（一）预阶段

预阶段的主要目标是提出中医药信息标准制修订项目建议，主要任务是研究和论证待立项的中医药信息标准制修订项目，充分论证中医药信息行业标准制修

订的必要性、可行性。

1. 工作内容 对提案人提交的项目提案进行评估，开展必要性和可行性论证。

（1）必要性论证 要回答为什么要制定这个中医药信息标准，弄清楚制定这个标准的目的和意义、标准实施后预期的经济社会效益及标准内容的初步估计。要深入调查研究中医药信息标准化对象，广泛收集国内外相关的研究资料，结合中医药信息化建设实践经验，注重采纳和吸收中医药信息化建设与发展的研究成果，立足解决中医药信息化建设与发展中存在的共性技术难题。必要性论证应重点说明以下几个问题：

①是否可以通过制定中医药信息标准来规范中医药信息化建设。中医药信息化领域的技术、数据、产品或服务，都必须在理论基础相对成熟、实践体系比较完善、行业广泛认同的基础上，才适合作为中医药信息标准化对象，研究编制中医药信息标准。

②提出中医药信息标准制定的目的和意义。必须回答制定中医药信息标准主要能够解决什么问题、解决到什么程度，说明现行相关法律法规及已有的标准对推进和规范中医药信息化建设与发展存在的哪些问题，分析拟立项制定的中医药信息标准实施后取得多大的社会效益和经济效益，以及不制定该标准带来的负面影响等。

③确定中医药信息标准的适用范围和应用领域。研究分析拟制定的中医药信息标准的作用和局限性，确定中医药信息标准适用范围和应用领域。一般来说，一项标准影响和涉及的面有多大、适用的范围就有多大。同时，指出中医药信息标准的应用领域，如中医电子政务、中医医院管理、中医临床、中医护理、中医馆建设、中医药教育、中医药科研、中医药文化等。

（2）可行性论证 回答能不能编制这个中医药信息标准，弄清制定这个标准的时机是否成熟，是否具备制定标准的必备条件，实施该标准将会遇到什么困难及如何解决等。可行性论证应重点说明以下几个问题：

①技术上是否成熟、是否确实有用。能不能制定标准，关键在于该中医药信息标准涉及的技术内容是不是能够反映客观事物的发展规律，是不是可以在不同地点、不同对象上同时或相继发生、反复应用，是不是已为科学实验和生产实践所证实。同时，还需要看中医药信息标准所涉及的技术内容是否在中医药信息化建设与发展的实际中得到应用，是否符合经济社会发展要求和科学技术发展，制定的标准能否被业内各界广泛接受并实施。

②制定标准的条件是否具备。参加编制中医药信息标准的单位（包括主要起草单位、参加协作单位、试验验证单位）必须对标准涉及的专业理论、技术和实

践具有较好基础和较高权威，具有解决标准涉及技术难题和试验研究能力，如是否有符合标准起草要求的环境条件和试验场地，能否提供试验设备、仪器、工具。

2. 工作程序

（1）提交项目提案。提案人按照项目提案文件撰写的要求撰写项目提案，提交相应的技术委员会，如没有相应的技术委员会，则提交至国家中医药管理局中医药标准化办公室。

（2）评估项目提案。技术委员会组织专家对项目提案进行评估，做出是否同意根据项目提案形成标准项目建议书的决定。

（3）撰写项目建议书。

3. 涉及文件及要求

（1）项目提案。应包含以下内容：

——标准的名称。

——标准的范围。

——标准的类别。

——标准主要起草单位。

——制修订标准的目的。

——制修订标准可能带来的经济效益和社会效益。

——比较和分析国际标准组织，以及其他国家在该技术范围内的标准化活动。

——可行性分析，宜说明现有技术条件下实现标准化目标的可能性。

——成本预算。

——项目周期预测，预测拟提案项目的制修订时间，给出是否采用快速程序的建议。

——与现有文件关系的分析，包括现行标准的关系、与相关法律法规和强制性标准的关系、与专利的关系等。

——附件：标准建议稿或标准大纲等文件。标准建议稿应具有较完整的标准结构，包括章条标题和规范性要素的技术内容。标准大纲应给出标准的名称和基本结构，列出主要章、条标题，并对所涵盖的技术内容进行说明。

（2）项目建议书。式样见附录六图 A.1，应附有标准建议稿或标准大纲。

（二）立项阶段

立项阶段的主要目标是确立中医药信息标准制修订项目，主要是指汇总、审查和协调中医药信息标准制修订项目建议，确定制修订标准项目。国家中医药管理局中医药标准化工作办公室对项目建议进行汇总审查，交由相关标准化技术委员会论证后，提出标准制定计划草案报送国家中医药管理局标准管理部门，经征求国家中医药管理局各业务部门意见后，提交中医药标准化专家技术委员会审议。

审议通过的项目，经国家中医药管理局审定后，属国家标准的，由国家中医药管理局报国务院标准化行政主管部门即国家标准化管理委员会；属行业标准的，由国家中医药管理局组织制定。

1. 工作内容　对报送的项目建议书进行审查、审议、立项，时间周期不超过3个月。

2. 工作程序

（1）提交项目建议书。任何公民、法人和其他组织可以提出中医药信息行业标准制修订项目建议，以书面形式提交国家中医药管理局中医药标准化工作办公室。标准化工作办公室汇总后统一提交国家中医药管理局标准化管理部门。

（2）评审确定。国家中医药管理局标准化管理部门提交中医药标准化专家技术委员会审议后，做出是否批准立项的决定，下达标准制修订项目计划。

3. 涉及文件

（1）立项阶段涉及的主要文件为项目建议书。

（2）立项阶段进入起草阶段的标志性文件是标准制修订项目计划。

（三）起草阶段

起草阶段的主要目标是项目承担单位完成承担的中医药信息标准草案，主要包括成立工作组及成员分工、起草标准草案（征求意见稿）及其编制说明，并进行必要的调研、试验验证。

1. 工作内容　遴选熟悉标准内容、代表性好且权威性高的单位组成标准起草工作组，起草完成工作组讨论稿、标准草案等，时间周期不超过10个月。

2. 工作程序

（1）组成标准起草工作组，可包括熟悉标准编写规则的标准化专业人员、标准发布后的使用者等。研究制定标准起草工作计划，明确和统一拟制修订中医药信息标准的目的、要求和内容等。

（2）标准起草工作组按照标准编制有关规定和要求，确定拟制修订的中医药信息标准的构成、内容、适用范围、划分部分等，起草标准工作组讨论稿，在广泛调研、深入分析研究和试验验证的基础上，研究关键技术或难点问题，广泛征求医疗、科研、教育、企业等有关组织机构及专家学者的意见。

（3）形成工作组讨论稿的最终稿，做出进入征求意见阶段或终止项目的建议。

（4）技术委员会在工作组申请的基础上，做出决定。

3. 涉及文件

（1）起草阶段的标准草案为工作组讨论稿。

（2）标准起草工作组向技术委员会报送的相关文件包括：

——征求意见稿申报表。

——工作组讨论稿的最终稿。

——编制说明。

——拟征求意见的单位和专家名单。

——国际标准原文，用于以国际标准为基础制定标准的项目。

——国际标准译文，用于以国际标准为基础制定标准，且一致性程度为修改的项目。

4. 文件要求

（1）征求意见稿申报表。由标准起草工作组填写，式样见附录六图 A.2。

（2）编制说明。起草阶段完成的编制说明应包括以下内容：

——任务来源、计划编号和其他情况。

——起草工作组简况，包括成立及其成员情况。

——起草阶段的主要工作内容，包括重要工作组会议纪要等。

——标准编制的原则。

——技术内容及其确定方法和依据，如技术指标、参数、公式、性能要求、试验方法、检验规则等）及其论据（包括试验、统计数据）。修订标准时还应列出与原标准的主要差异和修订理由。

——重大分歧意见的处理经过和依据。

——贯彻实施本标准的具体要求和措施建议。

——其他应予说明的事项，如与其他文件的关系，涉及专利的处理等。

编制说明可包括主要试验、验证技术报告和调查分析报告等附件。

（3）拟征求意见的单位和专家名单。应包含专家姓名、工作单位、专业、联系电话、电子邮箱等信息。

（四）征求意见阶段

征求意见阶段的主要目标是促使与本中医药信息标准关系密切或比较熟悉的相关利益各方对标准技术内容进行充分协商、达成一致，形成标准送审稿，主要是标准起草单位分发标准征求意见稿给相关利益各方，广泛征求意见，并对意见进行汇总处理。

1. 工作内容　征求技术委员会及相关领域或利益各方专家对征求意见稿的意见，时间周期不超过 5 个月。

2. 工作程序

（1）确定征求意见单位和专家，应以与本标准关系密切或对标准技术内容比较熟悉的有代表性的生产、使用、科研、院校、监督检验单位和专家为主，特别是对标准技术内容有较大分歧的单位和专家，应作为征求意见的重点。

（2）技术委员会可采用信函、会议等方式征求本技术委员会全体委员、中医药主管部门、医疗、科研、教育、企业等有关组织机构及专家学者的意见。在规定期限内没有意见的，也应复函说明，若逾期不复函，则按无异议处理。

（3）技术委员会将反馈的专家意见，转送至标准起草工作组，标准起草工作组汇总、处理收到的反馈意见，并填写意见汇总处理表。

（4）标准起草工作组将根据反馈意见修改后的征求意见稿、编制说明、意见汇总处理表、联系人及联系方式，提交技术委员会，挂在有关网站上进行征求意见，期限不少于2个月。

（5）在网上征求意见日期截止后，标准起草工作组应逐条分析、归纳、整理和集体讨论，斟酌不同意见的合理性和可行性，修改和完善征求意见稿、意见汇总处理表，形成征求意见稿最终稿。对征求意见的处理大致有5种情况：采纳；部分采纳；不采纳，对此应说明理由或根据；安排试验项目，待试验后确定；由标准审查会决定。同时，提出进入审查阶段、返回起草阶段、建议终止项目的申请。

（6）技术委员会应在标准起草工作组申请的基础上，做出决定。

3. 涉及文件

（1）征求意见阶段的标准草案为征求意见稿，用于征求意见。

（2）征求意见时，由专家技术委员会分发的文件包括：

——技术委员会关于标准征求意见的通知。

——征求意见稿。

——编制说明。

——征求意见反馈表，式样见附录六图 A.3，供被征求意见单位和人员填写反馈意见。

——国际标准原文，用于以国际标准为基础制定标准的项目。

——国际标准译文，用于以国际标准为基础制定标准，且一致性程度为"修改"的项目。

（3）意见汇总处理表，所有意见的处理均应按照《意见汇总处理表》格式列出，作为标准审查会的讨论依据和报送标准送审稿的附件。《意见汇总处理表》式样见附录六图 A.4。

（五）审查阶段

审查阶段的主要目标是确定中医药信息标准送审稿是否达到预期的目的、要求，内容是否全面、完整，依据是否可靠、充分，技术要求和指标是否先进、安全、可靠、经济合理等。一般情况，由该标准归口管理的专业标准化技术委员会或标准化主管部门授权的单位作为审查主持单位，负责主持审查标准送审稿，标准起草工作组应协助做好审查工作，并按审定结论修改相应文件。审查阶段在协商一致的基础上，形成标准报批稿和审查会议纪要或函审结论。

1. 工作内容　对标准送审稿进行审查，提出审查意见和结论，时间周期不超过 5 个月。

2. 工作程序

（1）标准起草工作组将送审稿等文件提交国家中医药管理局中医药标准化工作办公室，国家中医药管理局中医药标准化工作办公室审核后交技术委员会审查。

（2）技术委员会决定采用会议审查或信函审查，并在会议审查召开日期或信函审查截止日期 1 个月前，将送审材料分发给本技术委员会全体委员进行审查，必要时可邀请相关专家参加。

（3）信函审查时，填写送审稿函审结论表，并将委员意见反馈给标准起草工作组，标准起草工作组汇总、处理收到的反馈意见，并填写意见汇总处理表。会议审查时，技术委员会要向审查人员发放审查单，采用书面形式投票表决，如实撰写会议纪要。

（4）在审查阶段，技术委员会应做出进入报批阶段、返回征求意见阶段、重复当前阶段、建议终止项目的决定。

3. 涉及文件及要求

（1）审查阶段的标准草案为送审稿，用于技术委员会委员进行审查。送审稿与征求意见稿中规范性技术要素的差异，应与"意见汇总处理表"中所反映的意见和处理结果一致。

（2）标准起草工作组提交给国家中医药管理局中医药标准化工作办公室审查的材料包括：

——送审稿。

——编制说明，应在起草阶段编制说明的基础上，增加征求意见阶段的主要工作内容及重大技术修改意见的处理情况。

——征求意见的单位和专家名单。

——意见汇总处理表。

——国际标准原文，用于以国际标准为基础制定标准的项目。

——国际标准译文，用于以国际标准为基础制定标准，且一致性程度为"修改"的项目。

（3）技术委员会分发给委员以供审查的文件包括：

——技术委员会关于审查标准的通知，用于技术委员会向委员告知审查标准事宜。

——送审稿。

——编制说明。

——意见汇总处理表。

——标准送审稿函审单（式样见附录六图 A.5），用于信函审查时的标准制定项目，反映投票情况、提出意见。

——国际标准原文，用于以国际标准为基础制定标准的项目。

——国际标准译文，用于以国际标准为基础制定标准，且一致性程度为修改的项目。

（4）信函审查过程中形成的文件包括：

——送审稿审查结论表，由技术委员会根据审查结果填写，式样见附录六图 A.7。

——函审意见汇总处理表，由标准起草工作组填写，式样见附录六图 A.4，根据具体情况进行相应调整。

（5）会议审查过程中形成的文件包括：

——审查会议纪要。应如实反映审查会议的情况，包括会议议程、审查结论和修改意见等内容，并由技术委员会主任委员或副主任委员签字。

——审查结论表，式样见附录六图 A.7。应附有会议审查意见汇总表作为附件，汇总格式式样见附录六图 A.6。

（六）批准阶段

批准阶段的主要目标是对中医药信息标准报批稿及报批材料进行最后审核，审核通过后正式批准发布。

1. 工作内容　国家中医药管理局标准化管理部门对标准报批稿进行审核，时间周期不超过 4 个月。

2. 工作程序

（1）标准起草工作组将报批材料报送国家中医药管理局中医药标准化工作办公室。

（2）标准化工作办公室对报批材料进行形式审核，符合要求的，报送国家中医药管理局标准化管理部门。

（3）国家中医药管理局标准化管理部门提交中医药标准化专家技术委员会审核后，做出进入出版阶段、反馈征求意见、审查阶段或终止项目的决定。

3. 涉及文件及要求

（1）批准阶段的标准草案为报批稿，用于国家中医药管理局的批准工作。

（2）报批材料包括：

——标准报批公文。

——中医药行业标准申报单，式样见附录六图 A.8。

——报批稿，与送审稿中规范性技术要素的差异，应与审查会议纪要或函审意见汇总处理表中反映的问题和处理情况相一致。

——标准编制说明及有关附件，应在上一版本基础上增加审查阶段的主要工作内容和重大技术修改意见的处理情况。

——审查会议纪要和会议代表名单，或者函审单。

——审查结论表。

——意见汇总处理表。

——函审意见汇总处理表。

——所采用国际标准或国外先进标准的原文和译文。

——标准报批稿和编制说明的电子文本。

（3）标准发布公告。

（七）出版阶段

出版阶段的主要目标是将标准出版稿编辑出版，向社会公开发布标准出版物。出版单位对中医药信息标准进行编辑性修改，时间周期不超过 3 个月。正式出版的标准应符合 GB/T 1.1—2020 的规定。

（八）复审阶段

复审阶段的主要目标是对实施的中医药信息标准进行复审，以确定标准的有效性。

1. 工作内容　对贯彻实施达 5 年的标准或实施虽未达 5 年但已发现不能适应需要的标准，开展复审工作，做出复审结论。

2. 工作程序

（1）技术委员会应对贯彻实施达 5 年的标准及实施虽未达 5 年但已发现不能适应需要的标准进行分类整理，并集中收集这些标准在贯彻实施过程中所发现的问题，以及有关标准技术情况综合汇总或复审说明。

（2）技术委员会决定采用会议审查或信函审查，并在会议审查召开日期或信函审查截止日期 1 个月前将送审材料分发给本技术委员会全体委员和原起草单位进行审查。

（3）技术委员会秘书处根据标准审查意见，提出确认（继续有效）、修改（通过技术勘误表或修改单）、修订（提交一个新工作项目建议，列入工作计划）或废止的复审结论建议，撰写复审结论建议报告，报送至中医药标准化工作办公室。

（4）中医药标准化工作办公室组织中医药标准化专家技术委员会开展审核工作，撰写审核报告，报送国家中医药管理局标准化管理部门。

（5）国家中医药管理局标准化管理部门做出确认、修改、修订或废止标准的决定。

3. 涉及的文件及要求

（1）技术委员会分发给委员和起草单位以供审查的文件包括：

——技术委员会关于复审标准的通知，用于技术委员会向委员告知标准复审事宜。

——符合复审条件的标准项目清单。

——标准复审函审单，参照附录六图 A.5 制定，用于信函审查。

——复审说明。

（2）复审结论建议报告，应包括以下内容：

——复审阶段的工作简况。

——复审过程中提出的建议或意见的处理情况。

——复审结论。

（3）技术委员会报送至中医药标准化工作办公室审核的文件包括：

——复审结论建议。

——复审委员名单。

——标准复审意见汇总表。

（九）废止阶段

对于经复审确定为无存在必要的标准，国家中医药管理局标准化管理部门发布废止公告。

第二节　中医药信息团体标准制修订程序

一、中医药信息团体标准制定的主体

团体标准是依法成立的社会团体为满足市场和创新需要，协调相关市场主体共同制定的标准。中医药团体标准制修订的主体主要为：国家标准化管理委员会、国家中医药管理局、社会团体、工作组。国家标准化管理委员会统一管理团体标准化工作。国家中医药管理局分工管理中医药行业及领域的团体标准化工作。各中医药社会团体在国家标准化管理委员会、国家中医药管理局统一监督管理下，为满足市场和创新需要，依据其章程规定的业务范围，规范开展中医药团体标准化工作，建立具有标准化管理协调和标准研制等功能的内部工作部门，制定相关的管理办法和标准知识产权管理制度，明确中医药团体标准制定、实施的程序和要求，组织制定中医药团体标准。各中医药社会团体可依据国家标准化管理委员会和民政部联合印发的《团体标准管理规定》，制定本社会团体的团体标准管理办法，约束、规范、管理本社会团体标准的组织管理、制修订程序等。工作组承担中医药团体标准具体的制修订工作。

中国中医药信息学会作为国家中医药管理局管理的社会团体，主要负责开展中医药信息领域相关学术交流等工作，规范开展中医药信息团体标准化工作。2019 年 1 月，研究制定并发布《中国中医药信息学会团体标准管理办法（试行）》，规范中医药信息团体标准制修订工作。中国中医药信息学会设立中医药信息标准化工作办公室（以下简称标准办公室）和中医药信息标准化专家技术委员会（以下简称专家技术委员会），分别负责学会标准的组织管理和技术审查工作。标准办公室是中国中医药信息学会团体标准工作的日常管理机构，负责落实专家技术委员会的相关决议，开展学会标准化日常管理与协调工作。专家技术委员会负责对学会标准提案项目是否立项进行论证，并提出相关意见；对在学会立项的标准研制过程中的起草、审查、报批、公布、修订等工作进行技术指导与审查；对信息标准项目进行论证，并提出有关意见或建议等。中医药信息团体标准组织管理架构图见图 7-1。

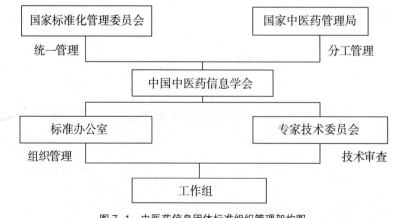

图 7-1 中医药信息团体标准组织管理架构图

二、中医药信息团体标准制定程序的阶段划分

根据国家标准化管理委员会和民政部联合制定的《团体标准管理规定》，团体标准制定的一般程序包括：提案、立项、起草、征求意见、技术审查、批准、编号、发布、复审。中医药信息团体标准的制定程序的阶段划分应符合《团体标准管理规定》的规定，分为预阶段、立项阶段、起草阶段、征求意见阶段、技术审查阶段、批准阶段、复审阶段和废止阶段。

阶段名称	阶段任务
预阶段	提出标准的立项申请
立项阶段	审批提出立项申请的标准
起草阶段	开展标准起草工作，提出标准征求意见稿
征求意见阶段	开展征求意见工作，提出标准草案送审稿
技术审查阶段	开展专家技术审查工作，提出标准草案报批稿
批准阶段	审批报批材料，提供标准发布稿
复审阶段	定期开展标准复审
废止阶段	

中医药信息团体标准制修订程序分为 A、B、C 三类，其中：A 类为常规程序；B 类和 C 类为快速程序（Fast-Track Procedure，FTP）。FTP 适用于已有成熟标准建议稿的项目，FTP 可在常规程序的基础上省略部分阶段工作。

B 类程序是针对等同采用、等效采用国际标准或国外先进标准的标准制修订项目可直接由立项阶段进入征求意见阶段，即省略了起草阶段，将该草案作为标准草案征求意见稿分发征求意见。

C 类程序是针对现行团体标准的修订项目或由行业主管部门立项完成的标准制修订转化项目可直接由立项阶段进入审查阶段，即省略了标准起草阶段和征求意见阶段，将形成的标准作为标准草案送审稿组织审查。

三、中医药信息团体标准制修订程序及要求

2019 年，中国中医药信息学会联合湖北中医药大学等单位，依据《团体标准管理规定》和《中国中医药信息学会团体标准管理办法（试行）》，研究制定了团体标准《中医药信息标准编制通则》（T/CIATCM 058—2019），规定了中国中医药信息学会中医药信息团体标准制修订各阶段的工作内容、工作程序、涉及文件及要求，给出了中医药信息团体标准的框架结构和编写要求，适用于中国中医药信息学会中医药信息团体标准的制修订。中医药信息团体标准的制修订程序与国家

标准、行业标准的制修订程序整体差不多，但涉及主体不同、研究与应用范围不同。中国中医药信息学会团体标准制修订工作程序见图7-2。

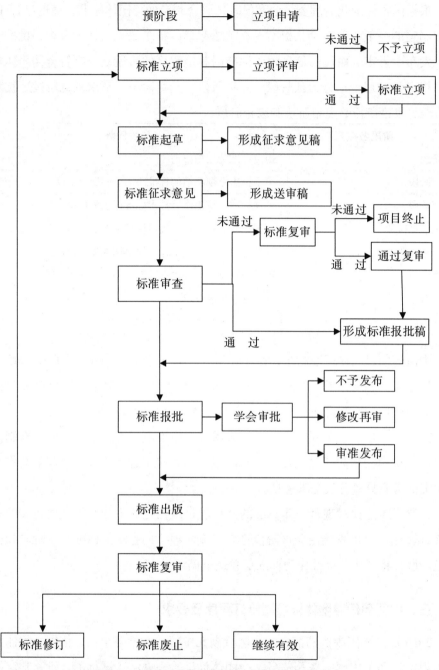

图7-2　中国中医药信息学会团体标准制修订工作程序

（一）预阶段

预阶段的主要目标是提出中医药信息团体标准制修订的立项申请，主要任务是对拟申请立项的中医药信息团体标准开展前期研究及必要的论证，重点是拟申请立项中医药信息团体标准的研究现状、必要性和可行性等方面。

1. 工作内容 提出中医药信息团体标准项目的立项申请。

2. 工作要求

（1）申请列入团体标准制修订计划的项目，应具备下列条件：

——与现有已经正式发布的国内外相关标准无内容重复、雷同或冲突、抵触。

——技术内容成熟，具有可靠性和先进性，具备实施应用的条件。

——主编单位和编制组主要负责人已落实。

（2）申请团体标准项目的承担单位应具备以下条件：

——具备完成项目必备的人才和技术条件。

——具有项目相关的研究经历和基础。

——具有完成项目所需的组织机构或管理部门。

——具有完成项目的良好信誉。

——具备完成项目所需经费。

（3）承担团体标准项目的负责人应具备下列条件：

——具有中级及以上专业技术职称或大学本科以上学历。

——从事与项目相关领域工作。

——具有与项目相关的组织管理工作经验。

——至少承担过 1 项与项目相关的课题工作任务。

——无不良科研记录。

3. 工作程序 标准申请者撰写中医药信息团体标准项目立项申请书，并提交标准办公室。

4. 涉及文件及要求 中医药信息团体标准立项申请书应主要包含以下内容，式样参见附录七图 A.1。

——标准基本信息，主要包括标准名称、承担单位、负责人等信息。

——标准首次制定或标准修订。

——采用国际标准情况。

——编制标准的必要性、目的及意义。

——国内外研究现状简要说明。

（二）立项阶段

标准立项阶段的主要目标是对新提出申请的中医药信息团体标准项目进行论证、评估、审批。

1. 工作内容 中国中医药信息学会组织对报送的中医药信息团体标准立项材料进行审批。

2. 工作要求

（1）标准立项评审可采用会审或函审的方式。

（2）标准立项评审须有不少于出席会议专家人数（或参与函审专家人数）的2/3同意方为通过，如未通过，不予立项。

3. 工作程序

（1）评审申请的中医药信息团体标准项目。标准办公室组织专家对提出申请的中医药信息团体标准项目进行评审，提出意见或建议，进行投票表决，做出是否推荐立项的决定，并填写立项评审投票单（式样参见附录七图 A.2）。

（2）中医药信息团体标准项目立项审批。标准办公室将中医药信息团体标准立项申请书、项目任务书及立项评审结论表报送中国中医药信息学会审批。中国中医药信息学会审核并决定是否立项，填写立项评审结论表（式样参见附录七图 A.3），并对批准立项的中医药信息团体标准项目下达制修订计划。

（3）提交项目任务书。通过立项审批的中医药信息团体标准项目，标准起草工作组应向标准办公室提交项目任务书。

4. 涉及文件及要求

（1）标准立项阶段涉及主要文件包括：立项申请书、项目任务书及立项评审结论表。

（2）项目任务书，应主要包含以下内容：

——标准项目基本信息，包括：标准名称、承担单位、负责人、合作单位等信息。

——标准研究情况，包括：研究背景、研究目的及意义、研究基础与可行性、技术路线、预期成果等。

——研究计划与进展，主要包括标准编制起草、征求意见、技术审查等各个阶段的主要工作内容及时间周期安排。

——经费预算与执行计划。

——参与标准研究任务的人员情况。

（三）起草阶段

标准起草阶段的主要目标是工作组在开展调研、专家论证和试验验证的基础上起草标准文本，完成中医药信息团体标准征求意见稿。

1. 工作内容　标准项目承担单位成立工作组，并由工作组开展中医药信息团体标准起草工作，形成中医药信息团体标准征求意见稿。

2. 工作要求

（1）选取全国范围内医疗机构、科研院所、教育机构、社会团体、管理部门、相关企业等开展调研，调查方式可为问卷调查、实地调研、座谈会、专家访谈、文献研究等。

（2）根据标准实际需求，选取全国范围内 3 家以上机构进行试验验证，以保证标准的科学性和实用性，中医药信息团体标准验证单位应具备以下条件：

——在全国范围内具备一定代表性和影响力。

——应与被验证标准的应用密切相关。

3. 工作程序

（1）标准项目承担单位根据项目任务书计划和要求，成立工作组。

（2）工作组在开展广泛深入的调研的基础上，形成工作组讨论稿。

（3）工作组针对标准讨论稿开展必要的专家论证、征求意见等，并进行标准验证，形成征求意见稿。

4. 涉及文件

（1）工作组讨论稿，用于在工作组范围内进行技术讨论的标准草案。

（2）工作组在标准起草阶段须形成的标准相关材料包括：

——征求意见稿。

——标准编制说明，式样见附录七图 A.4。

——征求意见的单位和专家名单。

——验证报告，式样见附录七图 A.5。

——工作报告。

——国际标准原文，以国际标准为基础制定标准的项目需报送。

——国际标准译文，以国际标准为基础制定标准，且一致性程度为"修改"的项目需报送。

5. 文件要求

（1）征求意见稿。

（2）编制说明，起草阶段完成的编制说明应包括以下内容：

——任务来源。

——工作组简况，包括项目主要参与单位及研究人员等。

——起草阶段主要工作内容、主要工作过程，包括参与或召开的与项目相关的主要会议、学术交流等。

——标准编制的原则。

——技术内容的确定方法与依据：参考的相关技术文件、法律法规文件及主要技术内容等。

——重大分歧意见的处理经过和依据。

——其他应予说明的事项，如与其他法律法规或标准的关系、涉及专利的处理等。

（3）征求意见的单位和专家名单，明确专家姓名、工作单位、专业、联系电话、电子邮箱等信息。

（4）验证报告，需说明验证内容、验证依据、验证过程和验证结果。

（5）工作报告，需包含项目研究的主要内容、主要过程与活动、主要成果、组织与变更情况、会议纪要等相关内容。

（四）征求意见阶段

征求意见阶段是标准制修订过程中影响标准质量和实施推广的重要环节，征求意见阶段的主要目标是促使与编制的中医药信息团体标准关系密切或比较熟悉的相关利益各方对标准技术内容进行充分协商，并达成一致，形成标准送审稿。

1. 工作内容　标准办公室对中医药信息团体标准征求意见稿开展征求意见工作。

2. 工作要求

（1）征求意见的形式：信函征求意见、网上公开征求意见。征求意见应明确期限，一般不少于 30 日。

（2）选取全国范围内卫生信息、中医药信息、临床、管理及 IT 企业、标准化等相关单位或专家学者广泛征求意见。

（3）被征求意见的单位或个人应当在截止日期前回复意见，逾期不回复，按无异议处理。对比较重大的意见，应说明论据或者提出技术论证意见。

（4）征求意见后，仍有较重大、尚需进一步协调或确定的问题时，应酌定再次征求意见以取得共识，直至被征求意见的各方再无重大问题需要协调时为止。

3. 工作程序

（1）工作组向标准办公室提交标准征求意见材料。

（2）标准办公室分发标准征求意见材料（或将标准征求意见材料上传至中国中医药信息学会官网等网站），向有关方征求意见。

（3）在征求意见的日期截止后，工作组应整理汇总反馈的专家意见，填写专家意见汇总处理表，式样见附录七图 A.6。

（4）工作组对中医药信息团体标准征求意见稿进行修改、完善，形成标准送审稿。

4. 涉及文件及要求

（1）工作组向标准办公室提交的标准征求意见材料包括：

——标准征求意见稿。

——标准编制说明。

——专家意见反馈表，供被征求意见的专家填写反馈意见。

——国际标准原文，以国际标准为基础制定标准的项目需报送。

——国际标准译文，以国际标准为基础制定标准，且一致性程度为"修改"的项目需报送。

（2）专家意见汇总处理表，用于工作组汇总整理专家意见。

（五）技术审查阶段

标准审查阶段的目标主要是确定中医药信息团体标准送审稿是否达到预期的目的、要求，内容是否全面、完整，依据是否可靠、充分，技术要求是否安全、可靠、经济合理等。

1. 工作内容 专家技术委员会对中医药信息团体标准送审稿进行技术审查，提出审查意见和结论。

2. 工作要求

（1）标准技术审查分会审和函审两种形式。

（2）会审时，应在会议召开前15天将中医药信息团体标准送审稿、编制说明、征求意见汇总处理表及有关附件等必要材料提交给参加标准审查会议的专家，会议审查应进行充分讨论，技术内容原则上应协商一致。会议审查表决时必须有不少于出席会议专家代表人数的3/4同意方为通过。

（3）函审时，专家须填写"标准送审稿投票单"，且需在规定时间内将投票单反馈至标准办公室，逾期未回复视为弃权，必须有不少于有效回函的3/4同意方为通过。

（4）中医药信息团体标准起草人不能参加投票表决。

3. 工作程序

（1）工作组提出标准送审申请，提交标准送审申请表（式样见附录七图 A.7）及标准送审文本材料。

（2）标准办公室收到工作组送审申请材料后，进行形式审查。若审查合格，则组织专家技术委员会进行标准技术审查；若审查不合格，反馈工作组重新修改。

（3）标准办公室将中医药信息团体标准送审材料提交专家技术委员会，并根据实际情况组织专家进行会审或函审。

①如采用会审方式，工作程序如下：

——专家技术委员会全体与会专家对中医药信息团体标准进行技术审查，给出审查意见并进行投票，填写"标准送审稿投票单"（式样见附录七图 A.8）。

——标准办公室汇总专家技术委员会审查意见及投票结果，并填写中医药信息团体标准送审结论表（式样见附录七图 A.9）。

——标准办公室根据专家会审情况如实撰写会议纪要，并将标准送审材料备案。

②如采用函审方式，工作程序如下：

——专家技术委员会全体专家对标准进行技术审查，给出专家审查意见并进行投票，填写"标准送审稿投票单"。

——标准办公室汇总专家技术委员会审查意见及投票结果，并填写中医药信息团体标准送审结论表。

——标准办公室根据专家函审情况撰写函审情况小结，并将标准送审材料备案。

（4）标准办公室将中医药信息团体标准送审结论表反馈工作组。

（5）审查通过的中医药信息团体标准，工作组应根据专家技术审查的意见或建议，进一步修改完善中医药信息团体标准文本材料，撰写并完成中医药信息团体标准报批稿。

（6）审查未通过的中医药信息团体标准，工作组应根据技术审查的意见或建议，对送审稿进行修改后，重新提出送审申请。技术审查复审仍未通过的中医药信息团体标准将被终止。

4. 涉及文件及要求

（1）标准送审稿，用于专家技术委员会进行技术审查。如送审稿与征求意见稿中规范性技术要素存在差异，应与"专家意见汇总处理表"中所反映的意见和处理结果一致。

（2）由工作组提交给标准办公室审查、备案的文件资料包括：

——送审申请表。

——标准送审稿。

——标准编制说明，应在起草阶段编制说明的基础上增加征求意见阶段的主要工作内容及重大技术修改意见的处理情况。

——征求意见的单位和专家名单。

——专家意见汇总处理表。

——国际标准原文，以国际标准为基础制定标准的项目需报送。

——国际标准译文，以国际标准为基础制定标准，且一致性程度为"修改"的项目需报送。

（3）由标准办公室提交给专家技术委员会以供审查的文件资料包括：

——标准送审稿。

——标准编制说明。

——专家意见汇总处理表。

——标准送审稿投票单，用于反映投票情况、提出意见。

——国际标准原文，以国际标准为基础制定标准的项目需报送。

——国际标准译文，以国际标准为基础制定标准，且一致性程度为"修改"的项目需报送。

（4）审查过程中形成的文件资料包括：

——送审稿审查结论表。

——审查会议纪要，会议审查后由标准办公室负责撰写，包括会议议程、审查结论和修改意见等内容。

（六）批准阶段

标准批准阶段主要是对通过技术审查的中医药信息团体标准报批稿及其相关材料进行审核，并正式批准发布。

1. 工作内容　中国中医药信息学会对中医药信息团体标准报批稿进行审批。

2. 工作程序

（1）报送材料。工作组将中医药信息团体标准报批稿及相关文件提交标准办公室，经审核备案后，报送中国中医药信息学会审批。

（2）标准审批。中国中医药信息学会对中医药信息团体标准报批材料进行审核，并做出审批决定，包括：审准发布、修改再审、不予发布。

（3）标准办公室对通过审批的中医药信息团体标准进行编号。

（4）中国中医药信息学会对通过审批的中医药信息团体标准发布公告。

3. 涉及文件及要求

（1）标准报批稿。

（2）由工作组提交中国中医药信息学会批准的文件资料包括：

——标准报批稿，与中医药信息团体标准送审稿中规范性技术要素的差异，应与审查会议纪要或专家意见汇总处理表中所反映的问题和处理情况相一致。

——标准编制说明，应在中医药信息团体标准送审稿的基础上增加技术审查阶段的主要工作内容和重大技术修改意见的处理情况。

——专家意见汇总处理表。

——国际标准原文，以国际标准为基础制定标准的项目需报送。

——国际标准译文，以国际标准为基础制定标准，且一致性程度为"修改"的项目需报送。

（3）标准发布公告。

（七）出版阶段

1. 标准存档　中医药信息团体标准制修订过程中形成的有关资料，由标准办公室按档案管理规定要求存档。

2. 标准出版　中国中医药信息学会参见国家有关标准出版规定，可组织标准出版、发行，或由学会指定的专业出版商出版，正式出版的中医药信息团体标准应符合 GB/T 1.1—2020 的规定。

（八）复审阶段

复审阶段的主要目标是对已发布并有效的中医药信息团体标准的技术内容进行重新审查，以确保其适用性和有效性。

1. 工作内容　对于正式实施超过 5 年或未满 5 年但已无法满足实际需求的中医药信息团体标准，进行标准复审。

2. 工作程序

（1）标准办公室对实施达 5 年或已无法满足实际需求的中医药信息团体标准进行分类整理。

（2）专家技术委员会根据法律法规的更新、国家标准和行业标准的调整、科学技术发展、中医药信息化建设与发展的实际需要进行复审，复审可以采取会议审查或者函审。会议审查或者函审，一般应有参加过团体标准审查工作的单位或人员参加，提出标准继续有效、予以修订或废止的建议，并填写复审结论单（式样见附录七图 A.10）。

（3）中国中医药信息学会做出标准继续有效或予以修订、废止的决定，复审结果在中国中医药信息学会网站上发布公告。

（4）团体标准复审结果按下列情况分别处理：

——不需要修改的团体标准确认继续有效；确认继续有效的团体标准不改变顺序号和年号。当团体标准重新出版时，在团体标准封面上，标准编号下写明"××××年确认有效"字样。

——需要修改的团体标准作为修订项目立项。修订的团体标准顺序号不变，原年号改为修订的年号。

——已无存在必要的团体标准，予以废止。

3. 涉及文件及要求

（1）标准原文。

（2）复审结论单。

（3）团体标准复审公告。

（九）废止阶段

废止阶段的主要目标是对于经复审确定为无存在必要的中医药信息团体标准，中国中医药信息学会予以废止，废止的标准号不得用于其他标准的编号。

第八章　中医药信息标准组织实施与评价

第一节　中医药信息标准的组织实施

一、标准组织实施的概念

标准是科学、技术、经验的结晶和沉淀，是一种潜在的生产力。标准的组织实施是标准化目的得以实现的最重要的阶段，直接决定标准化最终能产生的经济社会效益。标准的组织实施是将标准这一特定形式的潜在生成力转化为现实生产力的活动，是标准化的核心任务。标准实施也是对标准化对象进行调整和规范的过程，是检验标准正确性、合理性、有效性的重要环节，是优化调整标准内容的基础。

中医药信息标准的实施是指在中医药信息化建设活动中选用标准并执行标准规定的一系列活动，是一个动态的循环过程。每一项中医药信息标准的实施，都应组织行政管理、中医医疗、科学研究、教育教学等相关部门单位企业，制定切实可行的实施方案。中医药信息标准分为基础标准、技术标准、管理标准、工作标准四大类，在标准选用上又划分为强制性标准和推荐性标准，强制性标准是在信息化建设活动中必须采用的标准，推荐性标准可选择性采用。中医药信息标准的组织实施，要自上而下、分类实施、逐级推广、以点带面，在实施之前组织做好相关培训，让参与应用和实施的人员充分认识到该标准应用的重要性，理解掌握中医药信息标准的主要技术内容，营造良好的实施氛围。

二、中医药信息标准组织实施的作用和意义

一项中医药信息标准在起草、征求意见、审查批准、发布出版等制修订工作结束后，实施就成为其重点任务，也是中医药信息标准取得成效、接受实践检验、实现预定目标的关键。医疗卫生体制改革与发展迫切需要加快信息化建设，信息化不仅能促进各项改革措施的落实，也能推动医疗卫生改革的深化，已成为提高

医疗健康科学管理水平、卫生服务质量和效率的有力手段。中医药信息标准是信息化建设的基石，在解决中医药领域信息互联互通、数据有效交换上起到核心作用，是解决"信息孤岛""信息烟囱"的有效工具，是实现对内信息资源广泛共享及业务协调、对外互联互通的基础。标准的作用和意义都要通过标准的实施加以体现，在中医药信息化领域标准实施作用主要体现在以下几个方面：

（一）释放信息化效益

信息标准的实施将使信息化建设产生更大的社会效益，带来数字经济效益，未来医疗卫生健康、中医药行业的发展，离不开现代信息技术的应用。在大数据时代背景下，海量卫生健康数据、中医药健康数据的智能应用离不开数据资源标准，因而信息标准实施是提升中医药信息化建设社会效益和经济效益的重要工具，在信息采集、信息互联互通、信息共享、中医药大数据分析与挖掘、信息安全等方面广泛实施与应用，能够减少中医药信息采集过程中的重复劳动，提高中医药管理与服务效率，提升中医药业务能力和水平，降低中医药信息共享与交换成本。

（二）改进和修订标准的信息来源

每一项中医药信息标准的制定过程都是对实践经验不断研究总结的过程，都是通过大量文献资料、临床资料、信息化实践资料的整理研究，是许多专家集中智慧的结晶，但我们制定的任何一个标准都存在瑕疵和不足，通过标准的实施可以检验标准是否满足信息化建设需求，是否能够很好地促进中医药信息化发展。只有将信息标准融入中医药信息化实际建设活动中去，才能不断提高标准制修订的质量，提高标准化水平，进而促进信息化建设与发展。信息标准的实施可以发现信息标准客观存在的问题，发现标准制定工作中的不足，为改进和修订中医药信息标准提供第一手资料，是不断提高标准质量最重要的信息来源。

（三）促进标准质量不断提升

标准化是一个动态循环的闭环过程，中医药信息标准的制定、实施、反馈、修订、再实施、再反馈、再修订的过程周而复始，是一个自我新陈代谢、不断进步和完善的过程，通过标准的研究制定、应用推广和反馈修订，不断吸收最新成果经验，持续改进标准技术内容，促进中医药信息化发展和进步。一项中医药信息标准发布后，只有通过标准的实施才能发挥其作用，只有不断地参加实施标准的实践活动，才能逐步提高制定标准的经验和水平。只有通过具体实施这项中医药信息标准才能发挥其作用，当原有标准不适用时，可以快速确定需要修订的技术内容和方法，提出更新的要求，原有的标准被废止或修订，被新的更高水平的标准所代替，成为新的学术水平、技术水平和发展方向的代表，使标准质量和水平不断向前发展。

三、中医药信息标准组织实施的基本形式

实施标准就是将标准应用于生产实践中。标准实施的方式有采用、引用、选用、补充、配套和提高等。凡认为适用于本单位的推荐性国家标准、行业标准、地方标准或团体标准，可以采取直接引用的形式进行贯彻实施，并在产品、包装物或其说明上标注该项标准的编号。中医药信息标准的实施主要包括信息采集、传输、存储、交换、处理、表示和安全等诸多环节。中医药信息标准组织实施的基本形式可以分为强制性、自愿性两种。强制性方式是通过政府的行政强制力来推动标准的实施，多关系到国家安全、经济安全、人体健康和生命安全、环境保护等公共领域，有法律法规引用、强制认证、国家监督检查、强制标识、政府采购、重大项目实施建设目标依据等。自愿性方式是通过一些鼓励引导的措施方法，来促进个人、单位采用实施标准。

（一）强制性

1. 法律法规引用 法律法规的实施是以国家强制力为后盾，凡是其适用范围内的一切个人、法人及组织单位，都必须无条件遵守，一旦触犯或者违反就会受到制裁。因此，在法律法规中引用的标准，就会作为执法依据得到实施。如《中华人民共和国中医药法》第十五条规定，从事中医医疗活动的人员应当依照《中华人民共和国执业医师法》的规定，通过中医医师资格考试取得中医医师资格，并进行执业注册。虽然法律条文中并没有完全展示出引用标准的正式的格式和形式，但是也体现了中医医师资格执业考试、注册等相关标准在法律法规的引用下，在国家行政强制力的保障下得以贯彻实施。

2. 强制认证与强制标识 对于强制性标准，任何单位和个人从事科研、生产、经营，包括企业研制新产品、改进产品和进行技术改造，都必须严格执行。在国内销售的一切产品（包括配套设备）不符合强制性标准要求的，不准生产和销售；不符合强制性标准要求的产品（包括配套设备），不准进口。如在医疗健康卫生、中医药信息化建设中，各医疗卫生机构组织机构代码证均按照卫生行业标准《卫生机构（组织）分类与代码》（WS 218—2002）进行机构编码，且保证了每个机构一个代码编号，确保全国唯一。

3. 行政监督检查 国家中医药主管部门和地方中医药主管部门等行政管理部门可以联合卫生健康、市场监管等具有执法权的行政主管部门，按照某些强制性标准的规范要求，采取监督检查的方法措施对行政管理相关人进行管理。通过对被管理人的资质资格、行为活动是否符合有关强制性标准的评价，作为行政管理的重要依据。根据中医药标准实施的实际，采取事中检查和事后稽查并依法处罚

的方式，对中医药标准的实施进行检查。

4.合同协议引用 签订合同协议的双方，在合同协议的文本中，引用某些中医药信息标准，作为合同履行的基本要求，不符合标准规定和技术要求的，视为未履行合同，追究违约责任。这种方式是通过契约合同的责任约束，使原本不具有强制性的标准具有了强制性，在合同协议范围内强制使用。

（二）自愿性

1.自愿认证 组织机构根据其自身或其客户、服务对象、相关方的要求自愿申请的标准认证。自愿性产品认证是标准化工作的一个环节、是推动标准应用的主要手段。同时，认证制度本身也通过标准化得以具体体现。这种自愿性体现在：组织机构自愿决定是否申请认证，组织机构选择由国家认可的认证机构，组织机构自主选择认证的标准依据，但在选择具体认证时，组织机构和认证机构必须明确使用哪一个标准作为认证的基准。

2.自我声明 推荐性标准的实施单位，可以通过对公众社会的声明，承诺人员、机构、服务生产活动、设备条件等符合有关标准，作为树立规范形象、扩大舆论宣传效果、突出品牌优势的方法。一般情况，企业产品执行国家标准、行业标准、地方标准的，应直接在国家标准委企业产品标准信息公共服务平台上，向社会进行自我声明公开，标准化行政主管部门不再受理执行标准登记申请。广大企业、消费者、标准化专业机构等社会力量参与企业产品标准自我声明公开的监督。

3.其他自愿应用形式 自愿性实施标准的方式还有很多，如政策奖励、政府采购、具体项目应用等。各级中医药主管部门可以通过多种不同方式的奖励形式，对中医医疗、中医药科研院所、中医药教育机构、中医药管理部门实施标准采用奖励等激励机制，从而促进中医药信息标准的广泛应用。在各级各类政府采购的中医药信息化建设项目和工程中，可以将中医药有关信息标准作为招标采购的基本要求，从而引导和促进越来越多的单位自愿实施有关标准。同时，可以在中医药信息化建设项目立项、实施建设和评估、验收工作中，将中医药信息标准作为基本依据，作为招标遴选的技术要求，鼓励引导更多的单位实施中医药信息标准。根据区域、医院各自的管理要求，在标准的实施上对标准进行解读与本地化转化。如国家标准《中医病证分类与代码》（GB/T 15657—1995）适用于中医医疗、卫生统计、中医病案管理、科研、教学、出版及国外学术交流，在中医医疗管理、中医病案管理、中医临床等信息化建设中，将其作为核心技术要求进行明确规定。

四、中医药信息标准组织实施的过程

中医药信息标准的实施是一项复杂细致的工作，从全局上看涉及中医药主管部门、中医医疗机构、行业协会等，从实施单位来看涉及使用单位的所有部门，其将影响单位中每一个人的信息化行为。每个标准的适用范围、复杂程度不一，实施的过程也不完全一致。在中医药信息标准实施过程中，应坚持系统性原则，统筹兼顾，有计划、有步骤地进行，关注相关标准间的协调性，所有中医药信息标准应作为一个整体全面部署与实施，以保证标准实施的总体效果；应坚持有效性原则，因地制宜，注重实效，将信息共享、保证安全、保护环境、促进中医医疗服务提升和整个行业健康发展作为重要目标，实现中医药信息标准实施应用效益的最大化；应坚持持续性原则，不断改进实施方法，发现和解决问题，让中医药信息标准真正落地到实践中，提升标准实施效果。在标准实施程序上，一般分为制定计划、实施准备、宣贯培训、实施应用、实施监督、信息反馈、总结改进、实施评价等步骤。

（一）制定计划

一项中医药信息标准批准发布后，应根据信息标准的级别、性质和涉及范围，制定切合实际的符合标准化工作要求的实施计划。实施计划主要包括实施范围、内容、方式、步骤、方法、归口部门、协作部门、负责人员、时间安排、目标和要求，以及实施所需的经费、技术、设备、管理等要素。在制定中医药信息标准实施计划时，需要考虑以下几个方面的问题：

1. 全面考虑，系统思维　从总体上分析实施中医药信息标准的有利因素和不利因素，尽可能体系化实施标准，确定实施的先后顺序和应采取的措施，充分考虑标准间的相互协调，合理分配人财物，避免交叉重复，造成资源浪费。

2. 分解任务，细化要求　将实施某一项中医药信息标准任务分解成若干项具体的小任务和要求，分配给有关部门、单位或个人，明确职责边界，细化工作要求，规定起止时间及相互配合的内容和要求。

3. 因地制宜，差别对待　根据标准的类别层级、难易程度和范围大小，合理选择实施方式。根据使用对象实际条件，科学配置标准实施的资源投入，差别设定实施周期和目标。有些标准可一次铺开，全面贯彻；有些涉及面广，又有一定难度的标准，可先行试点，然后分步骤组织实施。

（二）实施准备

标准实施涉及面广，涉及因素复杂，需要充分调动各方面资源，做好组织、人员、技术、经费物资等方面的准备。准备工作是贯彻实施标准的最重要的环节，关系到中医药信息标准能否顺利实施。一个好的实施计划，如果没有认真周密的准备，就很难保证最终的实施效果。

1. 组织准备　应建立相应的中医药信息标准实施组织，统一组织开展中医药信息标准的实施工作。对重要标准或标准体系的实施，应建立由中医药主管部门牵头、各有关单位负责人参加的领导机构和相应的工作机构，配备必要的标准化工作人员，研究实施中医药信息标准的具体措施，协调解决标准实施的有关问题；对单一的、较简单的标准的实施，应设专人或部门负责标准实施工作。在中医医院开展信息化建设时，应将中医药信息标准的实施应用纳入医院信息化领导小组的重要职责和主要任务中。

2. 人员准备　主要是组织专业的中医药信息标准培训，确保实施人员所需的知识和技能。实施中医药信息标准前，应认真组织做好宣贯工作，使相关人员对实施标准的重要性有一个正确而全面的认识，掌握中医药信息标准的有关技术内容和要求，了解标准实施的关键点和难点，对技术内容较复杂或技术含量较高的标准，应专门组织专业的有针对性的培训。

3. 物资准备　"兵马未动、粮草先行"，物力财力上的充分准备，是保证中医药信息标准实施的基础，应配备相应的基础硬件设施设备、软件产品、工具、资金及与实施标准相适应的环境条件，标准资料购买、会议培训、普及宣传等这些基础性宣传工作都需要基本的经费支撑。

4. 技术准备　实施一项新中医药信息标准时，如果涉及新的信息技术应用或者原有信息技术方法的改进，应进行相应的技术准备，必要时应进行技术攻关和技术改造。

（三）宣贯培训

标准宣贯的目的在于从思想意识上形成统一，其核心工作就是宣传讲解。标准宣贯有多种组织形式，主要包括培训、座谈会、研讨会等，向相关领导及人员进行宣讲，要使信息化建设者和使用者充分了解标准的技术内容与要求，掌握标准的要点难点，并在信息化项目和工程中自觉地实施中医药信息标准。在宣贯培训过程中，重点把握"三个不同"：

1. 目的不同　面向决策层主要是提高领导标准化意识，争取更多重视和支持；面向管理层主要是让其掌握中医药信息标准实施的程序方法及有关要求；面向操作层主要是让其领会标准化原理，掌握中医药信息标准执行的要求和技巧。

2. 内容不同　决策层以标准化政策导向、法律法规、意义作用和发展趋势、标准实施过程等宏观知识为主；管理层主要以法律法规、原理方法、标准体系构建、关键点控制、监督检查、实施考核等管理实务为主；操作层主要以基础知识、标准编写要求、实施难点和技术要领等技术内容为主。

3.形式不同 决策层主要采取高端讲座、高层会议、工作座谈等形式；管理层主要是专题讲座、座谈、答疑、访谈等形式；操作层主要是举办或参加培训班，采用演讲、竞赛、技术探讨、工作会等形式。

（四）实施应用

根据标准发布时的性质、适用范围、实施难易程度，标准实施一般经过试点实施、全面实施两个环节。

1.试点实施 按照试点先行、逐步推广的步骤以达到全面实施。特别是一些涉及面广、影响深远的中医药信息标准，如果不经过试点这个环节，在实施中容易出现不可预测的问题和难题，进而影响整体实施效果。因此中医药信息标准在全面实施前，要根据信息化建设与发展实际情况，在一些具有代表性的地区及示范单位先行试点。试点最重要的工作是积累实施经验，收集实施问题与解决方案，为全面实施中医药信息标准奠定基础。试点实施阶段是标准试运行阶段，要密切关注中医药信息标准实施中出现的问题，以及分析这些问题所反映的更深层次的原因，还要对解决这些问题进行一些探索性的研究，积累经验，及时调整实施方案，为下一步全面贯彻实施中医药信息标准创造良好的条件，打下坚实的基础。

2.全面实施 此阶段决定标准实施的成败。在全面实施阶段，标准实施的各项要求及技术内容，必须在应用实施的范围内，逐一落到实处。在中医药信息标准试点实施的基础上，将其各项规范性要素转化为指导信息化建设、信息化工程与项目的具体指标要求，进一步指导信息化建设工作。这一阶段就是要把中医药信息标准与信息化实践相结合，把中医药标准运用到信息化建设实践中去，在信息化建设实际工作活动的各个方面，落实标准的具体要求。

实施时，可根据中医药信息标准适用范围及工作任务的不同，灵活采用不同的方法，对实施过程中可能遇到的各种情况，有针对性地采用积极有效措施，保证中医药信息标准的全面实施。中医药信息标准正式实施后，信息化建设者及其单位应严格按照信息标准技术内容开展建设。

（五）实施监督

标准的实施监督主要是检查纠正中医药信息标准实施过程中出现的偏差、处理错误行为，包括对实施准备和实施情况的监督。一般分为内部监督、上级部门监督和社会监督。监督方式可以为定期监督或不定期监督，制定详细的监督方案，并通过技术工具、记录文书等做好相应记录。检查中要通过对原始数据的分析和比对发现问题，及时与实施单位沟通反馈、共同研究，分析问题产生的原因并及时整改。整改结束后，适时组织复查，监督检查结果及时公布，并与各单位或个人的目标考核、绩效奖惩紧密挂钩。

（六）信息反馈

信息反馈是标准实施中不可缺少的阶段，可分为自上而下反馈和自下而上反馈。自上而下反馈，即负责监督检查的部门将检查中发现的问题和整改措施反馈至实施单位；自下而上反馈，即操作层向上级反映在实施标准过程中发现的问题或有价值推广的做法。在实施中医药信息标准的过程中，应做好信息反馈，反映实施标准过程中发现的问题，并将各环节形成的数据和有关情况及时反馈至标准实施的组织协调部门。当发现标准中存在不完善的问题时，应及时向标准批准发布部门反馈。组织标准实施的部门制定以奖为主、奖罚分明、操作简便的标准实施奖惩制度，充分调动参与标准实施的主动性、积极性和自觉性，使其成为标准实施和改进的主体。

（七）总结改进

总结改进是对中医药信息标准试点实施、全面实施进行的技术方法和经验教训的总结，对存在的问题不断改进。总结中医药信息标准实施所用技术和方法，对文件、资料归纳整理并立卷归档，分析前面各阶段的工作成效和发现的问题，提出下一步工作的意见和建议。总结不是标准实施的终止，而是对前阶段标准实施的小结，是对后续中医药信息标准实施开展下一次计划、实施、检查、改进的PDCA循环的开始。

（八）实施评价

标准实施评价是检查某一项标准的落实情况，评价标准的适宜性、有效性和可操作性等。中医药信息标准的实施评价应坚持客观公正、科学严谨、全面准确的原则，依据标准评价指标体系，考察中医药信息标准的技术水平、与相关标准的协调配套性、结构内容的合理性、应用程度及作用等。

标准实施是一个复杂的系统工程，以上几个步骤在标准实施过程中有固定的先后关系，在一个标准实施过程中可根据需要穿插进行。如宣贯培训与标准实施可穿插进行，特别是涉及面广、复杂又有一定难度的标准，可先进行标准试点实施，再进行宣贯培训与全面实施。宣贯培训是中医药信息标准化的基础工作，特别是一些涉及面广、影响深远的中医药信息标准，需要动员全行业、单位人员的力量来贯彻实施。标准实施需要统筹规划、系统安排，必要时中医药主管部门或学术组织牵头集合标准化专家的力量设立中医药信息标准实施小组，负责实施全过程。相比标准制定，标准实施需要的成本投入更大，这就要求科学评估标准实施所需的成本和预期效益，通过综合考量，制定投入产出比最优的实施计划，充分考虑不同地区、行业、组织、部门的实际和发展潜力，科学合理、实事求是地确定实施的步骤和方法，绝不能简单"一刀切"。要系统全面考虑拟实施标准的特定功能和要求、标准间的内在联系和难易程度，统筹安排，有选择、有重点地分批实施，在若干重点标准、关键环节取得实质性突破后，再以点带面逐步全面实施。

五、中医药信息标准组织实施的管理

中医药信息标准体系将信息标准按照中医药信息化建设与发展所涉及领域，分为基础类信息标准、技术类信息标准、管理类信息标准、工作类信息标准四大类，每个信息标准都有其适用的范围，彼此相对独立和紧密联系，是一套严密的体系，贯穿中医药信息化建设与高质量发展的方方面面。如何释放中医药信息标准效益，则需要一套行之有效的标准实施体系。信息资源是我国重要资源之一，发挥信息资源价值是信息化建设重要任务之一。在信息标准实施体系主体中，政府管理部门作为主导部门通过政策激励调控行业信息化建设方向，推动标准实施评估体系建设；中医药相关企事业单位在政府的推动下发挥能动性和自律性，自觉实施中医药信息标准。

（一）国家中医药管理局

国家中医药管理局作为中医药行业主管部门，在中医药信息标准实施中具有重要的导向作用，负责研究制定中医药信息标准实施的政策措施，发布鼓励促进标准实施的具体办法，制定中医药信息标准管理规范。制定中医药信息标准制修订计划、管理标准制修订项目，监督中医药信息标准制修订工作。在标准实施前，组织中医药信息标准实施工作人员，安排好所需经费，做好标准实施保障工作。在标准实施过程中，做好实施监督工作，制定相应考核措施。此外，还需制定中医药信息标准培训计划，加强中医药信息标准人才培养，逐步提高中医药信息标准实施能力。

（二）地方各级中医药主管部门

地方各级中医药主管部门作为地方中医药行政管理部门，在中医药信息标准实施中承担基础管理工作，除了贯彻落实国家中医药管理局制定的中医药信息标准实施政策措施外，还应结合本地区中医药信息化建设与发展实际情况，制定适用于本地区中医药信息化建设的信息标准实施方案或计划，将中医药信息标准实施落到实处，是中医药信息标准实施监督的落地者，并加强本地区标准实施人才队伍建设。

（三）中国中医药信息学会

中国中医药信息学会是全国中医药行业信息交流、管理、研究、开发等方面

的全国性、学术性、非营利性法人社会组织，是我国中医药信息化领域的一级学术组织团体，承担着中医药标准制修订的具体实施工作，是中医药信息团体标准管理与发布部门。在中医药信息标准实施中，可承担中医药信息标准解读、培训等具体工作。

（四）标准使用单位

标准使用单位是中医药信息标准的实施者和落实者，是中医药信息标准规定条目的执行者，需严格按照国家及地方中医药主管部门的有关要求，遵守实施方案结合实际采用合适的实施方式，将中医药信息标准的各项要求落到实处。在实施过程中，标准使用单位可借助企业技术力量，将中医药信息标准技术内容转化成信息化建设成果，此时其作为检验企业产品的管理者，成为中医药信息化产品更新换代的推动者，同时也是中医药信息标准实施的受益者。在中医药信息标准的制修订与实施中，标准使用单位应明确自己的主体地位，承担更多中医药信息标准化任务。

第二节　中医药信息标准的评价

标准评价是在标准实施后开展的以判断标准技术内容是否满足信息化建设需要，以及其对信息化建设是否产生效益为目的的活动。标准评价的开始时间和评价范畴因工作需要而确定，可以是标准体系的全部，也可以是针对实际工作需求，对某一领域、某一局部，有重点、有针对性地标准评价或监督检查。

一、中医药信息标准评价的作用与意义

随着信息化的快速发展，信息化对中医药传承创新发展的支撑作用越来越明显，信息共享、信息互联互通的需求空前高涨，中医药信息化建设对信息标准的需求日益增加，对中医药信息标准的全面性与水平提出更高的要求。近年来，党中央、国务院高度重视和支持中医药信息标准化工作，2015 年在中央财政资金的支持下，中医药行业开展了 101 项中医药信息标准的研究与制定工作，经过 5 年研制，发布了 94 项中国中医药信息学会团体标准，中医药信息标准体系进一步得到扩充，覆盖范围不断扩大。2015 年国务院正式发布了《深化标准化工作改革的方案》，明确强调应强化标准的实施和监督，将开展标准实施后评价工作作为重点

工作内容之一。中医药信息标准已覆盖一定范围，今后中医药信息标准质量监测、实施评价将是中医药信息标准管理中的重要环节。

信息标准作为提高中医药信息化建设效率、信息技术积累创新的有力手段，其对行业信息化发展、信息技术升级的推动作用非常明显。对标准所产生的经济和社会效益进行定量、定性评价，以量化数据给出中医药信息标准对信息化发展的影响证据，可以有效加强中医药信息化领域对标准化手段与作用的认识。为加强对中医药信息标准制修订及实施各环节的监督，更好地发挥中医药信息标准的指导和反馈作用，必须制定严谨科学的评价方法，通过评价管理达到对中医药信息标准制修订、发布、实施过程的宏观控制和管理，从而为提高中医药信息标准质量和制修订水平奠定基础。

二、中医药信息标准实施评价方法

标准评价从评价方法上可分为定性评价和定量评价，定性评价方法包括专家评审、用户意见反馈等。定量评价方法包括模糊综合评价法、层次分析法、价值链分析法、生产函数法、统计分析法等。在标准评价过程中，要充分考虑不同标准的功能与应用，评价方法应具有可操作性，采用定量分析和定性分析相结合的方法，评价指标应能够科学有效的考核组织实施标准的情况。当前，中医药信息标准评价尚无一套统一成熟的评价方法，主要参照标准评价定性评价和定量评价等相关评价方法，定量评价主要介绍如下。

（一）模糊综合评价法

模糊综合评价法是一种基于模糊数学理论的综合评价方法。该综合评价法根据模糊数学的隶属度理论把定性评价转化为定量评价，即用模糊数学对受到多种因素制约的事物或对象做出一个总体的评价。模糊综合评价方法在建立标准化经济效益评价指标体系基础上，采用层次分析法确定权重，并根据调查问卷数据进行模糊综合评价。它具有结果清晰、系统性强的特点，能较好地解决模糊的、难以量化的问题，适合各种非确定性问题的解决。一般包括设计标准化经济效益评指标体系；为各指标权重赋值，确定各指标之间的相对重要性；设定评价等级；确定模糊综合评价矩阵；逐层模糊评价；得出评价结论等 6 个步骤。

（二）层次分析法

层次分析法是将一个复杂的多目标决策问题作为一个系统，将目标分解为多个目标或准则，进而分解为多指标（或准则、约束）的若干层次，通过定性指标模糊量化方法算出层次单排序（权数）和总排序，以作为目标（多指标）、多方案优化决策的系统方法。其特点是在对复杂的决策问题的本质、影响因素及其内在关系等进行深入分析的基础上，利用较少的定量信息使决策的思维过程数学化，从而为多目标、多准则或无结构特性的复杂决策问题提供简便的决策方法。尤其适合于对决策结果难于直接准确计量的场合。

运用层次分析法有很多优点，其中最重要的一点就是简单明了。层次分析法不仅适用于存在不确定性和主观信息的情况，还允许以合乎逻辑的方式运用经验、洞察力和直觉。层次分析法最大的优点是提出层次本身，使得买方能够认真地考虑和衡量指标的相对重要性。层次分析法的基本步骤：

1. 建立层次结构模型。在深入分析实际问题的基础上，将有关的各个因素按照不同属性自上而下地分解成若干层次，同一层的诸因素从属于上一层的因素或对上层因素有影响，同时又支配下一层的因素或受到下层因素的作用。最上层为目标层，通常只有 1 个因素，最下层通常为方案或对象层，中间可以有一个或几个层次，通常为准则或指标层。当准则过多时（譬如多于 9 个）应进一步分解出子准则层。

2. 构造成对比较阵。从层次结构模型的第 2 层开始，对于从属于（或影响）上一层每个因素的同一层诸因素，用成对比较法和 1 ～ 9 比较尺度构造成对比较阵，直到最下层。

3. 计算权向量并做一致性检验。对于每一个成对比较阵计算最大特征根及对应特征向量，利用一致性指标、随机一致性指标和一致性比率做一致性检验。若检验通过，特征向量（归一化后）即为权向量；若不通过，需重新构建成对比较阵。

4. 计算组合权向量并做组合一致性检验。计算最下层对目标的组合权向量，并根据公式做组合一致性检验，若检验通过，则可按照组合权向量表示的结果进行决策，否则需要重新考虑模型或重新构造那些一致性比率较大的成对比较阵。

（三）价值链分析法

价值链分析法是通过将企业内部结构分解为基本活动及相关的辅助活动方式来分析组织盈利模式的方法，多用于企业标准。该方法首先需要分析明确行业价值链，并判别标准对该企业主要或核心业务功能及相关活动的影响系数或影响程度，明确价值驱动因素和关键绩效指标，并计算每种因素的关键绩效指标，从而得到价值链各阶段标准经济效益，汇总得到标准对经济效益的贡献值或影响值。该方法按照以下 4 个步骤进行：

1. 了解企业价值链。明确产业边界，分析企业价值链，识别企业主要业务功能。

2. 识别标准的影响。识别标准对主要业务功能及其相关活动的影响，选择相关营运指标以识别标准的主要影响。

3. 确定价值驱动因素和关键运营指标。识别价值驱动因素，以便重点评价最相关的标准影响，为每个价值驱动因素找到一个关键绩效指标并转换为成本或收入。

4. 衡量标准的影响。量化最相关标准的影响，计算每个标准对息税前利润的影响，整合结果，计算对企业的总影响。

（四）生产函数法

应用生产函数方法即将标准存量数据作为投入要素，并与资本投入、劳动投入一起共同构成经济效益发挥作用的因素，采用增长核算方法或计量经济方法，对标准产生的作用进行定量测量。

三、中医药信息标准评价指标体系

评价指标体系是指由一系列反映被评价对象目标的相互联系的指标构成的有机整体。它反映了被评价对象在实现目标的过程中各个方面的相互依存关系，是开展评价工作的出发点和依据。标准评价指标体系构建主要围绕标准的适用性开展，构建时应遵循可操作性、科学性、系统优化、通用可比、目标导向等原则，通过层次分析法、专家咨询法、标准结构要素分析、标准相关利益相关方分析等方法进行确定，重点评价标准的技术水平、与相关标准的协调配套性、结构内容的合理性、应用程度及作用等。

（一）标准的技术水平

1. 与我国生产水平相比的适应性　考察标准所规定的技术水平与当前我国在该领域的主流或平均的研究水平、设计水平、工艺水平、生产水平、管理水平等相比是否适应。在对中医药信息标准的评价时，重点考察像应用系统功能规范类标准规定的技术水平，与当前卫生领域、中医药行业信息化建设水平相比是否适应，是高于现有大多数信息系统建设水平还是低于现有信息系统建设水平。

2. 与国际标准水平相比的先进性　考察标准的整体技术水平与国际标准水平相比是否先进。

（二）标准的协调配套性

主要考察待评价标准与相关标准的协调性和配套性。相关标准指与被评价的标准密切关联的其他标准，如针对同一标准化对象的方法标准、安全标准、产品标准等。协调性指被评价的标准与相关标准在主要内容上的相互协调、没有矛盾；配套性指被评价的标准与相关标准互相关联，能够配套使用，如产品标准与基础标准之间的协调性与配套性、产品标准与方法标准之间的协调性与配套性等。标准内容有重复也可以判定为不协调、不配套。如在中国中医药信息学会发布第一批 57 项中医药信息团体标准之前，中国中医药信息学会专门组织专家，对标准之间的协调性、配套性进行论证，提出具体的意见和建议。

（三）标准的结构内容合理性

1. 标准的级别适宜性　主要包括对推荐性标准和强制性标准两类标准的评价。《标准化法》第十条、第十一条、第十二条、第十三条分别规定了强制性国家标准、推荐性国家标准、推荐性行业标准、推荐性地方标准的制定范围，第十五条规定了强制性标准和推荐性标准制定工作要求。针对强制性标准，可以应用《标准化法》第十条对强制性国家标准的制定范围（即对保障人身健康和生命财产安全、国家安全、生态环境安全，以及满足经济社会管理基本需要的技术要求）来确定被评价的标准是否适宜为强制性国家标准。针对推荐性标准，可以应用《标准化法》第十条、第十一条、第十二条、第十三条来确定被评价的标准是否适宜继续保持为该级别的标准。

2. 标准的结构合理性　结合我国目前的标准制修订实际情况，该指标仅从是否需要整合的角度考察标准的结构合理性。标准整合是指从结构合理性和内容完整性或者便于用户使用标准等角度出发，通过修订的方式，将原有的几个标准或一个标准的几个部分合并成一个新标准的过程。被评价标准与其他相关标准若为同一标准化内容，不宜再细分的，应整合为一个标准；若为同一标准化对象的不同构成部分，且不可能被单独使用的，应该整合为一个标准。

3. 标准的内容合理性　重点考察标准的技术内容上存在的问题，不涉及标准的技术水平、标准的级别适宜性、标准的结构合理性等。根据标准内容问题的严重程度，可分为：

（1）存在需要细微改动或补充的地方，这类问题可以通过技术勘误表或标准修改通知单的形式进行修改。如需要对标准中已达成一致的技术条款进行适当的补充或修改，但不足以影响到标准的主要技术内容；起草或印刷过程中出现细微的技术错误或意义不明确之处。

（2）存在一些内容或技术上的问题，需要改进、更新、修订等。如标准内容不够全面需要补充、标准的个别技术指标不能满足当前技术发展、标准的技术内容过于烦琐等。

（3）存在严重问题，必须及时纠正的。如标准与法律法规或强制性标准相抵触的情况。

（四）标准的应用程度

1. 标准的应用状况　主要考察标准当前是否被用户所使用，以及被大多数的用户所使用。

2. 标准被引用状况　主要考察标准是否被法规和政府文件所引用，从而形成事实上的技术法规；或者标准是否被其他标准所引用。政府采购或招标文件中引用了评价标准的也属于被政府文件所引用。该指标可从引用次数和程度两个方面进行评价。

（五）标准的作用

评价标准的作用时，可以从强制性标准、推荐性标准两类分别评价，首先从标准当前所起的作用组织开展评价，而不是标准从前或曾经起到的作用；其次评价标准实际起到的作用，不是标准应该起到的作用。

1. 强制性标准的作用评价

（1）保障人身健康和生命财产安全，主要评价标准在保护人身健康和生命财产安全方面所起到的作用。

（2）保障国家安全，主要评价标准在保护国家安全方面所起到的作用。

（3）保障生态环境安全，主要评价标准在保护生态环境方面所起到的作用。

（4）保护动植物的生命和健康，主要评价标准在保护动植物生命和健康方面所起到的作用。

（5）防止欺诈行为、保护消费者利益，主要评价标准在防止欺诈行为、保护消费者利益方面所起到的作用。

（6）维护国家正常经济秩序等其他方面，主要评价标准在除了上述五个目标之外，在维护我国正常的经济秩序等方面所起到的作用。

2. 推荐性标准的作用评价

（1）促进贸易，标准在贸易活动中所起到的作用主要体现在标准打破贸易壁垒，直接降低贸易成本，推动贸易发展，或者标准在贸易仲裁中起到的作用等。如标准打破技术性贸易壁垒，降低交易成本，有效提高产品在国内外市场上的竞争力，或作为合同的技术内容、作为合格评定程序的依据等。

（2）组织生产，主要从依据标准进行生产的企业由此获得的经济效益和社会效益如何进行评价，而不只看企业是否依据该标准进行生产。该"生产"不局限于有形产品的生产，服务行业和管理部门的活动也可以看作生产活动。

（3）保障健康和安全，主要评价标准在保障健康和安全方面所起到的作用。如保护人身、动植物的健康和安全，保护弱势群体、社会应急机制建设、公共安全机制建设等。

（4）合理利用资源、促进可持续发展，主要评价标准在合理利用社会资源和自然资源、促进社会可持续发展方面所起到的作用。合理利用资源的目的就是促进可持续发展，尽力使经济、社会和资源相互协调，避免重复建设，这在信息化建设中尤为重要。

（5）规范市场秩序、引导市场发展，主要评价通过标准的实施，在规范我国市场秩序和引导市场发展方面起到的作用。如标准在帮助政府管理部门开展监督检查、检验认证、行政执法过程中，或者在市场准入制度过程中作为有效的技术尺度或准则，或者作为建设单位验收项目的重要依据等。

（6）促进产业结构调整，借助标准中先进的信息技术、生物工程等高新技术对传统产业进行改造、转型和升级，提升产业的发展水平，淘汰落后产业和高能耗产业，优化产业总体结构，提高国民经济的质量和效率。

（7）促进科技成果的推广应用，主要评价标准在科技成果转化为现实生产力的过程中起到的桥梁和纽带作用。如利用标准作为载体固化科技成果，推动形成新的产品。

（8）促进理解、达成共识，主要评价标准在国民经济和社会发展中起到的基础性作用，或者在一定范围内作为其他标准的基础被普遍使用。如标准化的原则和方法、术语标准、图形符号标准、信息分类编码标准等。

四、中医药信息标准评价的过程

开展标准评价工作之前，应制定总体的标准评价方案或计划，以便能够按照总体评价方案或计划确定的评价过程开展评价工作，保证标准评价结果的准确性。一般情况，标准评价过程可包括确定标准评价目标、构建标准评价指标体系、选择评价方法与判定依据、数据资料收集和评价结果分析、撰写评价报告、评价结果应用等步骤和环节。

（一）确定标准评价目标

确定标准评价目标时，宜遵循并清晰描述标准评价的目的、范围、对象和目标受众，确定开展标准评价的主体组织，掌握标准评价结果的用途等。在确定标准评价目标后，应做好组织、人员、物资等方面的准备，成立标准评价工作组，明确其职责与权限，组成人员数量要根据标准评价的复杂程度确定，应具有相应的标准化知识和相应的专业知识，熟悉标准及实施的有关要求，熟练运用评价方法。同时还应备齐必要的测量设备、工具、试验用品及标准评价用记录表等。

（二）构建标准评价指标体系

构建标准评价指标体系，应尽可能准确地体现所评价标准的主要特征，便于标准制定人员、标准评价人员等理解和执行，尽量通俗易懂。同时要能够充分揭示被评价标准的内涵。

（三）选择评价方法与判定依据

标准的评价方法在本节第二点中已具体阐述。制定标准评价方案时，应根据被评价标准的具体实际情况，选择适宜的评价方法。对于涉及面广、内容复杂的标准可采用层次分析法、模糊综合评价法进行，所抽取的指标或事项应反映标准实施的总体情况。对具体项目可采取测量、过程再现或通过标准实施痕迹（包括各种记录报告等）检查等方法实施评价。

（四）数据资料收集及评价结果分析

要广泛采集标准评价的数据资料，包括定量指标和定性指标。定量指标数据应尽量利用各有关部门、企业现有的统计资料；定性指标数据宜通过访谈、设计问卷、专家咨询等方式获得。数据资料收集完成后，要分析处理标准评价过程收集的数据资料，给出各评价单项的评价结果，汇总各单项评价结果，给出标准评价总体结论。在标准评价结果分析时，应考虑标准评价结果的完整性、一致性、敏感性和不确定性，要有标准评价的结论、局限性和建议。如果评价结果经分析存在明显不合理性，则应重新选择标准评价指标，或重新选择评价方法。

（五）撰写评价报告

撰写的标准评价报告要直接反映标准评价结果，应力求全面、准确和公正，文字简洁，应按照透明性原则将标准评价结果、数据、方法、假设和限制的细节充分展示给相关人员，分析的结果和结论应与标准评价的目标一致。标准评价报告一般应包括标准评价报告的名称，评价的时间、地点和参加人员，标准评价的目的和范围，标准评价的简要过程、发现的问题及改进建议，标准评价结论等。

（六）评价结果应用

标准评价结果的应用是实现标准评价目的的最后一环。标准评价结果能否应用，直接关系到评价目的能否达到。可以将标准评价结果应用于标准的修订、标准体系的完善、标准化战略的提升、标准化相关政策的制定等方面，为深化标准化体制改革、推进中医药信息标准化建设、制修订中医药信息标准等发挥应有的作用。

第九章　中医药信息标准示例

第一节　中医药信息基础标准示例

理论是实践的基础，实践是理论的应用与升华，只有将理论与实践紧密地进行结合，才能将标准编写的理论知识应用到中医药信息标准编制实践过程中，做到真正的学以致用。

中医药信息基础标准是中医药信息化建设与发展领域中，将为中医药信息技术标准、管理标准和工作标准所普遍使用的标准，是中医药信息标准的基础，本章从已发布的中医药信息标准中选择了国家标准《中医病证分类与代码》（GB/T 15657—1995）、中国中医药信息学会团体标准《中医药信息化常用术语》（T/CIATCM 001—2019）作为中医药信息基础标准示例。由于示例标准文本内容较多，本章仅列出标准的简介与文本框架，供中医药信息标准编写人员学习与参考。

一、《中医病证分类与代码》

（一）标准简介

国家标准《中医病证分类与代码》（GB/T 15657—1995）于 1995 年 7 月 25 日发布，1996 年 1 月 1 日实施，由国家中医药管理局医政司提出并归口，由国家中医药管理局全国中医医院信息管理中心组织专门人员，在大量调查中医学术理论文献和临床病案的基础上，参照《中医病证诊断疗效标准》等文献，系统总结中医界中医病名和证名规范研究的宝贵经验，注重发掘临床实践性强、文献资料确切的病名和证候名，反复进行分析、研究，提出以病、证并列的方式，并积极利用先进的科学技术、方法和手段加以整理、分类、编码，主要适用于中医医疗、卫生统计、中医病案管理、科研、教学、出版及国内外学术交流。该标准建立了中医病证分类体系，应用于中医药综合统计、中医医疗质量监测领域，实现中医病案的标准化、信息化管理，可获取大量具有特色的中医临床病证属性信息，为中医临床科学研究与教学、深层次揭示中医疾病发生发展的演变规律提供重要规范化数据支撑。该标准分别规范了临床常用的中医病名和证候名称及分类原则，并根据中医学术特点，明确规定了中医疾病采用"中医病名＋中医证候名"并列诊断的模式。收录中医病名 624 个、证候名称 1625 个。其分类原则、分类编码方法和编目方法如下：

1. 中医病证分类原则

（1）病名分类原则　病名的分类以该病所属的临床科别和专科系统进行类目和分类目分类；病名的科属类别为内科、外科、妇科、儿科、眼科、耳鼻喉科、骨伤科 7 个类目；病名的专科系统分类目以病名科属中的二级专科划分为据分类，如肺系病类、肝系病类、疮疡病类等五十二个专科系统分类目。

（2）证候分类原则　证候分类以中医学辨证系统归划类目，分为病因、阴阳气血津液痰、脏腑经络、六经、卫气营血等五大类，并将某些属性不明确而暂无法归类的证候均归入"其他证候类"中；以各类目中的证候属性为分类目、细类目进行证候分类，如风证类、风毒证类等共计 259 个。

2. 中医病证的分类编码方法

（1）病名分类编码　采用汉语拼音字母和阿拉伯数字混合编码方式，由病名标识位、科别类目位、专科系统分类目各占 1 位，病名序号占 2 位，病名尾码占 1 位，共 6 位码长。

①病名标识位：以汉字"病"的拼音首字母"B"作为病名标识符。

②科别类目位：以各科别名称的第一个汉字的拼音首字母为科别类目标识符。

③专科系统分类目位：以其专科系统名称的第一个汉字的拼音首字母为专科系统分类目标识符。

④病名序号位：在同一个科别类目和专科系统分类目中的多种病名序号位，以保证每一个病名有一个不重复的独立编码。

⑤病名尾码位：当一个病名需要进一步细分而进行标识的码位，标识符为阿拉伯数字。

（2）证候分类编码　采用汉语拼音字母和阿拉伯数字混合编码方式，由证候标识位、证候类目、证候分类目、证候细类目、证候序号、证候尾码各占 1 位，共 6 位码长。

①证候标识位：以汉字"证"的拼音首字母"Z"为证候标识符。

②证候类目位：以该证候类目名称的第一个汉字的拼音首字母作为证候类目标识符。

③证候分类目位：以该证候的第一个内涵属性名称的第一个汉字的拼音首字母作为该证候分类目标识符。

④证候细类目位：以该证候的第二个内涵属性名称的第一个汉字的拼音首字母作为该证候的细类目标识符。若该证候仅内涵一个证候属性，则以所有仅含该属性的证候在本码位和证候序号位所构成的双码位上，以阿拉伯数字编制顺序号。

⑤证候序号位：在一个证候分类中，相同证候属性的一组证候的顺序号位（0～9数字顺编，可继以 A～Z 字母符续编）。当某些证候的分类目相同而细类目标识符也相同时，为避免重码，在本序号位上采用数字和字母按序分段编码的方法，第一节段为 0～9；第二节段为 A～K；第三节段为 L～Z。

⑥证候尾码位：当一个证候需要进一步细分或几个证候意义相似时，在本尾码位进行标识，其标识符为阿拉伯数字。

3. 中医病证分类编目方法　采用病名分类代码及证候分类代码并列编目。每一个病证分类皆由病名分类代码和证候分类代码组成，其结构为：病证分类代码＝病名分类代码＋证候分类代码。

4. 标准推广应用情况　为推广实施《中医病证分类与代码》，在标准发布初期，国家中医药管理局和多个省（自治区、直辖市）组织举办了多种形式的推广应用学习班，参加单位近 700 个，参加学习人数达千余人，发售标准 5000 余册。国家中医药管理局还将国家标准《中医病证分类与代码》实施情况纳入全国中医医院等级评定的条件，并一直将其作为《中医病案首页》执行的标准。为全面了解和掌握国家标准《中医病证分类与代码》的应用价值和实施情况，国家中医药管理局专门组织项目组开展了"《中医病证分类与代码》应用研究"，在中医药学术发展史中第一次依照国家标准《中医病证分类与代码》和《国际疾病分类》对 20 余万份中医病案首页的疾病诊断信息进行标准化处理，并应用计算机技术开展分析研究，历时 3 年获得了全国中医医院出院患者人群的中医病、证诊断分布状况特征等资料，提出中医疾病诊断的内涵联系模型和建立中医疾病监测体系的思路与方法，属开创性中医学术研究成果，对中医药现代化、中医临床诊断规范化、中医临床医疗科研教学等方面均具有重要学术意义。《中医病证分类与代码》的应用不仅促进了中医临床诊断的规范化和标准化，而且基于该标准建立了全国统一的中医医疗质量监测网络，开展疾病监测、临床疾病动态跟踪。该标准研究成果和应用研究成果先后获得国家中医药管理局（部级）和湖北省科学技术进步二等奖。2009 年获得国家标准化管理委员会"中国标准创新贡献奖"二等奖。

2009 年 5 月，世界卫生组织（WHO）在香港举行传统医学疾病分类与代码编制工作会议，决定启动传统医学国际疾病分类项目。我国成立专门的工作团队，建立了包括中医、医政、信息、标准、分类等各领域专家组成的专家委员会负责技术指导，历时近 10 年，完成了以"病、证内容模板和病证分类框架"，兼顾日韩传统医学内容的病证分类体系构建，筛选和审定了传统医学疾病名 150 条和证候名 196 条（不含特指和非特指病证）条目纳入 ICD–11 传统医学章节。2019 年 5 月 25 日，第 72 届世界卫生大会审议通过了《国际疾病分类第十一次修订本（ICD–11）》，首次正式纳入起源于中医药的传统医学章节，涵盖了脏腑系统疾病、外感病、八纲证、脏腑证等中医病证名称。

（二）标准文本框架

仅列出国家标准《中医病证分类与代码》（GB/T 15657—1995）主要框架结构，未展示标准文本内容。

1 范围

2 引用标准

3 术语、符号

3.1 术语

3.2 符号

4 编制原则

4.1 中医病证分类

4.1.1 病名分类原则

4.1.1.1 科别类目

4.1.1.2 专科系统分类目

4.1.2 证候分类原则

4.1.2.1 证候类目

4.1.2.2 证候分类目

4.1.2.3 证候细类目

4.2 中医病证分类编码

4.2.1 病名分类编码方法

4.2.2 证候分类编码方法

4.3 中医病证分类特殊代码

4.4 中医病证分类编目方法

5 分类代码表

5.1 中医病名分类代码表

5.1.1 病名标识符、科别类目名称和代码表

5.1.2 科别类目名称、专科系统分类目名称和代码表

5.1.3 中医疾病名称与分类代码表

5.2 中医证候分类与代码表

5.2.1 证候标识符、证候类目名称和代码表

5.2.2 证候类目名称、证候属性名称和代码表

5.2.3 中医证候名称与分类代码表

二、《中医药信息化常用术语》

（一）标准简介

《中医药信息化常用术语》（T/CIATCM 001—2019）是中国中医药信息学会发布的第一批团体标准之一，于2019年3月20日发布，2019年5月1日实施，由中国中医药信息学会归口。该项信息标准在国家中医药管理局《中医药信息化名词术语规范研究》任务的基础上，由湖北中医药大学承担，调查不同领域关于信息化常用术语理论文献和中医药信息化建设与发展，研究制定了中医药信息化名词术语规范编制研究项目实施方案，系统总结信息化常用术语研究的文献资料，注重整理中医药信息化建设实践中的名词术语，经过反复分析研究、方案论证、主题研究、征求意见、技术审查等多个阶段，建立了中医药信息化常用术语分类框架，最终形成中医药信息化常用术语标准。该标准规定了中医药信息化工作中相关常用基础术语和定义，适用于中医药信息化建设和管理中的设计、开发、使用、维护和相关技术文件的制定等工作。

中医药信息化常用术语标准的制定是规范和统一中医药信息化用语的必然要求，是大数据时代背景下中医药信息化建设与管理的基石，中医药行业业务应用信息系统之间互联互通、信息共享的基础，中医药相关业务应用信息系统开发与共享的前提。由于中医药信息化涉及范围较广和术语较多，该团体标准涉及的中医药信息化常用术语主要是中医药行业电子政务和中医医院管理两个方面。该标准的常用术语分为基本术语、基础设施、数据资源、应用系统、支撑体系五类127个术语，其中基本术语分为一般术语10个、数据类术语15个；基础设施类术语涵盖网络、硬件、机房、环境条件和系统软件等，共7个术语；数据资源术语是中医药的各类数据信息，主要包括管理（人财物）、业务（医教研）等信息，分为电子政务数据术语8个、医疗业务术语10个；应用系统泛指在中医药行业所使用的信息系统，主要根据数据资源的处理分类分为电子政务管理术语10个、医院行政管理术语8个、医院临床管理术语14个、科研教育管理术语3个；支撑体系是为中医药信息化建设和管理提供相关支持和保障措施，分为标准规范术语8个、管理运维术语20个、信息安全术语14个。该标准梳理了中医药信息化建设与发展的常用术语，对每一个术语列出了英文翻译，规范给出每一个术语的定义，让中医药信息化人、IT企业能够对信息化术语有比较清晰准确的认识和理解，有

利于中医药信息化领域的有关的信息基础设施构建、软件设计与开发、运行与维护等。

1. 术语标准编制原则

（1）科学性是开展中医药信息化常用术语标准制定的前提，也是保障标准质量的基础，中医药信息化常用术语内容主要以现行相关国家和行业标准为基本依据，在整理研究搜集的信息化文献，并在行业内广泛征求相关专家的意见基础上，形成共识。

（2）以用户需求为导向，科学实用为原则，描述中医药信息化常用名词术语，满足中医药信息化建设和管理的需要。

（3）严格按照国家标准、卫生行业标准、中医药信息团体标准制定流程规范执行，采用统一的工作程序、工作要求和工作文件规范，以《信息技术 词汇》（GB/T 5271）、《中医医院信息化建设基本规范（试行）》和《中医医院信息系统基本功能规范（试行）》等为依据，满足中医药信息化建设与发展的需求。

2. 常用术语确定与定义

（1）术语来源及纳入标准　该团体标准中的常用术语主要来源于国家行业主管部门发布的文件、规范及标准，还包括相关国家标准、其他行业相关标准和有关信息化建设的文献。收集整理了《信息技术 术语》系列标准（GB/T 5271）、《电子政务标准化指南》系列标准（GB/T 30850）、《食品药品监管信息化标准体系》（CFDAB/T 0101—2014）、《建设领域信息技术应用基本术语标准》（JGJ/T 313—2013）、《中医医院信息化建设基本规范（试行）》《中医医院信息系统基本功能规范（试行）》《中医药信息标准体系表（试行）》等作为术语来源。

（2）术语筛选　在研究构建中医药信息化体系框架基础上，抽取收集整理的文献资料中的术语，在中医药信息化概念体系框架的相应类目中，选取候选术语近 700 个，其中基础设施 51 个、数据资源 89 个、应用系统 330 个、支撑体系 63 个。由于一义多词、一词多义及术语界定模糊等情况，在对术语整理基础上，坚持术语简洁、单义性的原则，研究制订中医药信息化常用术语筛选规则。如收纳的术语应该为中医药信息化建设与管理使用的通用术语；应能反映中医药信息化特色的术语，如名医经验传承信息系统；过于具体的应用术语不选，如中医临床搜索引擎；阶段性、过程性的工作术语不选；与信息化关联性弱的不选；中医药业务术语不选，如治未病。最终筛选 149 个中医药信息化常用术语。

（3）术语定义　概念是术语的基础，定义是概念的精确描述，只有根据定义才能明确概念关系并据此建立合理的概念体系。在分析术语定义时，抓住与中医药信息化领域有关的一切重要特征。在术语及其定义的基础上，进一步调整和细化中医药信息化体系框架，将术语分门别类重新调整到合适类目，最终形成包括127个术语的标准。

（二）标准文本框架

仅列出中国中医药信息学会团体标准《中医药信息化常用术语》主要框架结构，未展示标准全部文本内容。

1　范围

2　规范性引用文件

3　基本术语

3.1　一般术语

3.2　数据类术语

4　基础设施

5　数据资源

5.1　电子政务数据

5.2　医疗业务数据

6　应用系统

6.1　电子政务管理

6.2　医院行政管理

6.3　医院临床管理

6.4　科研教育管理

7　支撑体系

7.1　标准规范

7.2　管理运维

7.3　信息安全

第二节　中医药信息技术标准示例

信息技术标准是规范中医药信息化领域中需要协调统一的信息技术事项所制定的标准。随着云计算、大数据、物联网、移动互联网、人工智能、区块链、社交网络等新技术广泛应用，信息技术对推动中医药传承创新和服务惠民的革命性影响日趋明显，信息技术标准在推进和规范中医药信息化建设与发展、传承创新中医药进程中的作用越来越重要。中医药信息化高质量发展离不开中医药信息标准，中医药信息技术应用离不开中医药信息技术标准，我们在编写中医药信息技术标准时，既要满足和符合当前中医药信息化建设实际，也要具有一定的技术前瞻性和扩展性，让制修订的信息技术标准能够适应现代信息技术的发展、便民惠民政策的落实、中医药传承创新的需要。

本节主要以中医药信息数据元标准、数据集标准、系统功能规范 3 类标准进行示例阐述，从已发布的中医药信息标准中选择中国中医药信息学会中医药信息团体标准《中医药信息数据元目录》（T/CIATCM 002—2019）、《中医药信息数据元值域代码》（T/CIATCM 003—2019）、《中医电子病历基本数据集》（T/CIATCM 013—2019）、《中医药综合统计网络直报信息系统基本功能规范》（T/CIATCM 007—2019）等作为中医药信息技术标准示例。由于示例标准文本内容较多，本章仅列出标准的简介与文本框架，供中医药信息标准编写人员学习与参考。

一、中医药信息数据元与数据集标准编制

（一）中医药信息数据元标准编制

1. 卫生信息数据元　2009 年 9 月 30 日，国家发布《信息技术　元数据注册系统（MDR）》（GB/T 18391—2009）系列国家标准，包括框架、分类、注册系统元模型与基本属性、数据定义的形成、命名和标识原则、注册 6 个部分，对信息技术方面的元数据、数据元进行规范。原卫生部发布了一系列数据元相关的行业标准，如《卫生信息数据元标准化规则》（WS/T 303—2009）、《卫生信息数据元目录》（WS 363—2011，17 个部分）、《卫生信息数据元值域代码》（WS 364—2011，17 个部分），从卫生行业元数据、数据元规范、数据元目录、数据元值域代码等方面进行规范。

（1）数据元的相关概念定义　元数据是指定义和描述其他数据的数据，主要是描述数据属性的信息，用来支持如指示存储位置、历史数据、资源查找、文件记录等功能。目的在于识别资源、评价资源，追踪资源在使用过程中的变化，实现简单高效地管理大量网络化数据，以及信息资源的有效发现、查找、一体化组织和对使用资源的有效管理。

数据元也称数据元素，是指用一组属性描述其定义、标识、表示和允许值的数据单元。在一定语境下，通常用于构建一个语义正确、独立且无歧义的特定概念语义的信息单元。数据元可以理解为数据的基本单元，将若干具有相关性的数据元按一定的次序组成一个整体结构即为数据模型。数据元名称是指用于标识数据元的主要手段，由一个或多个词构成的命名。

数据元概念是指能以一个数据元的形式表示的概念，其表述与任何特定表示法无关。

对象是指可感知或可想象的任何事物。对象可以是物质的（如一台发动机、一张纸、一枚宝石）、非物质的（如转化率、一个项目计划），或假象的（如一头独角兽）。

对象类是指可以对其界限和含义进行明确的标识，且特性和行为遵循相同规则的观念、抽象概念或现实世界中事务的集合。对象类术语是指数据元名称的一个成分，在逻辑数据模型中描述的数据元所属的逻辑数据组，如"雇员"。

特性是指一个对象类所有成员所共有的特征。特性术语是数据元名称的一个成分，表示数据元所属的类别。

表示是数据元的值域、数据类型的组合，必要时也包括计量单位或表示类。

值域是某一个数据元允许值的集合。允许值是在一个特定值域中允许的一个值含义的表达。

（2）卫生信息数据元基本模型　卫生信息数据元是卫生这一特定领域的数据元，它的概念和结构遵循通用数据元的概念和结构，但具有自身的特点。医药卫生领域包括基础医学、临床医学、公共卫生、中医药学等多个专业，其数据元的表现形式复杂，例如数字人体、医学影像、基因图谱、中医经络等，除具有通用数据元的属性外，还具有其鲜明的领域特殊性。

①数据元基本模型：是由数据元概念和数据元两部分组成。数据元和数据元概念之间存在"N：1"即多对一的关系，也就是一个数据元必须对应一个数据元概念，一个数据元概念可以有多个数据元。一个数据元是由对象类、特性和表示三部分组成。而一个数据元概念是由对象类和特性两部分组成，是能以一个数据元形式表示的概念，其描述与任何特定表示法无关。当一个数据元概念与一个表示联系在一起时，就产生了一个数据元。数据元的基本模型见图9-1。

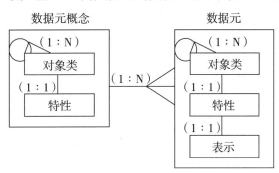

图9-1　数据元的基本模型

对象类是概念，在面向对象的模型中与类相对应，在实体—关系模型中与实体对应，如患者、医生、卫生机构等。当对象类所对应的对象集有两个或多个元素时，就是一般概念，如患者、医生、卫生机构等就是一般概念；当对象类对应的对象集仅有一个元素时，就是个别概念，如"北京市医疗机构集合"。

特性是一个对象类的所有成员所共有的特征，用来区别和描述对象，是对象类的特征，但不一定是本质特征，它们构成对象类的内涵。特性也是概念，对应于面向对象模型或实体—关系模型中的属性，如身高、体重等。特性也可是一般概念或个别概念，如病床总数或医疗收入。

表示可包括值域、数据类型、表示类（可选的）和计量单位四部分，其中任何一部分发生变化都成为不同的表示。值域是数据元允许值的集合，如医疗收入这一数据元的值域是用非负实数集（以人民币为单位）作为其允许值集合；数据类型是表达数据元允许值的不同值的集合，以这些值的特性和运算为特征，如患者姓名的数据类型是"字符"；表示类是表示类型的分类，它是可选的，如性别代码这一值域的表示类是"类别"；计量单位是用于计量相关值的实际单位，如患者血压测量的计量单位是"mmHg"。

②值域基本模型：由概念域和值域两部分组成，一个概念域对应多个值域。值域的基本模型见图9-2。

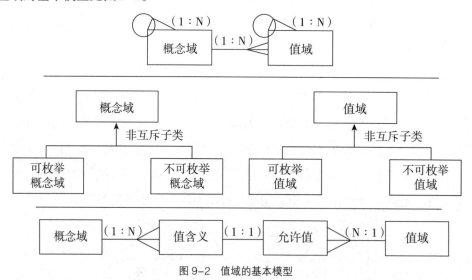

图9-2 值域的基本模型

值域是数据元允许值的集合。一个允许值是某个值和该值的含义的组合，值的含义称为值含义。如，"性别代码"数据元的值域是：0表示未知的性别，1表示男性，2表示女性，9表示未说明的性别。0、1、2和9是值，其值含义分别是未知的性别、男性、女性、未说明的性别。

值域有两种（非互斥的）子类，即可枚举值域（由允许值（值和它们的含义）列表规定的值域）和不可枚举值域（由描述规定的值域）。一个可枚举值域是包含了它的所有值及值含义的一个列表，如"性别代码"数据元的值域就是可枚举值域；一个不可枚举值域是由一个描述来规定，不可枚举值域的描述须准确描述属于该值域的允许值，如"传染病死亡率"数据元的值域是大于等于0且小于等于1的实数。

一个数据元是一个数据元概念和一个值域的结合体；多个数据元可以共享相同数据元概念（一个数据元概念可以用多个不同方式表示）、共享相同的表示（一个值域可以被不同数据元重复利用）。

（3）卫生信息数据元属性 《卫生信息数据元目录 第1部分：总则》（WS 363.1—2011）规定了卫生信息数据元目录内容结构、属性与描述规则、数据元目录格式和数据元索引的编制规则，适用于医药卫生领域卫生信息数据元目录的编制。一个卫生信息数据元统一规定采用5类13项属性，并按通用性程度分为数据元公用属性和数据元专用属性两类。数据元公用属性包括7项，数据元专用属性包括6项。卫生信息数据元属性见表9-1。

表9-1 卫生信息数据元属性

序号	属性种类	数据元属性名称	约束	备注
1	标识类	数据元标识符	必选	专用属性
2		数据元名称	必选	专用属性
3		版本	必选	公用属性
4		注册机构	必选	公用属性
5		相关环境	必选	公用属性
6	定义类	定义	必选	专用属性
7	关系类	分类模式	必选	公用属性
8	表示类	数据元值的数据类型	必选	专用属性
9		表示格式	必选	专用属性
10		数据元允许值	必选	专用属性
11	管理类	主管机构	必选	公用属性
12		注册状态	必选	公用属性
13		提交机构	必选	公用属性

2. 中医药信息数据元 卫生信息数据元的重要组成部分，是对卫生信息数据元的补充和完善，是中医药特定领域内具有特色的数据元，其概念和结构遵循通用数据元的概念和结构设置，但具有显著的自身特点。中医药特定领域包括临床诊疗、针灸、推拿、骨伤、临床中药、综合管理等。中医药信息的表现形式复杂，如中医经络、中医治法、中医养生等，中医药信息数据元除具有通用数据元的属

性外，还具有其鲜明的领域特殊性。

（1）中医药信息数据元提取　分为自上而下提取法和自下而上提取法两种研究方法。自上而下提取法是指从识别数据元概念开始，然后定义这个数据元的属性信息，即从数据概念到数据元，一般是先进行业务功能建模，再分析确定"对象"进行信息建模，最后在概念信息模型的基础上分析提取数据元及其属性。自下而上提取法也称逆向工程，对于已建系统的数据元提取，一般适用这种"自下而上"提取法。在这种情况下，数据元直接来自各个信息系统。数据元创建者依据数据元标准化方法，对信息系统及相关资源的数据，在分析、梳理的基础上，归纳整理出数据元。同时根据数据元的实际应用，阐明并写出相关数据元在采集、存储和交换过程中各个属性，以及属性的约束要求；描述和定义各个属性所需要的属性描述符及其约束要求；根据给定的命名、定义、标识规则和表示规范，形成数据元。中医药信息数据元两种提取方法相结合使用，从"理论"和"实践"两个方向开展，在中医理论研究方向，通过对中医药基础理论知识的梳理和分类研究，从相关国家标准、临床技术规范和教材中提取中医药基础数据元；在中医临床实践研究方面，通过从不同地区、不同专科的大量临床电子病历中提取临床常用的数据元，对中医药基础数据元和中医临床常用数据元进行比较验证，提取出共识的、基础的中医药信息数据元，既符合中医基本理论，又能满足中医临床实际应用需要。

（2）中医药信息数据元分类　数据元分类的作用是便于唯一地标识数据元，最大限度地方便用户快速查询、检索。中医药信息是卫生信息的重要组成部分，为做好与卫生信息的互联互通、数据共享，尽量减少或避免数据元交叉，中医药信息数据元分类遵照卫生信息数据元的分类，有两级结构：第1级为大类，包含9项内容；第2级为小类，包含16项内容。卫生信息数据元分类见表9-2。

表9-2　卫生信息数据元分类

大类及代码	小类及代码
标识类信息（01）	标识类（00）
卫生服务对象信息（02）	人口学及社会经济学特征（01）
	健康史（10）
健康危险因素（03）	健康危险因素（00）
医学观察信息（04）	主诉与症状（01）
	体格检查（10）
	临床辅助检查（30）
	实验室检查（50）

大类及代码	小类及代码
诊断与评估信息（05）	医学诊断（01）
	医学评估（10）
计划与干预信息（06）	计划与干预信息（00）
卫生经济信息（07）	卫生费用（00）
卫生资源信息（08）	卫生机构（10）
	卫生人员（30）
	药品、设备与材料（50）
卫生管理信息（09）	卫生管理（00）

（3）中医药信息数据元专用属性　遵循卫生信息数据元设置5类13项属性，公用属性7项、专用属性6项。下面主要从中医药信息数据元标识符、名称、定义、数据元值的数据类型、表示格式、允许值6项专用属性进行阐述。

①数据元标识符：编码规则主要遵循卫生信息数据元标识符的规则，主要区别在于顺序码分段上。中医药信息数据元标识符采用字母数字混合码，包含数据标识符（DI）和版本标识符（VI）两级结构。数据标识符按照分类法和流水号相结合的方式，采用字母数字混合码。

中医药信息数据元标识符按照对应的主题分类代码、大类代码、小类代码、顺序码、附加码从左向右顺序排列。中医药信息数据元数据标识符（DI）结构见图9-3。主题分类代码统一定为"DE"，大类代码和小类代码按照表9-3卫生信息数据元分类给出的代码标注，均用2位数字表示（数字大小无含义），大类与小类代码之间加"."区分。顺序码用3位数字表示，代表某一小类下的数据元序号，数字大小无含义。《中医药信息数据元目录》（T/CIATCM 002—2019）中对中医药信息数据元顺序码做了相应阐述，顺序码在000～400之间的是已经发布的卫生信息数据元；顺序码在401～500之间的是本标准新增卫生信息数据元；顺序码在501～999之间的是中医药信息数据元；顺序码在A01～A99，……，Z01～Z99之间的是中医药专业应用领域信息数据元。附加码代表一组数据元的连用关系编码，用2位数字表示（从01开始顺序编码），附加码与顺序号之间加"."区分。无连用关系的数据元其附加码为"00"。

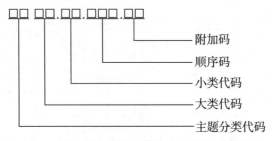

图 9-3　中医药信息数据元数据标识符（DI）结构

　　②数据元名称：为方便使用和理解而赋予数据元的语义的、自然语言的标记。中医药信息数据元名称一般为单个或多个中文字词组成，名称应唯一，以字母、汉字、数字式的字符串形式表示。数据元的命名应使用一定的逻辑结构和通用的术语。

　　一个数据元是由对象类、特性、表示3个部分组成的。相应地一个完整中医药信息数据元名称应该由对象类术语、特性类术语、表示类术语和一些限定类术语组成。其命名应遵循以下原则：

　　唯一性规则：同一个相关环境中所有数据元名称应是唯一的，防止出现同名异义现象。

　　语义规则：规定数据元名称的组成成分，使名称的含义能够准确传达。数据元名称有一个且仅有一个对象类术语，中医药信息数据元中若对象类术语为"本人"，则可酌情省略；数据元名称应有一个且仅有一个特性类术语，特性类术语用来描述数据元的特性部分，表示对象类的显著的、有区别的特征，如性别、年龄等。数据元名称需要有一个且仅有一个表示类术语，表示类术语用来概括描述数据元的表示成分。通用表示类术语见表9-3。限定性术语是一个数据元名称在特定的相关环境中具有唯一性而添加的限定性描述，是可选的，对象类术语、特性术语和表示术语都可以用限定术语进行描述。

　　句法规则：规定数据元名称各组成成分的组合方式。对象类术语应处于名称的第一位置，特性类术语应处于第二位置，表示类术语应处于最后位置，限定术语应位于被限定成分的前面。当表示类术语与特性类术语有重复或部分重复时，可将冗余词删除。

表 9-3　通用表示类术语

表示词	含义
名称	表示一个对象称谓的一个词或短语
代码	替代某一特定信息的一个有内在规则的字符串（字母、数字、符号）
说明	表示描述对象信息的一段文字
金额	以货币为表示单位的数量，通常与货币类型有关

中医药信息标准编制要求与方法

表示词	含义
数量	非货币单位数量，通常与计量单位有关
日期	以公元纪年方式表达的年、月、日的组合
时间	以 24 小时制计时方式表达的一天中的小时、分、秒的组合
日期时间	完整时间表达格式，即 DT15，YYYYMMDDThhmmss 的格式
百分比	具有相同计量单位的两个值之间的百分数形式的比率
比率	一个计量的量或金额与另一个计量的量或金额的比
标志	又称指示符，两个且只有两个表明条件的值，如：是 / 否、有 / 无等
时长	两个时点间的时间长度

③数据元值的数据类型：字符型、数值型、日期型、日期时间型、时间型、二进制。具体描述规则见表 9-4。

表 9-4　数据元值的数据类型描述规则

数据类型	表示符	描述
字符型（string）	S	通过字符形式表达的值的类型。可包含字母字符（a～z，A～Z）、数字字符等。分为三种形式：S1 表示不可枚举的，且以字符描述的形式；S2 表示枚举型，且列举值不超过 3 个；S3 表示代码表的形式
布尔型（boolean）	L	又称逻辑型，采用 0（Fa1se）或 1（True）形式表示的逻辑值的类型
数值型（number）	N	通过"0"到"9"数字形式表示的值的类型
日期型（date）	D	采用 GB/T 7408 中规定的 YYYYMMDD 格式表示的值的类型
日期时间型（datetime）	DT	采用 GB/T 7408 中规定的 YYYYMMDDThhmmss 格式表示的值的类型（字符 T 作为时间的标志符，说明时间表示的开始）
时间型（time）	T	采用 GB/T 7408 中规定的 hhmmss 格式表示的值的类型
二进制（binary）	BY	上述无法表示的其他数据类型，如图像、音频、视频等二进制流文件格式

④表示格式：见表 9-5 和表 9-6。

表 9-5　数据元值的表示格式中字符含义描述规则

字符	含义
A	字母字符
N	数字字符
AN	字母或（和）数字字符

字符	含义
D8	采用 YYYYMMDD 格式表示,"YYYY"表示年份,"MM"表示月份,"DD"表示日期
T6	采用 hhmmss 格式表示,"hh"表示小时,"mm"表示分钟,"ss"表示秒
DT15	采用 YYYYMMDDThhmmss 的格式表示。字符 T 作为时间的标志符,说明时间表示的开始;其余字符表示与上同

表 9-6　字符长度的表示法

分类	表示方法
固定长度	在数据类型表示符后直接给出字符长度的数目,如 N4
可变长度	①可变长度不超过定义的最大字符数。在数据类型表示符后加"…"后给出数据元最大字符数目,如 AN..10 ②可变长度在定义的最小和最大字符数之间。在数据类型表示符后给出最小字符长度数后加".."后,再给出最大字符数,如 AN4..20
有若干字符行表示的长度	按固定长度或可变长度的规定给出每行的字符长度数后加"X"后,再给出最大行数,如 AN..40X3
有小数位	按固定长度或可变长度的规定给出字符长度数后,在","后给出小数位数,字符长度包含整数位数、小数点位数和小数位数,如 N6,2

应用示例:

AN10　固定为 10 个字符(相当于 5 个汉字)长度的字符。

AN..10　可变长度,最大为 10 个字符长度的字符。

AN4..10　可变长度,最小为 4 个、最大为 10 个字符长度的字符。

AN..20X3　可变长度,最多 3 行,每行最大长度为 20 个字符长度的字符。

N4　固定长度为 4 位的数字。

N..4　可变长度,最大长度为 4 位的数字。

N6,2　最大长度为 6 位的十进制小数格式(包括小数点),小数点后保留 2 位数字。

T8　采用 YYYYMMDD 格式(8 位定长)表示年月日。

T15　采用 YYYYMMDDThhmmss 格式(15 位定长)表示年月日时分秒。时分秒之前加大写字母"T"。如 2020 年 2 月 16 日 20 时 45 分 5 秒为 20200216T204505。

⑤数据元允许值:中医药信息数据元值域主要有可枚举值域和不可枚举值域两种类型。

可枚举值域:有允许值列表规定的值域,每个允许值的值和值含义均应成对表示。其中,可选值较少的(3 个或以下),在"数据元允许值"属性中直接列举；可选值较多的（3个以上），在"数据元允许值"属性中写出值域代码表名称。如果值域代码表属引用标准的，直接在"数据元允许值"属性中注明标准号。

不可枚举值域：由描述规定的值域，在"数据元允许值"属性中须准确描述该值域的允许值。

（二）中医药信息数据集标准编制

1. 数据集相关概念 数据集是指具有一定主题，可以标识并可以被计算机化处理的数据集合。基本数据集是指在特定主题下，为了满足业务信息化建设和领域内部及领域间数据交换与共享需求，设计归纳的各个子系统（或者功能模块）所包含的最小数据元素的集合。如《电子病历基本数据集》标准的第11部分病案首页数据集，由主索引、入出转、诊疗、护理、手术、费用等不同数据组成。数据集的主题是指围绕着某一项特定任务或活动进行数据规划和设计时，对其内容进行的系统归纳和描述。通常数据集主题应具有划分性和层级性，划分性是指主题间可通过不同的命名，将相同属性的主题归并在一起形成相同的类，将不同属性的主题区分开形成不同的类；层级性是指主题可被划分成若干子主题或子子主题，如《电子病历基本数据集》标准划分了17个主题，每个主题数据集下有的划分了数据子集。可标识指能通过规范的名称和标识符等对数据集进行标记，标识与名称的取值需通过具体的命名或编码规则进行规范。能被计算机处理指可通过计算机技术对数据集内容进行发布、交换、管理和查询应用，可以按照数据元的定义与数据类型在信息系统中以数值、日期、字符、图像等不同的类型表达。

2. 中医药信息数据集元数据 相关编制要求遵循卫生信息数据集元数据有关规定，选择卫生信息数据集核心元数据中的数据集名称、数据集标识符、数据集发布方—单位名称、关键词、数据集语种、数据集分类—类目名称、数据摘要、数据集特征数据元8个必选元数据元素，标识信息子集、内容信息子集2个元数据子集对中医药信息基本数据集进行描述。

数据集标识符采用字母数字混合码，结构为数据集类目编码（DCC）版本标识符（VI）。数据集类目编码为数据集分类编码，采用9位长度的字母数字混合码，由业务领域代码、一级类目代码、二级类目代码、顺序号共同组成。业务领域代码用"HDS"大写英文字母表示；一级类目代码用1位大写英文字母表示，从A开始顺序编码；二级类目代码用2位数字表示（数字大小无含义），只有一个类目编码为00，两个以上类目（含两个）从01开始顺序编码；顺序码用2位表示，代表某二级类目下的数据集序号（无含义），顺序号与二级类目代码之间用"."区分。为做好中医药信息基本数据集与卫生信息基本数据集之间的协同、共享，中医药信息基本数据集在业务领域代码、一级类目代码、二级类目代码与卫生信息基本数据集分类代码保持一致，顺序码从 A1 开始顺序编码。卫生信息基本数据集分类代码见表 9-7。

表 9-7　卫生信息基本数据集分类代码

一级类目名称	一级类目代码	二级类目名称	二级类目代码
基本信息	A	—	00
卫生服务	B	儿童保健	01
		妇女保健	02
		疾病控制	03
		疾病管理	04
		医疗服务	05
卫生管理	C	—	00
卫生综合	D	—	00

3. 中医药信息数据集数据元属性　相关编制要求遵循卫生信息数据集数据元属性有关规定，选取 5 类 14 项必选数据元基本属性对中医药信息基本数据集的数据元进行描述，主要包括标识类（内部标识符、数据元标识符、数据元名称、版本、注册机构、相关环境 6 项）、定义类（定义 1 项）、关系类（分类模式 1 项）、表示类（数据类型、表示格式、数据元允许值 3 项）、管理类（主管机构、注册状态、提交机构 3 项）。

中医药信息基本数据集的数据元描述格式采用摘要式。在同一个数据集中，版本、注册机构、相关环境、分类模式、主管机构、注册状态、提交机构等 7 个数据元公用属性的值若完全相同，采用集中描述，在数据元摘要式目录中可不再分述。数据元公用属性描述格式见表 9-8。在同一个数据集中，内部标识符、数据元标识符、数据元名称、定义、数据元值的数据类型、表示格式、数据元允许值等 7 个数据元专用属性的值均不相同，采用摘要式目录描述格式描述。数据元专用属性描述格式见表 9-9。

表 9-8　数据元公用属性描述格式

属性种类	数据元属性名称	属性值
标识类	版本	
	注册机构	
	相关环境	
关系类	分类模式	
管理类	主管机构	
	注册状态	
	提交机构	

表 9-9　数据元专用属性描述格式

内部标识符	数据元标识符（DE）	数据元名称	定义	数据元值的数据类型	表示格式	数据元允许值

数据元内部标识符是数据元在某特定数据集中的唯一标识代码，同一个数据元在一个基本数据集中的内部标识符一致。采用 13 位的字母数字混合码，由 9 位数据集分类编码与 3 位数据元顺序号组成，两者中间用 "." 区分。顺序码代表数据元在某特定数据集中的序号，从 001 开始编码。中医药信息基本数据集数据元其他专用属性按照数据元属性进行编制。

二、《中医药信息数据元目录》

（一）标准简介

《中医药信息数据元目录》（T/CIATCM 002—2019）是中国中医药信息学会发布的第一批团体标准之一，于 2019 年 3 月 20 日发布，2019 年 5 月 1 日实施，由中国中医药信息学会归口，湖北中医药大学牵头，联合中国中医科学院广安门医院、中国中医科学院针灸研究所、北京中医药大学、上海中医药大学附属龙华医院、湖南中医药大学、广东省中医院、江苏省中医院、湖北省中医院、河南洛阳正骨医院、广东省江门市五邑中医院共同起草。该团体标准是中医药信息互联互通、数据共享交换的重要技术标准之一，按照《卫生信息数据元标准化规则》（WS/T 303—2009）和《卫生信息数据元目录》（WS 363—2011）给出的规则，结合中医药领域数据元的特性，规定中医药信息数据元目录的内容结构、属性与描述规则、数据元目录格式和数据元索引的编制规则，同时也规定中医药信息数据元标识符、数据元名称、定义、数据元值的数据类型、表示格式和数据元允许值内容，主要适用于中医药领域相关信息管理、数据标识信息交换与共享，以及相关信息系统的建设。

该团体标准的中医药信息数据元是中医药领域中基础信息数据元，遵循原卫生部发布的卫生信息数据元标准编制的原则与要求，结合中医药信息数据元的特征和中医临床信息管理的需要，在卫生信息数据元分类与编码体系的基础上，对其进行延拓和细化，建立中医药信息数据元分类与编码体系，编制中医药信息数据元标准，保证其与 WS 363、WS 364 完全兼容。我们将应用于中医专业领域的数据元称之为中医药专业应用领域信息数据元，中医药专业应用领域信息数据元参照该团体标准编制。中医药信息数据元属性包括公用属性和专用属性，均采用摘要式格式进行描述。中医药信息数据元公用属性在数据元目录中统一描述，其摘要式目录通用描述格式见图9-4。中医药信息数据元专用属性主要包括数据元标识符编码、名称、定义、数据元值的数据类型、表示格式、允许值6项，其摘要式目录通用描述格式见图9-5，各专用属性编制要求已在前面的中医药信息数据元专用属性中进行了详细阐述。

| 版　　本 |
| 注册机构 |
| 相关环境 |
| 分类模式 |
| 主管机构 |
| 注册状态 |
| 提交机构 |

| 数据元标识符 |
| 数据元名称 |
| 定　　义 |
| 数据元值的数据类型 |
| 表示格式 |
| 数据元允许值 |

图9-4　公用属性摘要式目录的通用格式　　图9-5　专用属性摘要式目录通用格式

（二）标准文本框架

列出中国中医药信息学会团体标准《中医药信息数据元目录》主要框架结构，未展示标准全部文本内容。

1　范围

2　规范性引用文件

3　术语和定义

4　缩略语

5　数据元属性与描述规则

5.1　数据元属性设置

5.2　数据元属性描述规则

6　数据元目录格式

7　数据元索引规范

8　数据元目录

8.1　数据元公用属性

8.2　数据元专用属性

8.2.1　第1部分：标识

8.2.2　第2部分：人口学及社会经济学特征

8.2.3　第3部分：健康史

8.2.4　第4部分：健康危险因素

8.2.5　第5部分：主诉与症状

8.2.6　第6部分：体格检查

三、《中医药信息数据元值域代码》

（一）标准简介

《中医药信息数据元值域代码》（T/CIATCM 003—2019）是中国中医药信息学会发布的第一批团体标准之一，于 2019 年 3 月 20 日发布，2019 年 5 月 1 日实施，由中国中医药信息学会归口，湖北中医药大学牵头，联合中国中医科学院广安门医院、中国中医科学院针灸研究所、北京中医药大学、上海中医药大学附属龙华医院、湖南中医药大学、广东省中医院、江苏省中医院、湖北省中医院、河南洛阳正骨医院、广东省江门市五邑中医院共同起草。该团体标准是中医药信息互联互通、数据共享交换的重要技术标准之一，是《中医药信息数据元目录》（T/CIATCM 002—2019）配套使用的标准。该团体标准按照《卫生信息数据元标准化规则》（WS/T 303—2009）、《卫生信息数据元值域代码》（WS 364—2011）给出的规则，规定中医药信息数据元值域代码的编码方法、代码表格式和表示要求、代码表的命名与标识，以及反映中医药信息数据元的值域代码，主要适用于中医药领域信息的表示、交换、识别和处理，以及相关信息系统的建设。

1. 数据元值域代码表标识符编码 同卫生信息数据元值域代码表标识符编码方法相同，由 11 位字母数字混合码组成，字母表示数据元值域的编码值英文首字母"CV"开头，按照大类代码、小类代码、顺序码顺序排列，三类代码之间用分隔符号"."隔开。大类代码用 2 位数字表示，代表卫生信息分类中第一层（大类）的代码；小类代码用 2 位数字表示，代表卫生信息分类中第二层（小类）的代码；顺序码用 3 位数字表示，代表每一类别下值域代码表的序号，数字大小无含义，从 001 开始编码。值域代码结构如图 9-6 所示。

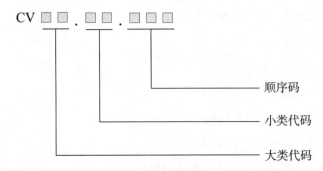

图9-6 中医药信息数据元值域代码表标识符结构

2.数据元值域编码 同卫生信息数据元值域编码方法相同，需注重值域代码结构、长度及其类型和形式。

（1）中医药信息数据元值域代码结构设计遵守以下要求：

——代码结构设计注重代码标识作用，避免承载过多信息，保证结构简练。

——代码结构符合信息处理的基本方法，尽量与系统内外的相关标准结构协调一致。

——代码结构确保代码的添加、删除和修改不破坏代码结构。

——代码应采用便于使用的符号。

在描述中医药信息数据元值域代码结构时，应明确所采用的代码种类、代码结构及编码方法，层次码的代码结构可用示意图表示，代码结构复杂可用示例说明。

（2）中医药信息数据元值域代码长度应遵守：

——在保证需求的前提下，代码长度应尽量简短。

——尽可能使用等长代码，不宜使用不等长代码。

——代码预留空间应满足编码对象的发展要求。

（3）中医药信息数据元值域代码类型及形式应符合：

——代码字符可选择使用数字型代码、字母型代码、字母数字型代码。

——代码字符应正确无误、易认易读。应避免使用容易被混淆和误解的字符。在一个标准中，音相近、形相似的字符应避免同时出现，如字母"l"与数字"1"。

——代码最好全部用数字或全部用字母表示。字母数字混合的形式一般在特殊位置使用，不宜在随机的位置使用。

——采用数字型代码时，如果有收容类目时其代码采用末位数字为"9"的代码。

——选用顺序码时，代码一般要等长。例如：用001～999，而不用1～999；

采用层次码时，同层次的代码要等长。

——在同一个标准中，代码书写形式要一致，包括字母的大、小写，代码的字体字号。

（二）标准文本框架

仅列出中国中医药信息学会团体标准《中医药信息数据元值域代码》主要框架结构，未展示标准全部文本内容。

1　范围

2　规范性引用文件

3　术语和定义

4　中医药信息数据元值域的编码方法

5　代码表格式和表示要求

6　中医药信息数据元值域分类与代码表的命名与标识

7　代码表

7.1　第1部分：人口学及社会经济学特征

7.2　第2部分：健康史

7.3　第3部分：健康危险因素

7.4　第4部分：体格检查

7.5　第5部分：医学诊断

7.6　第6部分：医学评估

7.7　第7部分：计划与干预

7.8　第8部分：卫生费用

7.9　第9部分：卫生机构

7.10　第10部分：卫生人员

7.11　第11部分：药品、设备与材料

7.12　第12部分：卫生管理

四、《中医电子病历基本数据集》

（一）标准简介

《中医电子病历基本数据集》（T/CIATCM 013—2019）是中国中医药信息学会发布的第一批团体标准之一，于2019年3月20日发布，2019年5月1日实施，由中国中医药信息学会归口，中国中医科学院广安门医院牵头起草，主要由病历概要、门（急）诊病历、门（急）诊处方、检查检验记录、一般治疗处置记录、助产记录、护理操作记录、护理评估与计划、知情告知信息、住院病案首页、中医住院病案首页、入院记录、住院病程记录、住院医嘱、出院小结、转诊（院）记录和医疗机构信息等17个基本数据集构成。该团体标准是中医电子病历系统建设、信息互联互通、数据共享交换的重要技术标准之一，主要针对我国中医电子病历系统建设的需求和发展要求，规定了中医电子病历基本数据集的数据集元数据属性和数据元属性，是中医医院电子病历系统软件设计和中医医院实施电子病历系统的依据，适用于指导中医电子病历基本数据的采集、存储、共享及信息系统开发。

1. 标准编制的主要原则

（1）系统性　依据中医电子病历业务规范和实际应用需要，形成与中医电子病历应用相符合的数据集子集、数据元，明确在中医电子病历业务应用、信息交换过程中所需的数据元。

（2）一致性　中医电子病历基本数据集的主要技术内容应与国家标准、行业标准保持一致，中医电子病历基本数据集中的数据元若与卫生信息标准元相同，或已存在国家标准或行业标准对其中的部分属性，如数据类型、表示格式、值域范围已有规定，则其属性描述、命名规则、数据元标识符等直接引用现有标准，或在原有标准基础上进行扩展。

（3）实用性　中医电子病历基本数据集标准应普遍适用于全国中医医疗机构中医电子病历的建设与应用。

2. 标准编制基本方法　中国中医科学院广安门医院研究团队以临床中医电子病历为数据来源，结合基于结构化中医电子病历的临床科研共享信息系统，注重中医电子病历内容、结构、规范和处方的特殊性，满足中医临床信息全面、准确采集，以及中医四诊信息定性描述的量化记录要求，构建中医电子病历基本数据集。建立电子病历信息溯源查询系统，从已有的电子病历读取信息，检索数据项信息来源以及病历出现的频次，提取有关中医电子病历基本数据集目录信息，分析中医电子病历系统数据结构、数据存储内容等信息，提取有关中医特色的数据项，归纳整理中医电子病历基本数据集的数据元，如中医望闻问切四诊信息、中药方剂、中医治法、中医治则、中医针灸疗法、中医辨证论治等信息。中医电子病历数据存储基本结构如图9-7所示。

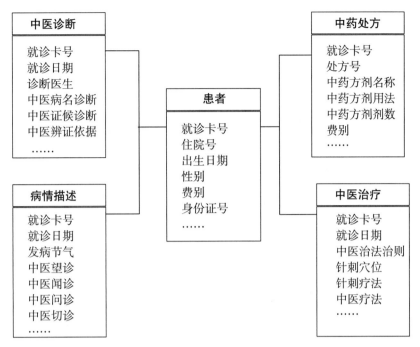

图 9-7 中医电子病历数据存储基本结构

（二）标准文本框架

列出中国中医药信息学会团体标准《中医电子病历基本数据集》主要框架结构，未展示标准全部文本内容。

1 范围

2 规范性引用文件

3 术语和定义

4 数据集元数据属性

5 数据元属性

5.1 数据元公用属性

5.2 数据元专用属性

5.2.1 病历概要部分

5.2.2.1 患者基本信息子集

5.2.2.2 卫生事件摘要子集

5.2.2.3 医疗费用记录子集

5.2.2 门（急）诊病历部分

5.2.2.1 门（急）诊病历子集

5.2.2.2 急诊留观病历子集

5.2.3 门（急）诊处方部分

5.2.13.3　上级医师查房记录子集

5.2.13.4　疑难病例讨论子集

5.2.13.5　交接班记录子集

5.2.13.6　转科记录子集

5.2.13.7　阶段小结记录子集

5.2.13.8　抢救记录子集

5.2.13.9　会诊记录子集

5.2.13.10　术前小结子集

5.2.13.11　术前讨论子集

5.2.13.12　术后首次病程记录子集

5.2.13.13　出院记录子集

5.2.13.14　死亡记录子集

5.2.13.15　死亡病例讨论记录子集

5.2.13.16　不良事件记录子集

5.2.13.17　中医科研量表记录子集

5.2.14　住院医嘱部分

5.2.14.1　住院医嘱子集

5.2.15　出院小结部分

5.2.15.1　出院小结子集

5.2.16　转诊（院）记录部分

5.2.16.1　转诊（院）记录子集

5.2.17　医疗机构信息部分

五、《中医药综合统计网络直报信息系统基本功能规范》

（一）标准简介

《中医药综合统计网络直报信息系统基本功能规范》（T/CIATCM 007—2019）是中国中医药信息学会发布的第一批团体标准之一，于 2019 年 3 月 20 日发布，2019 年 5 月 1 日实施，由中国中医药信息学会归口，湖北中医药大学牵头，联合上海中医药大学附属龙华医院、黑龙江中医药大学附属第一医院、医疗信息企业等单位共同研究编制，与中国中医药信息学会发布的《中医药综合统计信息数据元目录》《中医药综合统计信息数据元值域代码》《中医药综合统计信息基本数据集》《中医药综合统计网络直报接口技术规范》等为系列信息标准，相互之间配合使用，共同为规范中医药综合统计工作体制机制、构建中医药综合统计体系、搭建中医药综合统计管理平台提供基础保障和技术支撑。

该团体标准规定了应用于中医医疗机构、中医药主管部门的中医药综合统计网络直报信息系统及其各功能单元的定义、适用范围及功能要求，具有统计年报、月报上传，以及人力资源、医用设备、中医住院病案首页、中医重点专科（专病）、教学科研等相关数据管理功能，为各级中医药管理部门定期全面把握中医药事业发展的客观现状，深入挖掘制约中医药事业发展的关键因素、科学谋划中医药发展战略、提升中医药科学决策和管理水平提供了重要作用。该团体标准适用于中医药综合统计网络直报信息系统的规划、设计、开发、部署和应用，其主要功能分为基层单位填报、省级管理、国家中医药主管部门管理和系统管理等模块，基层单位填报包括用户密码修改、报表数据录入、审核、上报、报表导出、报表导入、问题反馈等功能；省级管理包括用户管理、角色管理、机构管理、字典管理、数据审核、统计分析等；国家中医药主管部门管理包括用户管理、角色管理、机构管理、字典管理、数据审核、统计分析等；系统管理包括资源管理、日志管理、配置管理、系统帮助等。系统用户主要包括系统管理员、操作用户和一般用户三种角色，系统管理员包括组织机构信息管理、字典库维护等权限，操作用户拥有数据的填报、查询等权限，一般用户只拥有查看数据的权限，不可修改。

（二）标准文本框架

仅列出中国中医药信息学会团体标准《中医药综合统计网络直报信息系统基本功能规范》主要框架结构，未展示标准全部文本内容。

1　范围

2　规范性引用文件

3　术语和定义

4　缩略语

5　总则

5.1　总体功能

5.2　功能结构图

5.3　系统管理功能

6　中医医疗机构统计直报

6.1　功能定义与适用范围

6.1.1　功能定义

6.1.2　适用范围

6.2　功能要求

6.2.1　数据采集

第三节　中医药信息管理标准示例

信息管理标准是对中医药信息领域中需要协调统一的涉及技术、安全等方面的管理事项所制定的标准，是相关管理部门为行使其管理职能而制定的具有特定管理功能的标准。中医药信息管理标准是规范中医药信息化建设管理，对中医药信息管理实践中需要协调统一的管理事项所制定的标准。同时管理标准也包括用于指导中医药领域业务应用系统合理应用相关标准，以及对标准应用实施水平评价、监督管理，指导业务应用系统合理应用相关标准的标准。管理标准是对中医药信息化管理过程中的一些重复性事项和概念制定相应的标准，用管理标准来解决中医药信息化管理怎么做、如何做、各有关部门如何协调统一的问题。管理标准也是规范中医药信息化建设与发展、实施中医药信息技术标准的重要措施，是辅佐技术标准应用的重要工具，为技术标准的实施提供支持，使技术标准能更好地发挥其功能，其重要目的就是提高管理效率和管理水平，增强中医药信息化活动的一致性。

本节主要以省级中医药数据中心两个管理标准进行示例阐述，选择中国中医药信息学会中医药信息团体标准《省级中医药数据中心建设指南》（T/CIATCM 056—2019）、《省级中医药数据中心管理规范》（T/CIATCM 057—2019）等作为中医药信息管理标准示例。由于示例标准文本内容较多，本章仅列出标准的简介与文本框架，供中医药信息标准编写人员学习与参考。

一、《省级中医药数据中心建设指南》

（一）标准简介

《省级中医药数据中心建设指南》（T/CIATCM 056—2019）是中国中医药信息学会发布的第一批团体标准之一，于 2019 年 3 月 20 日发布，2019 年 5 月 1 日实施，由中国中医药信息学会归口，湖南中医药大学第一附属医院牵头，联合中国中医科学院中医药数据中心、医疗信息化企业等共同研究编制，给出了省级中医药数据中心建设的总体目标、指导思想、基本原则及基础设施、应用系统、安全体系和运维管理等方面的内容，为省级中医药数据中心建设与管理提供指导，适用于各省级中医药数据中心的建设。

该团体标准在《数据中心设计规范》（GB 50174—2017）、《信息技术服务 运行维护 第 1 部分：通用要求》（GB/T 28827.1—2012）、《信息安全技术 灾难恢复中心建设与运维管理规范》（GB/T 30285—2013）、《信息技术服务 云计算 云服务运营通用要求》（GB/T 36326—2018）等标准基础上，研究《数据中心节能设计规范》《银行集中式数据中心规范》《国家教育管理公共服务平台省级数据中心建设指南》《税务系统省级数据中心基础设施建设规范》及《基于电子病历的医院信息平台技术规范》（WS/T 447—2014）、《基于居民健康档案的区域卫生信息平台技术规范》（WS/T 448—2014）等不同行业和地方标准规范，结合省级中医药数据中心建设实际情况，主动采用和体现国家标准和行业标准，既考虑到当前信息技术应用水平，也思考未来信息技术发展，从省级中医药数据中心建设基础设施、技术架构、应用系统、安全体系、运行维护等方面编制标准。

（二）标准文本框架

此处仅列出中国中医药信息学会团体标准《省级中医药数据中心建设指南》主要框架结构，未展示标准全部文本内容。

1　范围

2　规范性引用文件

3　术语和定义

4　缩略语

5　总则

5.1　建设目标

5.2　建设原则

5.2.1　科学性

5.2.2　完整性

5.2.3　系统性

5.2.4　兼容性

5.2.5　前瞻性

5.2.6　实用性

5.3　总体要求

5.3.1　满足中医药应用系统部署和服务的需要

5.3.2　形成完善的基础设施环境

5.3.3　严格遵循国家、卫生信息及中医药信息化有关标准规范

5.3.4　构建网络与信息安全保障体系

5.3.5　建立运行维护保障体系

二、《中医药数据中心管理规范》

（一）标准简介

《省级中医药数据中心管理规范》（T/CIATCM 057—2019）是中国中医药信息

学会发布的第一批团体标准之一，于 2019 年 3 月 20 日发布，2019 年 5 月 1 日实施，由中国中医药信息学会归口，上海市中医药科技情报研究所牵头，上海市中医文献馆、中国中医科学院中医药数据中心、湖南中医药大学附属第一医院、医疗信息化企业等共同研究编制，规定了省级中医药数据中心的组织管理、运行管理、项目管理、资产管理、人才培养管理和应急处理要求，明确省级中医药数据中心管理组织机构和职责、中医馆健康信息云平台及应用系统运行维护相关规章制度，是为保障省级中医药数据中心安全有序管理和运行而提出的基本要求和规定，适用于省级中医药数据中心的组织管理和运行维护。

省级中医药数据中心是国家级中医药数据中心的重要分支，承担各省中医药服务和管理核心业务运营、信息资源服务、关键业务计算、数据存储和备份的基础设施，为各省基层医疗卫生机构中医诊疗区健康信息平台等应用系统提供管理及运行平台，按照国家中医药管理局及省级中医药主管部门的相关部署开展工作。

（二）标准文本框架

仅列出中国中医药信息学会团体标准《省级中医药数据中心管理规范》主要框架结构，未展示标准全部文本内容。

1　范围

2　规范性引用文件

3　术语和定义

4　组织管理

4.1　管理部门

4.2　组织架构

4.3　人员组成

4.4　主要职责

4.5　岗位设置

5　运行管理

5.1　规章制度

5.2　操作规程

5.2.1　数据采集

5.2.1.1　概述

5.2.1.2　数据范围

5.2.1.3　采集要求

5.2.1.4　采集方式

5.2.1.5　工作流程

参考文献

［1］白殿一，逄征虎，刘慎斋，等.标准的编写［M］.北京：中国标准出版社，2009.

［2］白殿一，王益谊，等.标准化基础［M］.北京：清华大学出版社，2019.

［3］李春田.标准化概论［M］.北京：中国人民大学出版社，2014.

［4］舒辉.标准化管理［M］.北京：北京大学出版社，2016.

［5］王忠敏.标准化基础知识实用教程［M］.北京：中国标准出版社，2010.

［6］沈同，邢造宇.标准化理论与实践［M］.北京：中国计量出版社，2005.

［7］桑滨生，邓文萍，卢传坚.中医药标准化概论［M］.北京：中国中医药出版社，2013.

［8］桑滨生，杨海丰，余海洋，等.中医药标准化发展回顾与思考［J］.中医药管理杂志，2009，17（08）：675-679.

［9］《中医药标准化知识简明读本》编写组.中医药标准化知识简明读本［M］.北京：中国中医药出版社，2013.

［10］吕爱平，余海洋，王燕平，等.中医药标准化基础知识与应用［M］.北京：中国中医药出版社，2018.

［11］白殿一.标准编写知识问答［M］.北京：中国标准出版社，2013.

［12］全国标准化原理与方法标准化技术委员会.标准化工作导则 第1部分：标准的结构和编写：GB/T 1.1-2009［S］.北京：中国标准出版社，2009.

［13］全国标准化原理与方法标准化技术委员会.标准化工作导则 第1部分：标准化文件的结构和起草规则：GB/T 1.1-2020［S］.北京：中国标准出版社，2020.

［14］李振吉.中医标准体系构建研究［M］.北京：中国中医药出版社，2010.

［15］邓文萍，常凯，王茂，等.中医药标准体系表编制依据和方法［J］.医学信息学杂志，2011，32（11）：40-43+62.

［16］常凯，王茂，马红敏，等.中医药标准体系表研究［J］.中医杂志，2014，55（02）：95-98.

［17］魏冬冬，刘旻璇，李倩．我国信息标准服务框架研究［J］．情报探索，2012（05）：20-24.

［18］陈晓丹，贾茜．我国信息标准与政策互动机制研究［J］．现代商贸工业，2011，23（07）：70-71.

［19］温钊健，刘向．信息标准研究述评［J］．情报科学，2011，29（01）：141-149.

［20］杨辉．浅议我国信息标准体系的完善［J］．信息化建设，2008（09）：29-31.

［21］孟群．我国卫生信息标准体系建设［J］．中国卫生标准管理，2012（12）：24-31.

［22］董方杰，李岳峰，杨龙频，等．我国卫生健康信息标准工作进展与展望［J］．中国卫生信息管理杂志，2019，16（04）：400-405.

［23］汤学军，董方杰，张黎黎，等．我国医疗健康信息标准体系建设实践与思考［J］．中国卫生信息管理杂志，2016，13（01）：31-36.

［24］金智明，马家奇．我国公共卫生信息标准研究现状［J］．中国卫生信息管理杂志，2020，17（03）：305-309.

［25］赵霞．医疗卫生信息标准开发方法学研究与应用［D］．南方医科大学，2019.

［26］左伟，吕超飞，时丽芳，等．我国卫生信息标准研究文献现状分析［J］．中国卫生信息管理杂志，2019，16（02）：152-158.

［27］相海泉．医疗卫生信息标准建设路径［J］．中国信息界（e医疗），2013（10）：108.

［28］国家中医药管理局．中医病证分类与代码：GB/T 15657-1995［S］．北京：中国标准出版社，1995.

［29］张艺然．中医药信息标准制定的组织管理研究［D］．中国中医科学院，2018.

［30］张艺然，朱佳卿．中医药信息标准研究与制定项目组织管理与实施［J］．中国医药导报，2018，15（14）：157-162.

［31］杨辉．浅议我国信息标准体系的完善［J］．信息化建设，2008（9）：29-31.

［32］吴志刚．我国信息化标准体系建设的思考［J］．信息技术与标准化，2005（08）：50-55.

［33］冯建周．关于我国档案信息化标准体系框架的思考［J］．北京档案，2009（10）：20-22.

［34］郑序颖．用"标准"规范中医药信息化建设——《中医药信息标准体系表

（试行）》简介［J］.中国信息界（e 医疗），2013（9）：28-28.

［35］常凯，邓文萍.中医药信息化标准体系框架研究［J］.医学信息学杂志，
2011，32（1）：14-18.

［36］常凯.中医药信息化标准体系构建研究［D］.湖北中医药大学，2012.

［37］李海燕，于彤，崔蒙.中医药信息标准体系的总体框架研究［J］.世界科学
技术：中医药现代化，2014（7）：1593-1596.

［38］郑光慧.信息标准制修订工作进度与质量的控制方法研究［J］.中国管理信
息化，2018，21（13）：65-67.

［39］张盼，毛树松，邓文萍.中医药信息标准术语规范化研究［J］.医学信息学
杂志，2018，39（5）：12-15.

［40］许吉，施毅，袁敏，等.中医药信息基础标准框架构建探索［J］.中国中医
药信息杂志，2016，23（2）：8-10.

［41］张越，刘鸿燕，秦盼盼，等.我国中医药信息化基础标准发展现状研究［J］.
医学信息学杂志，2015（12）：8-12.

［42］肖勇，田双桂，沈绍武.我国中医药信息化建设与发展的思考［J］.医学信
息学杂志，2019（7）：12-17.

［43］舒亚玲，沈绍武，赵移畛，等.省级全民健康信息平台数据标准研究［J］.
医学信息学杂志，2018，39（10）：55-59.

［44］舒亚玲，沈绍武，肖勇，等.我国中医药信息标准化建设现状及其思考［J］.
医学信息学杂志，2018，39（7）：46-49.

［45］肖勇，常凯，沈绍武，等.基于 SWOT 分析的我国中医药信息化发展战略
研究［J］.时珍国医国药，2018，29（7）：1762-1764.

［46］张博，袁玲玲，牟长青，等.海洋标准实施情况的综合评估方法研究［J］.
海洋开发与管理，2017，34（1）：57-62.

［47］金烈元.标准的实施及其选用和剪裁［M］.北京：中国标准出版社，2017.

［48］张占阵，张秀格.产品研发标准评估方法［J］.标准科学，2017（1）：56-
59.

［49］毛海龙，陈琳，杨龙霞.标准效益评估方法研究［J］.船舶标准化工程师，
2018，51（6）：9-12.

［50］全国标准化原理与方法标准化技术委员会.标准化效益评价 第 1 部分：经
济效益评价通则：GB/T 3533.1-2017［S］.北京：中国标准出版社，2017.

［51］全国标准化原理与方法标准化技术委员会.标准化效益评价 第 2 部分：社
会效益评价通则：GB/T 3533.2-2017［S］.北京：中国标准出版社，2017.

［52］程羿嘉，赵娜，肖勇.中医药统计信息数据元编制研究［J］.医学信息学杂志，2017，38（3）：69-72.

［53］马红敏，常凯，孙静，等.中医药信息数据元标准编制思路与方法［J］.医学信息学杂志，2014（7）：46-49.

［54］孙静，邓文萍，毛树松.中医诊断信息数据元提取研究［J］.医学信息学杂志，2015（2）：61-64.

［55］王瑞.卫生资源统计调查数据元提取与标准化研究［D］.第四军医大学，2006.

附　录

附录一

中华人民共和国标准化法

（1988 年 12 月 29 日第七届全国人民代表大会常务委员会第五次会议通过，2017 年 11 月 4 日第十二届全国人民代表大会常务委员会第三十次会议修订）

第一章　总　则

第一条　为了加强标准化工作，提升产品和服务质量，促进科学技术进步，保障人身健康和生命财产安全，维护国家安全、生态环境安全，提高经济社会发展水平，制定本法。

第二条　本法所称标准（含标准样品），是指农业、工业、服务业及社会事业等领域需要统一的技术要求。

标准包括国家标准、行业标准、地方标准和团体标准、企业标准。国家标准分为强制性标准、推荐性标准，行业标准、地方标准是推荐性标准。

强制性标准必须执行。国家鼓励采用推荐性标准。

第三条　标准化工作的任务是制定标准、组织实施标准及对标准的制定、实施进行监督。

县级以上人民政府应当将标准化工作纳入本级国民经济和社会发展规划，将标准化工作经费纳入本级预算。

第四条　制定标准应当在科学技术研究成果和社会实践经验的基础上，深入调查论证，广泛征求意见，保证标准的科学性、规范性、时效性，提高标准质量。

第五条　国务院标准化行政主管部门统一管理全国标准化工作。国务院有关行政主管部门分工管理本部门、本行业的标准化工作。

县级以上地方人民政府标准化行政主管部门统一管理本行政区域内的标准化工作。县级以上地方人民政府有关行政主管部门分工管理本行政区域内本部门、本行业的标准化工作。

第六条 国务院建立标准化协调机制，统筹推进标准化重大改革，研究标准化重大政策，对跨部门跨领域、存在重大争议标准的制定和实施进行协调。

设区的市级以上地方人民政府可以根据工作需要建立标准化协调机制，统筹协调本行政区域内标准化工作重大事项。

第七条 国家鼓励企业、社会团体和教育、科研机构等开展或者参与标准化工作。

第八条 国家积极推动参与国际标准化活动，开展标准化对外合作与交流，参与制定国际标准，结合国情采用国际标准，推进中国标准与国外标准之间的转化运用。

国家鼓励企业、社会团体和教育、科研机构等参与国际标准化活动。

第九条 对在标准化工作中做出显著成绩的单位和个人，按照国家有关规定给予表彰和奖励。

第二章 标准的制定

第十条 对保障人身健康和生命财产安全、国家安全、生态环境安全，以及满足经济社会管理基本需要的技术要求，应当制定强制性国家标准。

国务院有关行政主管部门依据职责负责强制性国家标准的项目提出、组织起草、征求意见和技术审查。国务院标准化行政主管部门负责强制性国家标准的立项、编号和对外通报。国务院标准化行政主管部门应当对拟制定的强制性国家标准是否符合前款规定进行立项审查，对符合前款规定的予以立项。

省、自治区、直辖市人民政府标准化行政主管部门可以向国务院标准化行政主管部门提出强制性国家标准的立项建议，由国务院标准化行政主管部门会同国务院有关行政主管部门决定。社会团体、企业事业组织，以及公民可以向国务院标准化行政主管部门提出强制性国家标准的立项建议，国务院标准化行政主管部门认为需要立项的，会同国务院有关行政主管部门决定。

强制性国家标准由国务院批准发布或者授权批准发布。

法律、行政法规和国务院决定对强制性标准的制定另有规定的，从其规定。

第十一条 对满足基础通用、与强制性国家标准配套、对各有关行业起引领作用等需要的技术要求，可以制定推荐性国家标准。

推荐性国家标准由国务院标准化行政主管部门制定。

第十二条 对没有推荐性国家标准、需要在全国某个行业范围内统一的技术要求，可以制定行业标准。

行业标准由国务院有关行政主管部门制定，报国务院标准化行政主管部门备案。

第十三条 为满足地方自然条件、风俗习惯等特殊技术要求，可以制定地方标准。

地方标准由省、自治区、直辖市人民政府标准化行政主管部门制定；设区的市级人民政府标准化行政主管部门根据本行政区域的特殊需要，经所在地省、自治区、直辖市人民政府标准化行政主管部门批准，可以制定本行政区域的地方标准。地方标准由省、自治区、直辖市人民政府标准化行政主管部门报国务院标准化行政主管部门备案，由国务院标准化行政主管部门通报国务院有关行政主管部门。

第十四条 对保障人身健康和生命财产安全、国家安全、生态环境安全，以及经济社会发展所急需的标准项目，制定标准的行政主管部门应当优先立项并及时完成。

第十五条 制定强制性标准、推荐性标准，应当在立项时对有关行政主管部门、企业、社会团体、消费者和教育、科研机构等方面的实际需求进行调查，对制定标准的必要性、可行性进行论证评估；在制定过程中，应当按照便捷有效的原则采取多种方式征求意见，组织对标准相关事项进行调查分析、实验、论证，并做到有关标准之间的协调配套。

第十六条 制定推荐性标准，应当组织由相关方组成的标准化技术委员会，承担标准的起草、技术审查工作。制定强制性标准，可以委托相关标准化技术委员会承担标准的起草、技术审查工作。未组成标准化技术委员会的，应当成立专家组承担相关标准的起草、技术审查工作。标准化技术委员会和专家组的组成应当具有广泛代表性。

第十七条 强制性标准文本应当免费向社会公开。国家推动免费向社会公开推荐性标准文本。

第十八条 国家鼓励学会、协会、商会、联合会、产业技术联盟等社会团体协调相关市场主体共同制定满足市场和创新需要的团体标准，由本团体成员约定采用或者按照本团体的规定供社会自愿采用。

制定团体标准，应当遵循开放、透明、公平的原则，保证各参与主体获取相关信息，反映各参与主体的共同需求，并应当组织对标准相关事项进行调查分析、实验、论证。

国务院标准化行政主管部门会同国务院有关行政主管部门对团体标准的制定进行规范、引导和监督。

第十九条　企业可以根据需要自行制定企业标准，或者与其他企业联合制定企业标准。

第二十条　国家支持在重要行业、战略性新兴产业、关键共性技术等领域利用自主创新技术制定团体标准、企业标准。

第二十一条　推荐性国家标准、行业标准、地方标准、团体标准、企业标准的技术要求不得低于强制性国家标准的相关技术要求。

国家鼓励社会团体、企业制定高于推荐性标准相关技术要求的团体标准、企业标准。

第二十二条　制定标准应当有利于科学合理利用资源，推广科学技术成果，增强产品的安全性、通用性、可替换性，提高经济效益、社会效益、生态效益，做到技术上先进、经济上合理。

禁止利用标准实施妨碍商品、服务自由流通等排除、限制市场竞争的行为。

第二十三条　国家推进标准化军民融合和资源共享，提升军民标准通用化水平，积极推动在国防和军队建设中采用先进适用的民用标准，并将先进适用的军用标准转化为民用标准。

第二十四条　标准应当按照编号规则进行编号。标准的编号规则由国务院标准化行政主管部门制定并公布。

第三章　标准的实施

第二十五条　不符合强制性标准的产品、服务，不得生产、销售、进口或者提供。

第二十六条　出口产品、服务的技术要求，按照合同的约定执行。

第二十七条　国家实行团体标准、企业标准自我声明公开和监督制度。企业应当公开其执行的强制性标准、推荐性标准、团体标准或者企业标准的编号和名称；企业执行自行制定的企业标准的，还应当公开产品、服务的功能指标和产品的性能指标。国家鼓励团体标准、企业标准通过标准信息公共服务平台向社会公开。

企业应当按照标准组织生产经营活动，其生产的产品、提供的服务应当符合企业公开标准的技术要求。

第二十八条　企业研制新产品、改进产品，进行技术改造，应当符合本法规定的标准化要求。

第二十九条　国家建立强制性标准实施情况统计分析报告制度。

国务院标准化行政主管部门和国务院有关行政主管部门、设区的市级以上地方人民政府标准化行政主管部门应当建立标准实施信息反馈和评估机制，根据反馈和评估情况对其制定的标准进行复审。标准的复审周期一般不超过五年。经过复审，对不适应经济社会发展需要和技术进步的应当及时修订或者废止。

第三十条　国务院标准化行政主管部门根据标准实施信息反馈、评估、复审情况，对有关标准之间重复交叉或者不衔接配套的，应当会同国务院有关行政主管部门作出处理或者通过国务院标准化协调机制处理。

第三十一条　县级以上人民政府应当支持开展标准化试点示范和宣传工作，传播标准化理念，推广标准化经验，推动全社会运用标准化方式组织生产、经营、管理和服务，发挥标准对促进转型升级、引领创新驱动的支撑作用。

第四章　监督管理

第三十二条　县级以上人民政府标准化行政主管部门、有关行政主管部门依据法定职责，对标准的制定进行指导和监督，对标准的实施进行监督检查。

第三十三条　国务院有关行政主管部门在标准制定、实施过程中出现争议的，由国务院标准化行政主管部门组织协商；协商不成的，由国务院标准化协调机制解决。

第三十四条　国务院有关行政主管部门、设区的市级以上地方人民政府标准化行政主管部门未依照本法规定对标准进行编号、复审或者备案的，国务院标准化行政主管部门应当要求其说明情况，并限期改正。

第三十五条　任何单位或者个人有权向标准化行政主管部门、有关行政主管部门举报、投诉违反本法规定的行为。

标准化行政主管部门、有关行政主管部门应当向社会公开受理举报、投诉的电话、信箱或者电子邮件地址，并安排人员受理举报、投诉。对实名举报人或者投诉人，受理举报、投诉的行政主管部门应当告知处理结果，为举报人保密，并按照国家有关规定对举报人给予奖励。

第五章　法律责任

第三十六条　生产、销售、进口产品或者提供服务不符合强制性标准，或者企业生产的产品、提供的服务不符合其公开标准的技术要求的，依法承担民事责任。

第三十七条　生产、销售、进口产品或者提供服务不符合强制性标准的，依照《中华人民共和国产品质量法》《中华人民共和国进出口商品检验法》《中华人民共和国消费者权益保护法》等法律、行政法规的规定查处，记入信用记录，并依照有关法律、行政法规的规定予以公示；构成犯罪的，依法追究刑事责任。

第三十八条 企业未依照本法规定公开其执行的标准的，由标准化行政主管部门责令限期改正；逾期不改正的，在标准信息公共服务平台上公示。

第三十九条 国务院有关行政主管部门、设区的市级以上地方人民政府标准化行政主管部门制定的标准不符合本法第二十一条第一款、第二十二条第一款规定的，应当及时改正；拒不改正的，由国务院标准化行政主管部门公告废止相关标准；对负有责任的领导人员和直接责任人员依法给予处分。

社会团体、企业制定的标准不符合本法第二十一条第一款、第二十二条第一款规定的，由标准化行政主管部门责令限期改正；逾期不改正的，由省级以上人民政府标准化行政主管部门废止相关标准，并在标准信息公共服务平台上公示。

违反本法第二十二条第二款规定，利用标准实施排除、限制市场竞争行为的，依照《中华人民共和国反垄断法》等法律、行政法规的规定处理。

第四十条 国务院有关行政主管部门、设区的市级以上地方人民政府标准化行政主管部门未依照本法规定对标准进行编号或者备案，又未依照本法第三十四条的规定改正的，由国务院标准化行政主管部门撤销相关标准编号或者公告废止未备案标准；对负有责任的领导人员和直接责任人员依法给予处分。

国务院有关行政主管部门、设区的市级以上地方人民政府标准化行政主管部门未依照本法规定对其制定的标准进行复审，又未依照本法第三十四条的规定改正的，对负有责任的领导人员和直接责任人员依法给予处分。

第四十一条 国务院标准化行政主管部门未依照本法第十条第二款规定对制定强制性国家标准的项目予以立项，制定的标准不符合本法第二十一条第一款、第二十二条第一款规定，或者未依照本法规定对标准进行编号、复审或者予以备案的，应当及时改正；对负有责任的领导人员和直接责任人员可以依法给予处分。

第四十二条 社会团体、企业未依照本法规定对团体标准或者企业标准进行编号的，由标准化行政主管部门责令限期改正；逾期不改正的，由省级以上人民政府标准化行政主管部门撤销相关标准编号，并在标准信息公共服务平台上公示。

第四十三条 标准化工作的监督、管理人员滥用职权、玩忽职守、徇私舞弊的，依法给予处分；构成犯罪的，依法追究刑事责任。

第六章 附 则

第四十四条 军用标准的制定、实施和监督办法，由国务院、中央军事委员会另行制定。

第四十五条 本法自 2018 年 1 月 1 日起施行。

附录二

团体标准管理规定

（国家标准化管理委员会、民政部联合制定，并经国务院标准化协调推进部际联席会议第五次全体会议审议通过。国家标准化管理委员会、民政部2019年1月9日联合发布，国标委联〔2019〕1号）

第一章　总　则

第一条　为规范、引导和监督团体标准化工作，根据《中华人民共和国标准化法》，制定本规定。

第二条　团体标准的制定、实施和监督适用本规定。

第三条　团体标准是依法成立的社会团体为满足市场和创新需要，协调相关市场主体共同制定的标准。

第四条　社会团体开展团体标准化工作应当遵守标准化工作的基本原理、方法和程序。

第五条　国务院标准化行政主管部门统一管理团体标准化工作。国务院有关行政主管部门分工管理本部门、本行业的团体标准化工作。

县级以上地方人民政府标准化行政主管部门统一管理本行政区域内的团体标准化工作。县级以上地方人民政府有关行政主管部门分工管理本行政区域内本部门、本行业的团体标准化工作。

第六条　国家实行团体标准自我声明公开和监督制度。

第七条　鼓励社会团体参与国际标准化活动，推进团体标准国际化。

第二章　团体标准的制定

第八条　社会团体应当依据其章程规定的业务范围进行活动，规范开展团体标准化工作，应当配备熟悉标准化相关法律法规、政策和专业知识的工作人员，建立具有标准化管理协调和标准研制等功能的内部工作部门，制定相关的管理办法和标准知识产权管理制度，明确团体标准制定、实施的程序和要求。

第九条　制定团体标准应当遵循开放、透明、公平的原则，吸纳生产者、经营者、使用者、消费者、教育科研机构、检测及认证机构、政府部门等相关方代表参与，充分反映各方的共同需求。支持消费者和中小企业代表参与团体标准制定。

第十条 制定团体标准应当有利于科学合理利用资源，推广科学技术成果，增强产品的安全性、通用性、可替换性，提高经济效益、社会效益、生态效益，做到技术上先进、经济上合理。

制定团体标准应当在科学技术研究成果和社会实践经验总结的基础上，深入调查分析，进行实验、论证，切实做到科学有效、技术指标先进。

禁止利用团体标准实施妨碍商品、服务自由流通等排除、限制市场竞争的行为。

第十一条 团体标准应当符合相关法律法规的要求，不得与国家有关产业政策相抵触。

对于术语、分类、量值、符号等基础通用方面的内容应当遵守国家标准、行业标准、地方标准，团体标准一般不予另行规定。

第十二条 团体标准的技术要求不得低于强制性标准的相关技术要求。

第十三条 制定团体标准应当以满足市场和创新需要为目标，聚焦新技术、新产业、新业态和新模式，填补标准空白。

国家鼓励社会团体制定高于推荐性标准相关技术要求的团体标准；鼓励制定具有国际领先水平的团体标准。

第十四条 制定团体标准的一般程序包括：提案、立项、起草、征求意见、技术审查、批准、编号、发布、复审。

征求意见应当明确期限，一般不少于 30 日。涉及消费者权益的，应当向社会公开征求意见，并对反馈意见进行处理协调。

技术审查原则上应当协商一致。如需表决，不少于出席会议代表人数的3/4同意方为通过。起草人及其所在单位的专家不能参加表决。

团体标准应当按照社会团体规定的程序批准，以社会团体文件形式予以发布。

第十五条 团体标准的编写参照 GB/T 1.1《标准化工作导则 第 1 部分：标准的结构和编写》的规定执行。

团体标准的封面格式应当符合要求，具体格式见附件。

第十六条 社会团体应当合理处置团体标准中涉及的必要专利问题，应当及时披露相关专利信息，获得专利权人的许可声明。

第十七条 团体标准编号依次由团体标准代号、社会团体代号、团体标准顺序号和年代号组成。团体标准编号方法如下：

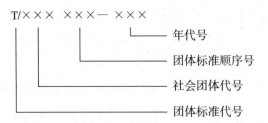

```
T/××× ×××—×××
                          └── 年代号
                     └── 团体标准顺序号
                └── 社会团体代号
           └── 团体标准代号
```

社会团体代号由社会团体自主拟定，可使用大写拉丁字母或大写拉丁字母与阿拉伯数字的组合。社会团体代号应当合法，不得与现有标准代号重复。

第十八条 社会团体应当公开其团体标准的名称、编号、发布文件等基本信息。团体标准涉及专利的，还应当公开标准涉及专利的信息。鼓励社会团体公开其团体标准的全文或主要技术内容。

第十九条 社会团体应当自我声明其公开的团体标准符合法律法规和强制性标准的要求，符合国家有关产业政策，并对公开信息的合法性、真实性负责。

第二十条 国家鼓励社会团体通过标准信息公共服务平台自我声明公开其团体标准信息。

社会团体到标准信息公共服务平台上自我声明公开信息的，需提供社会团体法人登记证书、开展团体标准化工作的内部工作部门及工作人员信息、团体标准制修订程序等相关文件，并自我承诺对以上材料的合法性、真实性负责。

第二十一条 标准信息公共服务平台应当提供便捷有效的服务，方便用户和消费者查询团体标准信息，为政府部门监督管理提供支撑。

第二十二条 社会团体应当合理处置团体标准涉及的著作权问题，及时处理团体标准的著作权归属，明确相关著作权的处置规则、程序和要求。

第二十三条 鼓励社会团体之间开展团体标准化合作，共同研制或发布标准。

第二十四条 鼓励标准化研究机构充分发挥技术优势，面向社会团体开展标准研制、标准化人员培训、标准化技术咨询等服务。

第三章 团体标准的实施

第二十五条 团体标准由本团体成员约定采用或者按照本团体的规定供社会自愿采用。

第二十六条 社会团体自行负责其团体标准的推广与应用。社会团体可以通过自律公约的方式推动团体标准的实施。

第二十七条 社会团体自愿向第三方机构申请开展团体标准化良好行为评价。

团体标准化良好行为评价应当按照团体标准化系列国家标准（GB/T 20004）开展，并向社会公开评价结果。

第二十八条　团体标准实施效果良好，且符合国家标准、行业标准或地方标准制定要求的，团体标准发布机构可以申请转化为国家标准、行业标准或地方标准。

第二十九条　鼓励各部门、各地方在产业政策制定、行政管理、政府采购、社会管理、检验检测、认证认可、招投标等工作中应用团体标准。

第三十条　鼓励各部门、各地方将团体标准纳入各级奖项评选范围。

第四章　团体标准的监督

第三十一条　社会团体登记管理机关责令限期停止活动的社会团体，在停止活动期间不得开展团体标准化活动。

第三十二条　县级以上人民政府标准化行政主管部门、有关行政主管部门依据法定职责，对团体标准的制定进行指导和监督，对团体标准的实施进行监督检查。

第三十三条　对于已有相关社会团体制定了团体标准的行业，国务院有关行政主管部门结合本行业特点，制定相关管理措施，明确本行业团体标准发展方向、制定主体能力、推广应用、实施监督等要求，加强对团体标准制定和实施的指导和监督。

第三十四条　任何单位或者个人有权对不符合法律法规、强制性标准、国家有关产业政策要求的团体标准进行投诉和举报。

第三十五条　社会团体应主动回应影响较大的团体标准相关社会质疑，对于发现确实存在问题的，要及时进行改正。

第三十六条　标准化行政主管部门、有关行政主管部门应当向社会公开受理举报、投诉的电话、信箱或者电子邮件地址，并安排人员受理举报、投诉。

对举报、投诉，标准化行政主管部门和有关行政主管部门可采取约谈、调阅材料、实地调查、专家论证、听证等方式进行调查处理。相关社会团体应当配合有关部门的调查处理。

对于全国性社会团体，由国务院有关行政主管部门依据职责和相关政策要求进行调查处理，督促相关社会团体妥善解决有关问题；如需社会团体限期改正的，移交国务院标准化行政主管部门。对于地方性社会团体，由县级以上人民政府有关行政主管部门对本行政区域内的社会团体依据职责和相关政策开展调查处理，督促相关社会团体妥善解决有关问题；如需限期改正的，移交同级人民政府标准化行政主管部门。

第三十七条　社会团体制定的团体标准不符合强制性标准规定的，由标准化行政主管部门责令限期改正；逾期不改正的，由省级以上人民政府标准化行政主管部门废止相关团体标准，并在标准信息公共服务平台上公示，同时向社会团体登记管理机关通报，由社会团体登记管理机关将其违规行为纳入社会团体信用体系。

第三十八条　社会团体制定的团体标准不符合"有利于科学合理利用资源，推广科学技术成果，增强产品的安全性、通用性、可替换性，提高经济效益、社会效益、生态效益，做到技术上先进、经济上合理"的，由标准化行政主管部门责令限期改正；逾期不改正的，由省级以上人民政府标准化行政主管部门废止相关团体标准，并在标准信息公共服务平台上公示。

第三十九条　社会团体未依照本规定对团体标准进行编号的，由标准化行政主管部门责令限期改正；逾期不改正的，由省级以上人民政府标准化行政主管部门撤销相关标准编号，并在标准信息公共服务平台上公示。

第四十条　利用团体标准实施排除、限制市场竞争行为的，依照《中华人民共和国反垄断法》等法律、行政法规的规定处理。

第五章　附　则

第四十一条　本规定由国务院标准化行政主管部门负责解释。

第四十二条　本规定自发布之日起实施。

第四十三条　《团体标准管理规定（试行）》自本规定发布之日起废止。

附录三

卫生健康标准管理办法

（国家卫生健康委员会 2019 年 6 月 26 日发布，国卫法规发〔2019〕44 号）

第一章 总 则

第一条 为加强国家卫生健康委卫生健康标准工作科学化、规范化管理，保证标准质量，促进标准实施，根据《中华人民共和国标准化法》，制定本办法。

第二条 本办法所称卫生健康标准，是指国家卫生健康委为实施国家卫生健康法律法规和政策，保护人体健康，在职责范围内对需要在全国统一规范的事项，按照标准化制度规定的程序及格式制定并编号的各类技术要求。

本办法不适用于食品安全标准、地方卫生健康标准、团体和企业卫生健康标准。

第三条 本办法所称卫生健康标准工作，包括编制中长期卫生健康标准规划和年度计划，卫生健康标准研究、制修订、解释、宣贯、实施、复审和评估等。

第四条 卫生健康标准按适用范围可分为国家标准（含国家职业卫生标准）和行业标准。对需要在全国卫生健康行业及其他有关行业统一的卫生健康技术要求，制定国家标准；对需要在全国卫生健康行业统一的卫生健康技术要求，制定行业标准。

第五条 卫生健康标准按实施性质分为强制性标准和推荐性标准。保障公众健康安全且法律、行政法规规定强制执行的标准为强制性标准，其他标准为推荐性标准。

第六条 国家卫生健康委依法负责职责范围内的卫生健康标准管理工作，实行归口管理、分工负责。

国家卫生健康委设立国家卫生健康标准委员会，负责全国卫生健康标准政策、规划、年度计划的制定等管理工作。国家卫生健康标准委员会下设卫生健康标准专业委员会（以下简称专业委员会）。

国家卫生健康标准委员会秘书处设在国家卫生健康委法规司，负责项目、人员、强制性标准实施评估等归口管理工作。相关业务司局负责相关专业领域卫生健康标准的制修订和实施工作。

中国疾病预防控制中心、国家卫生健康委统计信息中心、医疗管理服务指导中心作为标准协调管理机构，负责标准项目承担单位评审、标准协调性审查、跨专业标准基础研究、重要标准的宣传培训、推荐性标准的评估、专业委员会的考核评估等综合性标准管理工作。

各专业委员会依据《国家卫生健康标准委员会章程》确定的职责开展工作。

第七条 卫生健康标准制修订经费纳入财政预算，并按照国家有关财经法律法规和国家卫生健康委专项资金管理办法管理。

第八条 发布的卫生健康标准属于科技成果，并作为标准主要起草人专业技术资格评审依据。

第九条 鼓励公民、法人和其他组织参与卫生健康标准工作。

第二章 卫生健康标准规划和计划的制定

第十条 国家卫生健康委根据工作需要组织制定标准工作中长期规划和标准制修订年度计划（以下简称年度计划）。

第十一条 卫生健康标准工作规划和年度计划项目的确定应当符合以下要求：

（一）保障公众健康，促进国民经济与社会发展。

（二）符合国家有关法律法规、卫生健康政策和方针。

（三）满足卫生健康工作需要。

（四）具有充分的科学依据，切实可行。

第十二条 国家卫生健康委公开向社会征集标准制修订项目建议。任何公民、法人和其他组织均可以提出立项建议。

第十三条 各专业委员会根据标准工作规划、标准体系及本专业领域需求遴选年度项目建议。标准协调管理机构审核建议项目间的协调性。国家卫生健康委结合工作需求和遴选意见确定标准制修订项目。

第十四条 国家卫生健康委公开向社会征集标准制修订项目承担单位，由标准协调管理机构或委托相关机构通过评审择优选取。

第十五条 卫生健康标准年度制修订计划经国家卫生健康委审议后，由国家卫生健康委批准下达并公布，国家标准计划报国务院标准化行政主管部门。

第十六条 鼓励具备实施条件的科技成果转化为卫生健康标准。根据转化的内容和需求，按本办法规定的程序提出标准立项建议。

在科研项目立项阶段已经提出标准研制任务和要求，经国家卫生健康委同意的，可免于标准立项程序，完成标准起草和征求意见后，直接进入卫生健康标准审查程序。

第十七条　计划执行过程中遇有特殊情况，可以根据需要依程序进行调整。

第三章　卫生健康标准起草与征求意见

第十八条　提倡由不同单位组成协作组承担标准起草工作。鼓励科研院所、教育机构、行业学协会、社会团体参与标准的起草。多个单位参与标准起草时，主要负责单位为第一起草单位，主要负责人为第一起草人。

第十九条　第一起草单位应当在充分调查研究或实验证据基础上起草标准，形成标准征求意见稿。

第二十条　第一起草单位应当广泛征求标准使用单位、科研院所、行业学协会、专家等各相关方面的意见，并在卫生健康标准网上向社会公开征求意见。

第二十一条　第一起草单位应当对反馈意见进行归纳整理、分析研究，对所提意见不采纳时，应当说明理由。

第二十二条　第一起草单位应当在征求意见的基础上完成标准送审材料，在标准制修订计划规定的时限内提交相应专业委员会审查。

第四章　卫生健康标准审查、报批与发布

第二十三条　各专业委员会负责对标准材料的合法性、科学性、实用性、可行性进行审查，对涉及市场主体利益的强制性标准应当进行公平竞争审查。

审查通过的标准，报标准协调管理机构。

审查未通过的标准，专业委员会应当向标准第一起草单位反馈意见，说明未予通过的理由并提出相应修改要求。起草单位应当根据审查意见修改。

第二十四条　标准协调管理机构负责对标准材料的协调性、规范性、格式等进行审核，审核通过的标准报国家卫生健康委。

第二十五条　国家卫生健康委相关业务司局负责标准报批材料的业务审核，确保标准与相关政策协调，审核相关强制性标准的合法性、公平性。法规司负责标准报批程序的审核，复核相关强制性标准的合法性和公平性。需要对外通报的强制性标准按照程序进行通报。

重大卫生健康标准发布前应当由国家卫生健康委再次征求社会或相关方面意见。

第二十六条　卫生健康行业标准、国家职业卫生标准由国家卫生健康委以通告形式发布并主动公开。行业标准发布后，报国务院标准化行政主管部门备案。

国家职业卫生标准以外的其他国家标准报国务院标准化行政主管部门发布。

第二十七条　因卫生健康工作急需，或应对突发紧急事件需要制定标准的，由法规司和相关业务司局共同报委领导批准，采用快速程序制定。

第五章　卫生健康标准实施与评估

第二十八条　国家卫生健康委负责卫生健康标准的宣传贯彻与实施。各业务司局在各自职责范围内承担卫生健康标准的贯彻执行工作，将卫生健康标准作为指导、评审、监管等工作的重要技术依据。

国家卫生健康委建立卫生健康标准评估机制，重点组织对强制性标准的实施进行评估。

第二十九条　卫生健康标准实施后，相应的专业委员会应当根据科学技术发展和社会需要适时进行复审，复审周期一般不超过五年。

第三十条　任何公民、法人和其他组织均可以对标准存在的问题提出意见和建议。

第三十一条　各专业委员会负责对本专业标准相关的咨询提供答复，对较集中的问题进行归纳分析。

第三十二条　下列情况由国家卫生健康委对标准进行解释：

（一）咨询较集中的技术指标问题，需要统一说明的。

（二）标准制定后出现新的情况，需要明确适用标准的。

（三）其他需要作出解释的情况。

国家卫生健康委相关业务司局会同相关专业委员会提出标准解释草案，法规司进行程序审核后报委有关负责同志签发，以委发文形式发布，与标准具有同等效力。

第三十三条　国家卫生健康委根据卫生健康标准化需求开展标准化试点示范工作，传播标准化理念，推广标准化经验，推动卫生健康领域运用标准化方式组织生产、经营、管理和服务。

第六章　附　则

第三十四条　标准协调管理机构、专业委员会秘书处、标准起草单位应当健全标准工作档案管理制度，妥善保管有关档案。

第三十五条　本办法自发布之日起施行。2014 年 7 月 11 日发布的《卫生标准管理办法》同时废止。

附录四
中医药标准制定管理办法（试行）

（国家中医药管理局 2012 年 11 月 28 日发布，国中医药法监发〔2012〕45 号）

第一章　总　则

第一条　为了加强中医药（含民族医药）标准化工作，规范中医药标准制定的管理，保证中医药标准质量，促进中医药标准实施，根据《中华人民共和国标准化法》和《中华人民共和国中医药条例》，制定本办法。

第二条　中医药标准是提高中医药学术水平的必然要求，是推动中医药继承创新的有效途径，是保持中医药特色优势的重要载体，是规范中医药管理的必要手段，是保障中医药服务质量安全的基本依据，是促进中医药走向世界的迫切需要，在中医药事业发展中具有基础性、战略性、全局性地位和作用。

第三条　中医药标准制定工作应当围绕医药卫生改革发展的总体目标，着眼于推进中医药继承创新和学术进步，发挥中医药在维护和增进人民群众健康中的作用，以建设结构合理的中医药标准体系为重点，使中医药标准制定过程科学、规范、严格，不断提高中医药标准质量水平。

第四条　本办法所称中医药标准，是指对中医药领域需要协调统一的事项制定的各类技术规定。

第五条　对下列事项，应当制定中医药标准：

（一）中医药基础及通用标准。

（二）中医医疗保健服务相关标准。

（三）中药相关标准。

（四）中医科研、教学有关的技术要求和方法。

（五）中医药行业特有的设备、器具的技术要求。

（六）其他需要统一的中医药技术要求。

第六条　中医药标准按适用范围分为国家标准、行业标准和地方标准。对需要在全国范围内统一的中医药技术要求，应当制定中医药国家标准；对没有国家标准而需要在中医药行业范围内统一的技术要求，可以制定中医药行业标准；对没有国家标准和行业标准，需要在省、自治区、直辖市范围内统一的技术要求，可以制定中医药地方标准。

第七条 中医药标准按实施性质分为强制性标准和推荐性标准。对保障人类健康、安全的标准和法律、行政法规规定需要强制执行的标准是强制性标准。其他标准是推荐性标准。

第八条 中医药标准制定经费纳入财政预算安排，并按照国家有关规定和国家中医药管理局资金管理办法管理。鼓励利用社会资金开展中医药标准研究制定工作。

第九条 中医药标准属于科技成果，可以作为主要起草人专业技术职务任职资格的评审依据。

国家中医药管理局对在中医药标准制定工作中做出突出贡献的单位和个人予以表彰和奖励。

第十条 鼓励公民、法人和其他组织积极参与中医药标准制定工作，宣传普及中医药标准。

第二章 组织结构与职责分工

第十一条 国家中医药管理局负责中医药标准制定工作的管理。

第十二条 国家中医药管理局标准管理部门负责中医药标准的制定及相关管理工作。国家中医药管理局各业务部门在各自职责范围内参与中医药标准制定的立项论证、起草、审查的指导，负责相关领域中医药标准的推广应用等工作。

第十三条 国家中医药管理局商国务院有关部门设立中医药标准化管理协调委员会。根据工作需要，成立中医药标准化专家技术委员会和中医药标准化国际咨询委员会。

第十四条 中医药标准化管理协调委员会主要职责是：

（一）提出中医药标准化建设的方针政策。

（二）审议中医药标准化发展规划。

（三）协调和督导中医药标准化有关工作。

（四）指导中医药标准化专家技术委员会和国际咨询委员会的工作。

（五）提出中医药标准化专家技术委员会和国际咨询委员会成立、调整和撤销的意见。

（六）对中医药标准管理工作其他重大事项提出意见建议。

第十五条 中医药标准化专家技术委员会主要职责是：

（一）对中医药标准化发展战略、规划等重大问题提出意见建议。

（二）审议中医药国家标准、行业标准计划草案，对项目建议提出技术审核意见。

（三）负责中医药国家标准、行业标准（送审稿）的技术审核和已发布标准的复审工作。负责全国性中医药行业组织标准立项、发布备案的技术审核工作。

（四）负责中医药标准的技术咨询，参与中医药标准的推广实施，开展中医药标准实施情况及适用性等评价。

（五）承办国家中医药管理局交办的其他事项。

第十六条　中医药标准化国际咨询委员会主要职责是：

（一）对中医药国际标准化发展战略、规划等重大问题提出意见建议。

（二）审议中医药国际标准提案项目建议，提出技术审核意见。

（三）审议中医药国际标准草案中国技术方案，提出技术审核意见。

（四）承办国家中医药管理局交办的其他事项。

第十七条　国家中医药管理局设立中医药标准化工作办公室，协助国家中医药管理局标准管理部门组织开展中医药标准的制定及相关管理工作，承担中医药标准化管理协调、专家技术和国际咨询委员会的日常工作。

第十八条　中医药各专业标准化技术委员会在国家中医药管理局的领导和中医药标准化专家技术委员会的指导下，负责本专业领域标准制定的技术工作。

第十九条　鼓励和支持全国性中医药行业组织在国家中医药管理局指导下开展标准化工作。鼓励和支持全国性中医药行业组织联合制定标准。

第二十条　地方中医药管理部门在国家中医药管理局的指导下，负责本地区中医药标准化工作。

第三章　标准规划与计划的制定

第二十一条　国家中医药管理局组织制定中医药标准化发展规划和中医药国家标准、行业标准和行业组织标准制定年度计划。

第二十二条　中医药国家标准、行业标准和行业组织标准制定项目，应当符合以下要求：

（一）符合国家有关法律法规、中医药方针政策。

（二）适应中医药医疗、保健、科研、教育、产业、文化及对外交流合作、监督管理等的需要。

（三）具有充分的科学依据和实践基础，技术先进、切实可行。

（四）优先安排中医药工作急需的标准。

（五）国家中医药管理局规定的其他要求。

第二十三条　任何公民、法人和其他组织可以提出中医药国家标准、行业标准制定项目建议，以书面形式提交中医药标准化工作办公室。项目建议应当包含以下内容：

（一）标准名称。

（二）标准制定的目的、依据和背景。

（三）标准性质及适用范围。

（四）已有的工作基础。

（五）标准风险评估报告。

（六）国家中医药管理局规定的其他内容。

第二十四条　中医药标准化工作办公室对项目建议进行汇总审查，交由相关标准化技术委员会论证后，提出标准制定计划草案报送国家中医药管理局标准管理部门，经征求国家中医药管理局各业务部门意见后，提交中医药标准化专家技术委员会审议。

审议通过的项目，经国家中医药管理局审定后，属国家标准的，由国家中医药管理局报国务院标准化管理部门；属行业标准的，由国家中医药管理局组织制定；属于行业组织标准的，经国家中医药管理局标准管理部门立项备案，由相关全国性中医药行业组织负责制定。

第四章　标准的起草

第二十五条　中医药国家标准、行业标准和行业组织标准起草单位，由国家中医药管理局或授权全国性中医药行业组织采用招标、委托等形式确定。

鼓励医疗、科研、教育机构和企业、社会团体参与标准的起草工作。支持由多个单位组成协作组承担标准起草工作。

第二十六条　中医药国家标准、行业标准和行业组织标准起草单位应当具备下列条件：

（一）具有相关领域和专业较高的学术地位及技术条件。

（二）相关人员接受过标准化知识培训并考核合格。

（三）具有与标准起草相关的研究经历和研究成果。

（四）具有完成标准起草所需的组织机构或管理部门。

（五）在承担各级各类相关项目中无不良记录。

（六）国家中医药管理局规定的其他条件。

第二十七条　中医药国家标准、行业标准和行业组织标准主要起草人应当具备下列条件：

（一）具有相应的高级专业技术职务任职资格。

（二）在标准起草单位从事相关领域工作，具备较高的专业技术水平。

（三）具有相关的项目组织管理工作及标准化工作经验。

（四）接受过国家中医药管理局认可的标准制修订技术方法培训。

（五）在承担各级各类相关项目工作中无不良记录。

（六）国家中医药管理局规定的其他条件。

第二十八条 国家中医药管理局标准管理部门应当与起草单位签订项目任务书，具体工作由中医药标准化工作办公室协助办理。

第二十九条 起草单位应当在广泛调研、深入分析研究和试验验证的基础上，按照标准编写规则，起草标准征求意见稿、编制说明及有关附件。

编制说明应当包括下列内容：

（一）工作简况，包括任务来源、协作单位、主要工作过程、标准主要起草人及其所做工作等。

（二）标准编制原则和确定标准主要内容的论据。修订标准时，应增列新旧标准水平对比。

（三）主要试验（或验证）分析与综述报告，技术论证，预期效果。

（四）采用国际标准和国外先进标准的程度，以及与国际同类标准水平的对比情况，或与测试的国外样品、样机的有关数据对比情况。

（五）与相关法律、法规和强制性标准的关系。

（六）重大分歧意见的处理经过和依据。

（七）作为强制性标准或推荐性标准的建议。

（八）贯彻标准的要求和措施建议。

（九）废止现行有关标准的建议。

（十）应当说明的其他事项。

对需要有标准样品对照的，应当制备出相应的标准样品。

第三十条 起草单位在起草过程中应当广泛征求标准使用单位、科研教育机构、企业、行业组织及专家学者等各方面意见。

国家中医药管理局各业务部门应当积极参与相关标准的制定，加强对标准制定的指导。起草单位应当主动征求国家中医药管理局各业务部门的意见。

第三十一条 征求意见时，需提供标准征求意见稿、编制说明及有关附件。征求意见的期限，一般为两个月。

被征求意见的单位、组织和个人，应当在规定期限内书面回复意见并说明理由，如没有意见也应复函说明。逾期不回复的，按无异议处理。

第三十二条　中医药国家标准、行业标准报送审查前，应当在国家中医药管理局指定网站上公开征求意见，期限不少于两个月。

第三十三条　起草单位应当对征求的意见进行归纳汇总和研究处理，形成意见汇总处理表。未采纳意见的，应当说明理由。对标准进行了重大修改的，应当再次征求意见。

第五章　标准的审查

第三十四条　中医药国家标准、行业标准起草单位完成起草工作后，应当将标准送审稿、编制说明、意见汇总处理表及有关材料提交中医药标准化工作办公室。中医药标准化工作办公室审核后交标准化技术委员会审查。

审查采用会议审查或函审方式。下列情形应当采用会议审查：

（一）强制性标准。

（二）函审中意见分歧较大的。

（三）标准化技术委员会认为应当会议审查的其他情形。

第三十五条　会议审查时，标准化技术委员会秘书处应当在会前一个月将标准送审稿、编制说明及有关附件、意见汇总处理表等提交标准化技术委员会委员。

标准化技术委员会应当就会议审查情况制作会议纪要，重点对本办法第二十九条第（二）至（十）项内容形成评定结论，并附参会人员名单。

第三十六条　函审时，标准化技术委员会秘书处应当将函审通知、标准送审稿、编制说明、意见汇总处理表及有关附件等送达委员。

标准化技术委员会秘书处应当在规定的函审期限结束后，根据反馈的函审意见填写函审结论表，并附函审单。

第三十七条　标准送审稿以标准化技术委员会全体委员四分之三以上同意视为通过。

会议审查时未出席会议的、函审时未按规定时限回复意见的，按弃权处理。

第三十八条　审查未通过的，标准化技术委员会应当出具书面审查意见，说明未通过的理由并提出修改意见，由中医药标准化工作办公室反馈标准起草单位。标准起草单位应当根据审查意见修改，并再次送审。

第三十九条　中医药国家标准、行业标准送审稿通过审查后，标准起草单位应当在 30 日内报批材料，报送中医药标准化工作办公室。

报批材料应当包括以下内容：

（一）中医药标准申报单。

（二）标准报批稿。

（三）标准编制说明及有关附件。

（四）审查会会议纪要和会议代表名单，或者函审单和函审结论。

（五）意见汇总处理表。

（六）采用国际标准或国外先进标准的，应当附所采用国际标准或国外先进标准的原文和译文。

（七）符合印刷、制版要求的插图与附图。

（八）标准报批稿和编制说明的电子文本。

第四十条　中医药标准化工作办公室对标准报批材料进行形式审核，符合要求的，经国家中医药管理局标准管理部门征求国家中医药管理局各业务部门意见后，提交中医药标准化专家技术委员会审核。重点审核以下内容：

（一）报送材料的完备性。

（二）标准制定程序的合法性。

（三）与法律法规、国家有关政策的符合性。

（四）与相关国家标准和行业标准之间的协调性。

（五）重大分歧意见的协调处理情况。

（六）标准文本的规范性。

中医药标准化专家技术委员会应当提出书面审核意见，由中医药标准化工作办公室报送国家中医药管理局标准管理部门。

第六章　标准的发布

第四十一条　审核通过的国家标准报批稿，由国家中医药管理局报送国务院标准化管理部门批准发布。

审核通过的行业标准报批稿，由国家中医药管理局发布，并报国务院标准化管理部门备案。

第四十二条　中医药行业标准发布后，国家中医药管理局应当将其名称、编号、实施日期、主要内容在官方网站上向社会公布。

第四十三条　国家中医药管理局授权出版的中医药行业标准文本为正式文本。

第四十四条　中医药行业组织标准由全国性中医药行业组织发布，报国家中医药管理局备案。

第四十五条　制定中医药标准过程中形成的有关资料，应当按照档案管理规定的要求归档。

第七章　标准的实施

第四十六条　中医药机构和中医药人员应当积极应用实施中医药标准，进行评价和反馈。

中医药机构应当支持本机构人员参与标准化工作，对承担中医药标准起草、应用、推广和评价工作的人员给予奖励。

第四十七条　国家中医药管理局各业务部门和省级中医药管理部门负责管理在中医医疗、预防、保健、康复及中医药教育、科研、文化建设等工作中实施推广中医药标准。

中医药标准化培训纳入中医药继续教育项目，并按照有关规定授予继续教育学分。

第四十八条　国家中医药管理局组织开展中医药标准研究推广基地建设。

中医药标准研究推广基地在国家中医药管理局和省级中医药管理部门组织领导下，开展中医药标准理论与共性技术方法的研究，负责中医药标准应用推广的示范和指导，承担标准适用性评价和实施效益评价。

第四十九条　国家中医药管理局组织对中医药标准的实施情况进行评估，评估结果可以作为中医药标准复审和修订的依据。

第五十条　国家中医药管理局根据需要，适时组织中医药标准化专家委员会对中医药国家标准、行业标准进行复审，提出国家标准继续有效或者修订、废止的建议，确认行业标准继续有效或者应当修订、废止。

标准复审周期一般不超过五年。

第八章　附　则

第五十一条　中医药地方标准制定的立项、起草、审查、发布等按照国家有关规定执行。

第五十二条　本办法自发布之日起施行。2003 年 10 月 16 日发布的《国家中医药管理局中医药标准制定程序规定》同时废止。

附录五
中国中医药信息学会团体标准管理办法（试行）

（中国中医药信息学会 2019 年 1 月 18 日发布，中信会字〔2019〕003 号）

第一章　总　则

第一条　为了加强中国中医药信息学会（以下简称"学会"）团体标准的规范化管理，促进学会标准化工作，根据《中华人民共和国标准化法》《深化标准化工作改革方案》《关于培育和发展团体标准的指导意见》《团体标准管理规定》《中医药标准制定管理办法（试行）》和《中国中医药信息学会章程》（以下简称《学会章程》），制定本办法。

第二条　本办法所称的中国中医药信息学会团体标准（以下简称"团体标准"），是指按照本办法规定的程序，在学会组织下制定并发布，供会员单位或社会采用的标准。

第三条　团体标准在制修订和实施过程中接受国家和行业标准化主管部门的指导与监督。

第四条　团体标准应与现行国家标准和行业标准保持一致。鼓励优先在没有国家标准、行业标准的领域制定团体标准，以适应中医药信息化规范发展和市场创新需求；鼓励制定严于国家标准和行业标准的团体标准。

第五条　团体标准制修订工作应当遵循以下原则：

（一）遵守国家有关法律法规。

（二）需求主导。团体标准由需求主体如中医药医疗机构、科研机构、教育机构、相关企业等，自主制定、自由选择、自愿采用，充分发挥需求导向、市场竞争机制的优胜劣汰作用。

（三）制度引导。学会及相关部门将通过政策和制度建设，营造团体标准发展的良好政策环境，引导团体标准规范有序发展。

（四）创新驱动。鼓励科技创新成果及时转化成相应的标准，为中医药信息科技成果的产业化、规模化发展提供支撑，提升中医药信息产业、企业和产品核心竞争力。

（五）协调促进。积极倡导中医药相关的医疗保健机构、健康和服务业机构、相关企、事业等市场主体，自主参与团体标准制修订的活动。做好团体标准与现有中医药信息标准的协调配套发展，杜绝低水平的重复和低质量标准的产生。

（六）平等协商。遵循公平、公开、公正及共识原则，在广泛参与与充分协商的基础上，达成共识。

第二章　团体标准的组织管理

第一节　组织机构及职能分工

第六条　学会负责团体标准的统一管理。

第七条　学会设立中医药信息标准项目领导小组办公室（以下简称标准项目办）和中医药信息标准化专家技术委员会（以下简称专家技术委员会）负责学会标准的组织管理和技术审查工作。

第八条　标准项目办是团体标准工作的日常管理机构，负责落实标准项目办和专家技术委员会的相关决议，开展学会标准化日常管理与协调工作。

第九条　标准项目办履行下列职责：

（一）起草并制定学会标准化战略规划、各项政策制度、标准制修订规则。

（二）撰写标准制修订工作年度计划和总结，并汇报标准项目办年度工作等。

（三）组织管理和协调学会立项的标准起草、审查、报批、公布、修订等工作。

（四）承办上级部门和机构及学会交办的标准制修订相关的其他事项。

（五）开展与其他标准化机构的联络与沟通交流。

第十条　专家技术委员会履行下列职责：

（一）对学会标准提案项目是否可立项进行论证，并提出相关意见。

（二）对在学会立项的标准研制过程中的起草、审查、报批、公布、修订等工作进行技术指导与审查。

（三）根据学会标准项目的需要，对信息标准项目进行论证，并提出有关意见或建议。

（四）承担学会委托的与标准制修订技术审查相关的其他工作。

第二节　标准编号与文件管理

第十一条　团体标准编号由团体标准代号（T/）、团体代号、团体标准顺序号和发布标准的年代号组成，团体代号由学会英文名称缩写 CIATCM 组成。并应符合下列统一格式：T+CIATCM+ 发布标准的顺序号（4 位数字）－发布标准的年代号（4 位数字）即：T/CIATCM ××××－××××。

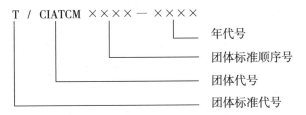

T / CIATCM ××××—××××

- 年代号
- 团体标准顺序号
- 团体代号
- 团体标准代号

第十二条 针对一个标准化对象，原则上应编制成一项标准并作为整体发布。在标准篇幅过长、后续内容相互关联等情况下，可根据需要编制为分部分标准或系列标准。

第十三条 分部分标准编号从阿拉伯数字 1 开始，并用下脚点与团体标准顺序号隔开，如"T/CIATCM ××××.1—××××"。

第十四条 系列标准的每一项标准编号按照单项标准进行编号，如"T/CIATCM ××××—××××"。

第十五条 等同采用国际标准的学会标准采用双编号，如"T/CIATCM ××××—××××/ISO×××××：××××"。

第十六条 学会标准化工作中产生的制度文件、标准文本及其他工作文件由学会秘书处归档。

第三章 团体标准制修订工作程序

第十七条 学会团体标准的制修订工作程序（见附件 1），包括提案、立项、起草、征求意见、审查、批准、编号、发布和复审等，未进行流程前一项程序，不得进行下一程序。

第十八条 符合以下条件的团体标准制修订项目，可视情况采用快速程序：

（一）等同采用国际标准或国外先进标准的项目，或经一定规模的实践检验证明可行的企业标准转化项目，可由立项阶段直接进入征求意见阶段。

（二）对现行团体标准的修订项目或由行业主管部门立项完成制订研究的信息标准项目，可由立项阶段直接进入审查阶段。

第一节 申请与立项

第十九条 学会团体标准的制修订项目由标准需求者、研制者等提出立项申请，并向标准项目办提交立项申请书（见附件 2）和项目任务书（见附件 3）。联合申请立项应明确牵头单位，并由牵头单位负责联络工作。

第二十条 团体标准的立项申请书应包括下列内容：

（一）编制标准的必要性、目的意义。

（二）主要技术内容、适用范围。

（三）国内外相关标准的内容比对（包括国内、外标准的名称和编号，是否存在重复情况等）。

申请单位应确保立项申请材料内容完备、准确无误，并对内容负责。

第二十一条 标准项目办在收到立项申请书和项目任务书后，组织专家技术委员会有关专家进行立项论证。专家需根据项目任务书，提出意见或建议，并进行投票表决（立项评审结论表见附件4）。必须有不少于出席会议专家人数的三分之二同意方为通过立项论证，如未通过专家立项论证，不予立项。

第二十二条 项目通过专家论证后，标准项目办报学会审批。批准后，发文正式立项；如项目未被批准，则不予立项。

第二十三条 申请列入团体标准制定计划的项目，应具备下列条件：

（一）与现有已经正式发布的国内外相关标准无内容重复、雷同或冲突、抵触。

（二）技术内容成熟，具有可靠性和先进性，具备实施应用的条件。

（三）主编单位和编制组主要负责人已落实。

第二十四条 学会团体标准项目承担单位应具备以下条件：

（一）在中医药信息研究领域和专业应具有较高的学术地位及技术优势。

（二）具有为完成项目必备的人才和技术条件。

（三）具有与项目相关的研究经历和基础。

（四）具有完成项目所需的组织机构或管理部门。

（五）具有完成项目的良好信誉。

（六）具有完成项目所需费用。

第二十五条 承担学会团体标准的负责人应具备下列条件：

（一）具有高级专业技术职称。

（二）从事与项目相关的领域工作，具备较高的专业技术水平。

（三）具有与项目相关的组织管理工作经验。

（四）承担过各级各类课题项目工作任务，且无不良记录。

第二节　标准起草

第二十六条 由学会正式批准立项的标准项目，应根据项目任务书要求，组建起草标准的工作组，并进行标准起草的准备工作，包括资料收集、国内外现状分析，以及必要的专家论证等。

第二十七条 团体标准应按照 GB/T 1.1–2009《标准化工作导则 第1部分：标准的结构和编写》的要求起草，同时撰写编制说明（编制说明内容要求见附件5）。起草工作完成后，形成团体标准征求意见稿。

第二十八条 团体标准起草工作组完成标准草案后，应当向使用本标准的生产者、消费者、管理者、研究者等进行验证（验证报告见附件6）。

第三节 标准征求意见

第二十九条 团体标准征求意见稿和编制说明经标准项目办把关确认后，由项目承担单位负责组织征求意见。征求意见的形式分为两种：信函征求意见、网上公开征求意见。征求意见时间一般不少于30日。

第三十条 被征求意见的单位或个人应当在截止日期前回复意见，逾期不回复，按无异议处理。对比较重大的意见，应当说明论据或者提出技术论证意见。

第三十一条 起草工作组应当对征集的意见进行逐条分析、归纳整理，并填写专家意见汇总处理表（见附件7），分析研究和处理后，对标准征求意见稿进行修改，形成标准送审稿。

第三十二条 如征求意见后，仍有较重大、尚需进一步协调或确定的问题时，应酌定再次征求意见以取得共识，直至被征求意见的各方再无重大问题需要协调时为止。

第三十三条 标准征求意见阶段形成的必要材料应交至学会标准项目办备案，并供专家技术委员会审查使用，材料主要包括：

（一）标准送审稿。

（二）编制说明。

（三）征求意见汇总处理表。

（四）工作报告、验证报告及其有关附件等。

第四节 标准审查

第三十四条 项目承担单位完成标准送审稿、编制说明等材料后，需向标准项目办提出标准送审申请，并填写标准送审申请表（见附件8）。

第三十五条 标准项目办收到送审申请及送审材料后，进行初步形式审查。形式审查合格的，由标准项目办组织开展标准专家审查工作，可以采取会议审查或者函审。参加审查的专家应为与标准相关的医疗、教育、科研及相关企业单位的有关专家。

第三十六条 会议审查时，应当在会议前十五天将标准送审稿、编制说明、征求意见汇总处理表及有关附件等必要材料提交给参加标准审查会议的专家，会议审查应进行充分讨论，技术内容原则上应当协商一致。

会议审查表决时须填写"标准送审稿投票单"（见附件9），必须有不少于出席会议专家代表人数的3/4同意方为通过。标准起草人及其所在单位的专家不能参加表决。

标准项目办汇总专家意见，给出审查结论（见附件 10 ）。

第三十七条　函审时，标准项目办应当在函审表决截止日期前十五天将函审通知和标准送审稿、编制说明、征求意见汇总处理表及标准送审稿投票单提交给相关专家。

函审时，专家须填写"标准送审稿投票单"（见附件 9 ），且需在规定时间内将投票单反馈至标准项目办，逾期未回复视为弃权，必须有 3/4 的有效回函同意方为通过。标准起草人及其所在单位的专家不能参加表决。

标准项目办汇总专家意见，给出审查结论。

第三十八条　会议审查或者函审没有通过的，起草工作组应当对送审稿进行相应的修改后，重新提出送审申请。技术审查复审没有通过的，该标准将被终止。

第三十九条　通过立项论证的标准项目在制修订中如出现重大技术难关，不能制订成正式标准的，该标准项目将被终止。

第四十条　审查通过的标准送审稿，应根据标准技术审查的专家意见或建议，进一步修改完善标准文本材料，撰写并完成标准报批稿。

第四十一条　审查工作结束后，标准起草工作组应将标准审查阶段形成的必要材料提交至标准项目办进行备案，材料主要包括：

（一）标准报批稿。

（二）征求意见汇总处理表。

（三）编制说明。

（四）审查结论表等。

第五节　标准的审批与发布

第四十二条　标准项目办负责对标准报批材料进行形式审查和审批。形式审查合格的，由标准项目办报学会审查、批准；不符合标准编写及标准审查规定的，退回起草工作组重新进行修改。

第四十三条　审批通过的标准报批稿，经标准项目办编号后，在学会官网等有关媒体上公示，公示周期为 30 天。

第四十四条　标准公示结束后，由学会印发标准发布公告（见附件 11 ），公告文为中英文对照。

第六节　标准的存档、出版

第四十五条　团体标准制修订过程中形成的有关资料，由标准项目办按档案管理规定要求存档。

第四十六条　团体标准由学会参照国家有关标准出版规定，组织标准出版、发行，团体标准应由学会指定的专业出版商出版。

第七节　标准复审

第四十七条　团体标准发布实施后，学会专家技术委员会适时组织项目承担单位，根据法律法规的更新、国家标准和行业标准的调整、科学技术的发展和中医药信息化建设的实际需要进行复审，确认其继续有效或予以修订、废止。复审周期一般不超过三年。

第四十八条　复审可以采取会议审查或者函审。会议审查或者函审，一般要有参加过团体标准审查工作的单位或人员参加。审查结束时应当填写复审结论单（见附件 12）。

第四十九条　团体标准复审结果按下列情况分别处理：

（一）不需要修改的团体标准确认继续有效；确认继续有效的团体标准不改变顺序号和年号。当团体标准重新出版时，在团体标准封面上，标准编号下写明"××××年确认有效"字样。

（二）需要修改的团体标准作为修订项目立项，立项程序按本办法第三章第一节执行。修订的团体标准顺序号不变，原年号改为修订的年号。

（三）已无存在必要的团体标准，予以废止。废止的标准号不再用于其他标准的编号。

第五十条　复审结果，在学会网站上发布公告。

第四章　知识产权管理

第五十一条　团体标准涉及专利时，按照 GB/T 20003.1—2014《标准制定的特殊程序 第 1 部分：涉及专利的标准》和《国家标准涉及专利的管理规定（暂行）》处理。

第五十二条　在团体标准制修订的任何阶段，立项申请单位和团体标准起草工作组应及时向学会披露其拥有和知悉的必要专利，提供相应专利信息及证明材料，并对所提供证明材料的真实性负责。未按要求如实披露其拥有和知悉的专利，违反诚实信用原则的，应当承担相应法律责任。

第五十三条　团体标准版权归学会所有。未经学会同意，任何组织或个人不得以营利为目的复制、传播、印制和发行团体标准的任何部分。

第五十四条　任何组织或个人依据团体标准开展的培训、检测、认证等活动应经过学会批准授权。

第五章　团体标准的推广与应用

第五十五条　团体标准的推广与应用由学会统一管理。

第五十六条 学会针对具有良好实践应用价值的团体标准，以及在团体标准工作中有突出贡献的单位和个人建立并实施激励机制。

第五十七条 鼓励团体标准在条件成熟时转化为国家标准或行业标准。

第六章 附 则

第五十八条 本办法由学会负责解释。

第五十九条 本办法自发布之日起施行。

附件：

1. 中国中医药信息学会团体标准制修订工作程序
2. 中国中医药信息学会团体标准制修订项目立项申请书
3. 中国中医药信息学会团体标准制修订项目任务书
4. 中国中医药信息学会团体标准制修订项目立项评审结论表
5. 中国中医药信息学会团体标准制修订项目编制说明
6. 中国中医药信息学会团体标准制修订项目验证报告模板
7. 中国中医药信息学会团体标准制修订项目专家意见汇总处理表
8. 中国中医药信息学会团体标准制修订项目送审申请表
9. 中国中医药信息学会团体标准制修订项目送审稿投票单
10. 中国中医药信息学会团体标准制修订项目送审结论表
11. 中国中医药信息学会团体标准制修订项目发布公
12. 中国中医药信息学会团体标准复审结论单
13. 中国中医药信息学会团体标准封面格式

附录六
中医药行业标准工作方式参考式样

图 A.1～图 A.8 分别给出了中医药行业标准制定程序中涉及的主要工作文件参考式样，包括项目建议书、征求意见稿申报表、征求意见反馈表、意见汇总处理表、送审稿函审单、会议审查意见汇总表、送审稿审查结论表、中医药行业标准申报单。图 A.9、图 A.10 分别给出了中医药行业标准封面式样和中医药行业标准草案封面式样。图 A.10 中，"标准草案的类型"包括工作组讨论稿、征求意见稿、送审稿或报批稿等。

中医药行业标准项目建议书

中医药信息标准编制要求与方法

项目名称（中文）	
项目名称（英文）	
制定或修订	☐ 制定 ☐ 修订 *被修订标准编号
标准属性	☐ 强制性 ☐ 推荐性 ☐ 指导性技术文件
标准类别 b	☐ 基础 ☐ 技术 ☐ 管理 ☐ 办法 ☐ 产品 ☐ 信息 ☐ 中医 ☐ 中药 ☐ 针灸 ☐ 中西医结合 ☐ 民族医药 ☐ 其他

*对应国际标准或国外标准情况	编号中文名称			
	发布机构		一致性程度	☐IDT ☐MOD ☐MEQ

*转化行业标准组织	*被转化行业组织标准编号及名称
TC/SC 代号及名称	
建议起草单位	
*主管部门	
预计所需时间	☐1 年 ☐2 年 ☐3 年 *采用快速程序 a ☐FTP-B ☐FTP-C
目的、意义或必要性	
范围和主要技术内容	
国内外情况简要说明	
可行性分析	
*与现行国家标准、行业标准、法律法规、专利等其他文件的关系分析	
项目成本预算 d	
附件清单	☐ 标准建议稿 ☐ 标准大纲 ☐ 其他文件，包括
项目建议提出单位意见	项目建议提出人签名: 项目建议提出单位盖章:

注: 表中带 * 号的项目可根据实际情况选择填写。

a 如果选择了 "FTP-C"，应同时将论证报告作为本建议书附件。

b 可多选。

c 应选择填写:ISO、IEC、ISO/IEC、ITU、ISO 确认的国际组织、先进国家标准机构、其他组织。如果选择填写了前 5 项，还应填写响应的 "一致性程度"。

d 填写总额和资金来源情况。

图 A.1 中医药行业标准项目建议书式样

中医药行业标准征求意见稿申报表

计划编号		项目起止时间	年 月至 年 月
项目名称			
工作组 组长信息	姓名	电话	电子邮箱
	工作单位		
	通信地址		
拟征求 意见时间	年 月 日至 年 月 日，共 天		
附件清单	□ 工作组讨论稿　　　　　□ 编制说明 □ 拟分发的单位和专家名单　□ 国际标准原文 □ 国际标准译文　　　　　　□ 其他文件，包括 工作组组长签名： 年 月 日		
TC 意见	 TC 盖章： 年 月 日		
*备注			
注：表中带*号的项目可根据实际情况选择填写。			

图 A.2　中医药行业标准征求意见稿申报表式样

中医药行业标准征求意见反馈表

填写日期：　　年　月　日

计划编号		项目名称	
意见回复人	姓名	电话	
	工作单位	电子邮件	

具体意见和建议

序号	章条编号	意见或建议	理由

注：如果需要陈述的书内容较多，可另附页。

图 A.3　中医药行业标准征求意见反馈表式样

中医药行业标准意见汇总处理表

征求意见日期： 年 月 日至 年 月 日		填写日期： 年 月 日		
计划编号		项目名称		
意见分发和回收情况		发出征求意见稿 份，回函 份，回函并有建议或意见 份，采纳建议和意见 条		
		意见汇总及处理情况		
序号	原章条编号	现章条编号	意见或建议	处理意见
			提出单位/个人	

第 页，共 页

注1：表中"原章条编号"填写征求意见稿的章条编号，"现章条编号"填写送审稿的章条编号。
注2：如果需要汇总的意见较多，可以从第2页起以"意见汇总及处理情况"下一行作为表头继续填写。

图A.4 中医药行业标准意见汇总处理表式样

录

附

327

中医药行业标准（送审稿）审查函审单

计划编号		项目起止时间	年　月至　　年　月
项目名称			
送审材料发出日期			年　　月　　日
回函截止日期 a			年　　月　　日
回函信息	姓名		电话		电子邮箱	
	通讯地址					

<table>
<tr><td colspan="3" align="center">投票情况</td></tr>
<tr><td rowspan="5">投票 b</td><td>赞成</td><td>☐</td></tr>
<tr><td>赞成，但有建议或意见</td><td>☐</td></tr>
<tr><td>不赞成，如采纳建议或意见则改成赞成</td><td>☐</td></tr>
<tr><td>弃权</td><td>☐</td></tr>
<tr><td>不赞成</td><td>☐</td></tr>
</table>

建议或意见，或不赞成理由 c

委员签名：

年　　月　　日

a 回函日期晚于"投票截止日期"的，按弃权票处理。

b 应在 5 个选项中划选 1 项。凡划选 2 项以上或没有划选，按废票处理。

c 委员投票选择"赞成，但有建议或意见""不赞成，如采纳建议或意见则改成赞成"及"不赞成"选项时，应填写本栏。可另附页。

图 A.5　中医药行业标准（送审稿）审查函审单式样

中医药信息标准编制要求与方法

中医药行业标准会议审查意见汇总表

会议召开日期：　年　月　日

计划编号	项目名称			参加审查人数		人，到会委员　人	
TC 或 SC 代号及名称							
序号	姓名	工作单位	联系电话	电子邮箱	是否本 TC 委员	投票情况	

图 A.6　中医药行业标准会议审查意见汇总表式样

附　录

329

中医药行业标准（送审稿）审查结论表

计划编号			项目名称			
TC/SC 代号及名称					委员人数	人
□ 会议审查	送审材料 发出日期	年 月 日	会议召开日期	年 月 日		
	到会委员 人					
	表决情况	赞成 票 弃权 票 不赞成 票				
□ 信函审查	投票材料 发出日期	年 月 日	投票截止日期	年 月 日		
	发出投票材料 份，投票回函 份					
	表决情况	赞成 票 赞成，但有建议或意见 票 不赞成，如采纳建议或意见则改成赞成 票 弃权 票 不赞成 票				
审查结论	主持审查的主任委员或副主任委员签名： TC 盖章 年 月 日					
a 如没有对应的 TC，则盖中医药标准化专家技术委员会秘书处的章。						

图 A.7　中医药行业标准（送审稿）审查结论表式样

中医药行业标准申报单

计划编号		项目起止时间		年　月至　　年　月	
标准名称					
秘书处联系人	姓名		电话		电子邮箱	
	通讯地址				
标准属性	□ 强制性　　□ 推荐性　　□ 指导性技术文件				
标准类别	□ 基础　　□ 技术　　□ 管理 □ 中医　□ 中药　□ 针灸　□ 中西医结合　□ 信息　□ 民族医药　□ 其他				
制定或修订	□ 制定　　□ 修订　　被修订标准编号				
对应的国际标准或国外标准情况	编号和中文名称				
	发布机构		一致性程度	□IDT　□MOD　□NEQ	
报批材料清单	（1）中医药标准申报单　　份 （2）标准报批稿　　份 （3）标准编制说明及有关附件　　份 （4）送审稿审查结论表　　份 （5）送审稿函审单　　份 （6）审查会议纪要和会议代表名单　　份 （7）意见汇总处理表　　份 （8）函审意见汇总处理表　　份 （9）所采用国际标准或国外先进标准的原文和译文　　份 （10）标准报批稿和编制说明的电子文本				
起草单位	 工作组组长签名： 工作组组长单位盖章： 　　　　　　　　　　　　　　　　年　　　月　　　日				

图 A.8　中医药行业标准申报单式样

ICS
XXX[a]
备案号

ZY

中华人民共和国中医药行业标准

ZY/T XXXXX—XXXXX
代替 ZY/T XXXXX—XXXXX

中医药信息标准编制要求与方法

标准名称

标准名称的英文译名

（与国际标准一致性程度的标识）

XXXX－XX－XX 发布 　　　　　　　　　　　XXXX－XX－XX 实施

国家中医药管理局　　发　布

注：a 填写中国标准文献分类号。

图 A.9　中医药行业标准封面格式

332

ICS
XXX^a
备案号

ZY

中华人民共和国中医药行业标准

ZY/T XXXXX—XXXX
代替 ZY/T XXXX—XXXX

标准名称

标准名称的英文译名

（与国际标准一致性程度的标识）

（标准草案的类型）^b

本稿完成日期：XXXX—XX—XX

附录

XXXX－XX－XX 发布　　　　　　　　　　　　XXXX－XX－XX 实施

国家中医药管理局　　发布

注：a 填写中国标准文献分类号。

　　b 填写工作组讨论稿、征求意见稿、送审稿或报批稿。

图 A.10　中医药行业标准草案封面格式

中医药信息标准团体标准工作方式参考式样

图 A.1 ～图 A.10 分别给出了中国中医药信息学会中医药信息团体标准制定程序中涉及的主要工作文件参考式样，包括立项申请书、立项评审投票单、立项评审结论表、编制说明、验证报告模板、专家意见汇总处理表、送审申请表、送审稿投票单、送审结论表、复审结论表。图 A.11、图 A.12 分别给出了中医药信息团体标准封面式样和中医药信息团体标准草案封面式样。图 A.12 中，"标准草案的类型"包括工作组讨论稿、征求意见稿、送审稿或报批稿等。

中国中医药信息学会团体标准制修订项目立项申请书

项目名称					
制定或修订	制定□　修订□		被修订标准号		
采用国际标准	组织名称			采标号	
项目承担单位				项目负责人	
承担单位地址				邮政编码	
联系人		电话		E—mail	
简述编制标准的必要性、目的意义					
主要技术内容、适用范围					
标准国内外相关研究背景情况简要介绍					
经费预算		经费来源	上级拨款□　企业赞助□ 自筹□　其他□　（可多选）		
项目承担单位	（签字、盖公章） 年　月　日		中国中医药信息学会负责人（签字） 中国中医药信息学会意见（盖章） 年　月　日		

图 A.1　中医药信息团体标准项目立项申请书式样

中国中医药信息学会团体标准立项评审投票单

标准名称			
承担单位		负责人	
专家意见	□ 赞成立项 □ 不赞成立项 □ 修改后立项 具体意见如下：		
专家签字			_____年___月___日

图 A.2　中医药信息团体标准立项评审投票单式样

中国中医药信息学会团体标准立项评审结论表

项目名称			
承担单位		负责人	
会议时间	年 月 日	地点	
专家人数		实到专家人数	
发出投票材料	_____份	回函	_____份
表决情况	赞成立项：_____票 不赞成立项：_____票 修改后立项：_____票		
专家意见			
立项评审结论	□ 同意立项 □ 不同意立项 理由： 　　　　　　中国中医药信息学会（盖章） 　　　　　　　　_____年___月___日		

图 A.3 中医药信息团体标准立项评审结论表式样

中国医药信息学会团体标准编制说明

编制说明内容要求如下。

一、任务来源。

二、项目组概况，包括主要参与单位及研究人员等。

三、起草阶段主要工作内容、主要工作过程，包括参与或召开的项目相关的主要会议、学术交流等。

四、标准编制的主要原则。

五、技术内容的确定方法与依据：参考的相关技术文件、法律法规文件及主要技术内容等。

六、重大分歧意见的处理经过和依据。

七、其他需要说明的事项：如与法律法规或标准关系、涉及专利的处理等。

图 A.4　中医药信息团体标准编制说明式样

附

录

中国中医药信息学会团体标准验证报告

标准名称		承担单位	
项目负责人		联系方式	

一、验证内容（简要介绍标准验证内容）

二、验证依据（用什么来验证，如电子病历数据、信息系统、专家意见等）

三、验证过程（简述验证基本流程）

四、验证结果（包含科学性、实用性、可操作性，经统计分析给出具体评价和验证结论）

五、意见与建议（根据验证结果对信息标准提出修改意见与建议）

验证单位（盖章）

_____年___月___日

图 A.5　中医药信息团体标准验证报告模板式样

中国中医药信息学会团体标准专家意见汇总处理表

标准名称				
承担单位			负责人	
征求意见日期	___年___月___日至___年___月___日，共___天			
意见分发和回收情况	发出征求意见稿	___份	回函	___份
	回函并有意见或建议	___份	采纳建议和意见	___条

意见汇总及处理情况

序号	原章条编号	现章条编号	专家/单位	具体意见	意见汇总及处理情况	处理意见

填写日期 ___年___月___日

第___页，共___页

注1：表中原章条编号填写征求意见稿的章条编号，现章条编号填写送审稿的章条编号。

注2：处理意见需说明：采纳、部分采纳或不采纳，并说明理由。

注3：如需汇总的意见较多，可从第二页起以"意见汇总及处理情况"下一行为表头继续填写。

图A.6 中医药信息团体标准专家意见汇总处理表式样

录

中国中医药信息学会团体标准送审申请表

标准名称			
承担单位		项目负责人	
送审材料 清单	□送审稿　□编制说明 □征求意见汇总处理表 □征求意见的单位和专家名单 □有关附件，包括＿＿＿＿＿＿＿＿＿＿＿＿＿ ＿＿＿＿年＿＿月＿＿日		
承担单位 意见	单位负责人（签字） 项目承担单位（盖章） ＿＿＿＿年＿＿月＿＿日		
学会意见	□同意送审 □不同意送审 理由： 中国中医药信息学会（盖章） ＿＿＿＿年＿＿月＿＿日		

图 A.7　中医药信息团体标准送审申请表式样

中国中医药信息学会团体标准送审稿投票单

标准名称			
承担单位		负责人	

专家意见	□ 赞成 □ 不赞成 □ 修改后赞成 □ 弃权 具体意见如下：
专家签字	 _____年___月___日

图 A.8　中医药信息团体标准送审稿投票单式样

中国中医药信息学会团体标准送审稿审查结论表

标准名称						
承担单位				负责人		
审查方式	□ 会议审查	时间		地点		
	□ 函审	起止时间	年 月 日至		年 月 日	
发出投票材料		_____份	回函		_____份	
表决情况	赞成：_____票 不赞成：_____票 修改后赞成：_____票 弃权：_____票					
专家意见汇总						
审查结论	□ 通过审查 □ 不通过审查 理由： 中国中医药信息学会（盖章） _____年____月____日					

图 A.9 中医药信息团体标准送审稿审查结论表式样

中国中医药信息学会团体标准复审结论单

标准名称		标准编号	
承担单位		负责人	
复审时间	年　月　日	复审地点	
复审内容、过程简述			
复审意见			
专家签字	_____年___月___日		
复审结论	□ 通过复审 □ 不通过复审 理由： 中国中医药信息学会（盖章） _____年___月___日		

图 A.10　中国中医药信息学会团体标准复审结论单式样

343

ICS
XXX*
备案号

团 体 标 准

T/CIATCM XXX—XXXX

代替 T/CIATCM XXX—XXXX

标准名称

标准名称的英文译名

（与国际标准一致性程度的标识）

XXXX－XX－XX 发布   XXXX－XX－XX 实施

中 国 中 医 药 信 息 学 会　发 布

注：a 填写中国标准文献分类号。

图 A.11　中医药信息团体标准封面格式

ICS
XXX^a
备案号

团 体 标 准

T/CIATCM XXXX—XXXX

代替 T/CIATCM XXXX—XXXX

标准名称

标准名称的英文译名

（与国际标准一致性程度的标识）

（标准草案的类型）^b

本稿完成日期：XXXX-XX-XX

附
录

XXXX－XX－XX 发布　　　　　　　　　**XXXX－XX－XX 实施**

中 国 中 医 药 信 息 学 会　发　布

注：a 填写中国标准文献分类号。

　　b 填写工作组讨论稿、征求意见稿、送审稿或报批稿。

图 A.12　中医药信息团体标准草案封面格式